HEYNE

W0305252

ASHLEY THIRLEBY

TANTRA-REIGEN DER VOLLKOMMENEN LUST

Die Geheimnisse der altindischen Liebeskunst

Illustrierte Ausgabe

Aus dem Englischen von
Wolfgang Rhiel

WILHELM HEYNE VERLAG
MÜNCHEN

HEYNE ALLGEMEINE REIHE
Nr. 01/9467

Titel der Originalausgabe
THE TANTRA CIRCLE:
THE SEVEN SEXUAL CEREMONIES
OF CHAKRAPUJA

Copyright © 1983 by Ashley Thirleby
Lizenzausgabe mit Genehmigung des Scherz Verlag,
Bern und München
Alle deutschsprachigen Rechte beim Scherz Verlag,
Bern und München
Wilhelm Heyne Verlag GmbH & Co. KG, München
Printed in Germany 1995
Umschlaggestaltung: Atelier Ingrid Schütz, München
Satz: Schaber Satz- und Datentechnik, Wels
Druck und Bindung: RMO

ISBN 3-453-08293-1

Inhalt

Erster Teil

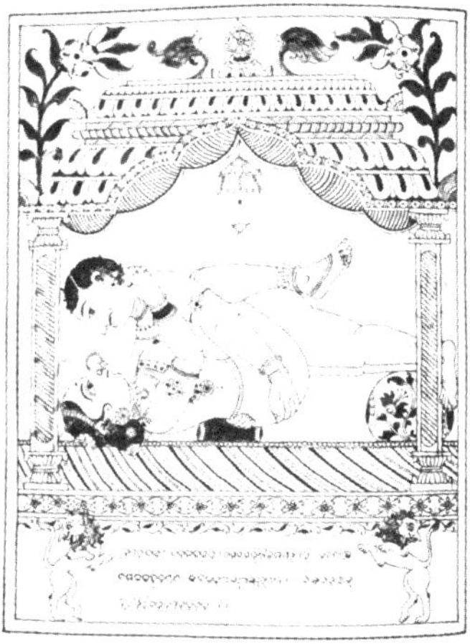

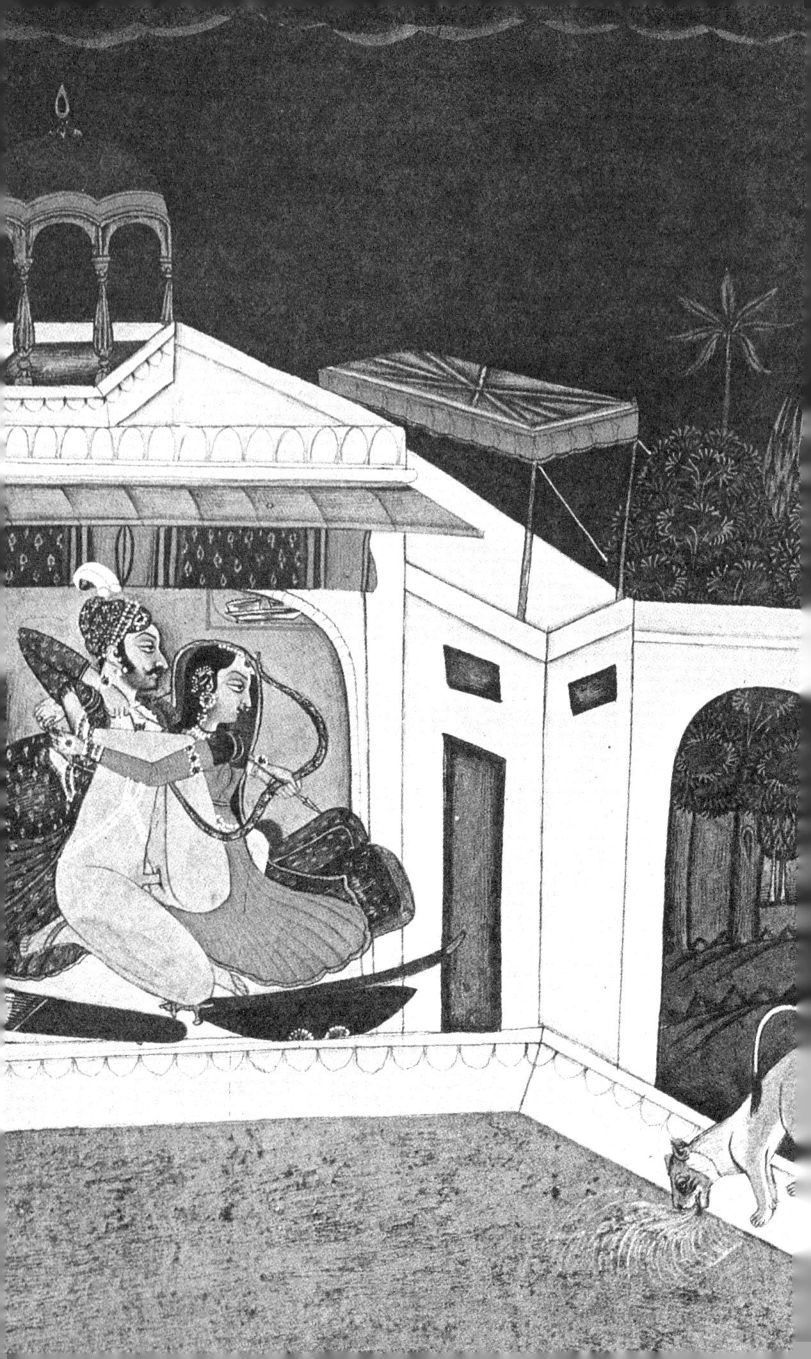

Tantra – der Weg zum innersten Wesen

Der Mensch ist ein komplexes Wunderwerk mit schöpferischen und seelisch-geistigen Kräften, die weit stärker sind als alles, was die Biologen, Chemiker, Physiker und Psychologen bei ihren Untersuchungen je entdecken werden. Denn wie bei den meisten Dingen von wirklicher Bedeutung kommt man ihnen nicht mit dem Zollstock und der Logik bei. Sie sind für so primitive Mittel zu gewaltig. Man muß sich ihnen auf andere Art nähern.

Aber wie?

Es gibt viele Möglichkeiten.

Tantra ist eine davon.

Jahrtausende alt, und doch noch immer neu. Wissenschaftlich nicht beglaubigt, doch der modernen wissenschaftlichen Entwicklung und Anpassung weit voraus. Das Ergebnis alter östlicher Mystik, und doch den Menschen im Westen heute zugänglich. Tantra – das ist ›das innerste Wesen‹ und zugleich ›der Weg zum Bewußtsein der inneren Kraft, und die Selbstdisziplin, sie zu beherrschen, zu lenken und schöpferisch zu nutzen‹.

Aber wie erlangt man als Wesen sowohl der westlichen Welt wie des 20. Jahrhunderts das volle Bewußtsein von dieser Kraft, und wie lernt man, sie den eigenen schöpferischen Zielen dienstbar zu machen?

Tantra ist *ein* Weg. Durch die Rituale des Tantra kann man sich tief im Innern erforschen und die Quelle seiner inneren Kraft erreichen. Dank der Disziplin des Tantra kann man diese Kraft kontrollieren und in alle Bereiche des Lebens lenken.

Diejenigen, die Tantra nur oberflächlich kennen, verbinden damit nicht mehr als ein paar ritualisierte Übungen, die zu erhöhter sexueller Befriedigung führen. Und sie fragen: Wie kann denn das Erlernen bestimmter sexueller Verhaltensweisen Selbstbewußtsein und Selbstverwirklichung bewirken? Wie kann ein verlängerter Orgasmus zu schöpferischen Einsichten führen?

Die Antwort ist einfach. Tantra zeigt, wie der Mensch seinen stärksten Energiestrom zu kontrollieren vermag – die sexuelle Energie. Wenn sie kontrolliert wird, ist diese Energie die Quelle einer Kraft, die stärker ist als jede andere, weil sie die grundlegende Energie allen Lebens ist.

Der Urtrieb des Menschen ist der Sexualtrieb, dessen Kraft fast unbegrenzt ist. Beständig folgen wir den Befehlen dieses Triebes, doch weil wir seine Bedeutung verkennen, sind wir häufiger sein Opfer als sein Herr. Wir geben vor, etwas aus irgendwelchen rationalen Gründen zu tun, obwohl es in Wahrheit meist nur geschieht, um in irgendeiner Form den Sexualtrieb zu befriedigen.

Wenn wir die Bedeutung dieses Triebes leugnen, leugnen wir die Kraft in uns, die uns in die Lage versetzt, viel von dem zu verwirklichen, was den Menschen groß macht. Wir sind indessen imstande, den Trieb zu begreifen und seine Kraft zu beherrschen; wir können sein Herr sein, statt sein Sklave.

Und darum geht es im wesentlichen bei den tantrischen Ritualen. Den Vorrang des Sexualtriebs anzuerkennen, nicht, ihn zu leugnen. Unserem wahren Wesen gegenüberzutreten. Zu begreifen, daß dieser Trieb eine fundamentale Naturkraft ist, die uns die schöpferische Energie liefert, mit Erfolg unmöglich erscheinende Aufgaben anzugehen. Sich hoffnungslosen Situationen zu stellen und sie zum Guten zu wenden. Mehr zu werden, als wir uns je erhofft haben. Dieser Trieb liegt aber einer noch größeren Kraft zugrunde. Der Kraft, sich mit anderen Menschen durch ein Band der Wunder und der Freude, des Glücks und des Lachens, der Liebe und des Verstehens zu vereinen.

Und diese Kraft ist es auch, die uns mit dem Universum vereint.

Es gibt unzählige Bücher über Sex, in denen über Variationen und Positionen, Gebote und Verbote, über Ja und Nein und Vielleicht geredet wird. Als Grundleitfaden für den rein körperlichen Akt haben diese Bücher ihren Wert. Aber der Sex des Tantra unterscheidet sich vom dort beschriebenen Sex dadurch, daß er als Mittel und nicht als Zweck dient. Als Mittel zur größten körperlichen Lust, als Mittel, die ganze Fülle der lebensspendenden inneren Kräfte freizusetzen, und auch als Mittel, das Reich des Geistes zu betreten, von dessen Existenz nur wenige überhaupt wissen, und das noch weniger Menschen erreichen. Denn wenn die Lust, die im Sex wohnt, durch einen erfahrenen und disziplinierten Geist und Körper geübt wird, intensiviert und erweitert sie sich, bis sie sich in einem überirdischen Glücksgefühl entlädt. Sie verläßt das Körperliche und geht ins Geistige über. Sie ist nicht länger etwas, das man *tut* – sie wird zu etwas, das man *ist*.

Wir müssen begreifen, daß Tantra kein Selbstzweck ist. Es ist das *Mittel*. Tantra ist keine Ansammlung von Übungen, die um des Übens willen durchgeführt werden, und es verwandelt uns auch nicht augenblicklich in eine höhere Seinsform. Die tantrischen Rituale sind im Lauf von Jahrhunderten entwickelt worden, um Geist und Körper zu lehren, wie sie sich ganz auf das innere Sein einstellen und sich mit Hilfe der von diesem Wissen herrührenden Kraft mit anderen vereinen können, um eine noch höhere Ebene der Kraft und des Verständnisses zu erreichen.

Es ist keine verborgene symbolische Bedeutung in der tantrischen Aussage: Am Anfang war Einer. Dann waren Zwei. Und die Zwei waren viele. Und die vielen wurden zum Einen.

Tantra zeigt den Weg, aber man kann nicht die ganze Reise allein zurücklegen. Denn so wie der Sexualtrieb des Menschen nicht den Zweck hat, ein lustvolles Masturbieren zu ermöglichen, ist es auch nicht das Ziel des Tantra, dem Einzelnen auf einfachste Weise sexuelle Befriedigung zu verschaffen. Die Rituale sind dazu bestimmt, die *ganze* sexuelle Lust erleben zu lassen, die Kontrolle über die sexuelle Kraft zu steigern und die Sinne *ganz* auf die sexuelle Vereinigung zu richten. Sie sollen Schritt für Schritt von der völligen Unwissenheit über die langsam einsetzende Kontrolle und Konzentration zu dem Punkt führen, an dem die sexuelle Vereinigung eine Intensität der Lust und Kraft erfährt, die den üblichen Empfindungen bei der üblichen Begattung weit überlegen ist.

Die Paar-Rituale sind aber nur *ein* Schritt auf unserem Weg. Durch sie entstehen neue Lust und neue Energien, neue Sinneseindrücke und Bedeutungen. Und durch sie kommen wir zur nächsten Etappe unserer Reise. Wir gelangen über das *Paar* hinaus, zu mehr als nur zwei Wesen. Denn eine Lust, der die Energien von mehr als nur einem einzigen Mann oder einer einzigen Frau hinzugefügt werden und aufeinander einwirken, steigert sich nicht mehr in arithmetischer, sondern in geometrischer Reihe. Die Empfindungen beruhen nun auf der Kraft, die von der ganzen Gruppe, nicht länger nur von einem Paar ausgelöst wird. Die Kräfte aller bestehenden Wesen im Kosmos strömen und wirbeln durcheinander und bilden das Eine. Und es ist das eigentliche Ziel des Tantra, einen jeden zum Teil dieses Einen werden zu lassen.

Die Rituale – Mantra und Yantra

Die tantrischen Rituale sind alt, doch jedesmal, wenn sie angewendet werden, sind sie wieder neu. Und jede Befolgung dieser Rituale bringt uns dem Ganzen näher.

Wenn man sich vor Augen hält, was sie bewirken können, sind die Rituale des Tantra trügerisch einfach. Sie erfordern weder jahrelange Studien mit Gurus aus fernen Ländern noch ein besonderes körperliches Training. Viele Menschen sind tantrischen Sekten auf Um- und Abwegen durch zweifelhafte und schwierige Übungen gefolgt – das eigentliche Tantra jedoch ist für jeden offen und zugänglich.

Die Rituale verlangen den Gebrauch von *Mantras* und *Yantras,* die beide leicht zu erklären sind. Ein Mantra ist ein besonderer Laut, der im allgemeinen keinen Wortsinn hat und verwendet wird, um geistige Bilder, Empfindungen oder Energien hervorzubringen. Es ist ein Weg, das Bewußtsein durch Selbstkonditionierung auf etwas einzustellen, das vom verwirrenden und beschwerlichen Umgang mit der Welt draußen befreit und befähigt, ausschließlich die eigene innere Welt wahrzunehmen. Es ist eine Art Losungswort, das uns den Übergang vom Alltäglichen zum Außergewöhnlichen erlaubt, zur tantrischen Konzentration auf die Lust.

Das Yantra dient im wesentlichen dem gleichen

Zweck, ist jedoch visuell. Es kann ein Bild, eine Zeichnung oder ein realer Gegenstand sein, der bestimmte Vorstellungen erweckt. Es kann sich aber auch auf rein geistiger Ebene manifestieren. In jedem Fall verkörpert oder vergegenwärtigt das Yantra einen grundlegenden Aspekt der tantrischen Wahrnehmung des Universums.

Ein geistiges Yantra-Bild mag am stärksten und nützlichsten sein, denn es kann nicht verlorengehen, verlegt werden oder aus irgendeinem anderen Grund nicht zur Hand sein. Man kann es jederzeit aus dem Gedächtnis abrufen. Doch es ist schwierig, andere an einem solchen geistigen Bild teilhaben zu lassen, und im tantrischen Kreis ist es verständlicherweise am besten, wenn man Yantras verwendet, an denen jeder teilhaben kann.

Grundsätzlich sind die Rituale unkomplizierte geistige und körperliche Verhaltensweisen, die jeder erlernen kann, der den Willen und Wunsch hat, die Energie seines Sexualtriebs zu nutzen und die Lust und die Kraft zu spüren, die ein solches Ritual erzeugt.

Der Einzelne allein

Am Anfang war der Eine. Deshalb beginnt Tantra mit dem Einzelnen. Der Einzelne muß von unbedachten sexuellen Reaktionen und Verhaltensweisen zu kontrolliertem Bewußtsein gebracht werden, das zur Konzentration der Kraft und Energie führt. Das sollen die grundlegenden tantrischen Rituale beim Einzelnen bewirken.

Die Rituale beginnen mit der Erweckung, dann folgen die tantrische Wahrnehmung, die Sammlung, die vertiefte Sammlung, die körperliche Sammlung, die Kontrolle der Lust und der Kraft und die Konzentration oder Kanalisierung der Kraft und der Energie in eine bestimmte Richtung.

Wenngleich jedes dieser Rituale allein gemeistert werden soll, liegt ihr Zweck doch darin, den Einzelnen darauf vorzubereiten, in den Paar-Ritualen mit anderen zusammenzukommen.

Das Paar

Dann waren Zwei. Wenn zwei die Allein-Rituale geübt haben, bringen beide das Wissen und die Disziplin mit, die notwendig sind, um die Verheißung der Paar-Rituale zu erfüllen und zu erleben.

Die Paar-Rituale sind in die *Sieben Nächte des Tantra* unterteilt, von denen jede ein weiterer Schritt zur Verwirklichung der Lust und Kraft ist, die das Kontrollieren und Kanalisieren der Sexualenergie bezweckt. Sowohl die Rituale für den Einzelnen wie die für das Paar haben ihren eigenen Wert, aber auch einen Wert als Vorbereitung zum Eintritt in die nächste Phase auf dem Weg zu umfassendem Verständnis und umfassender Wahrheit – zum Eintritt in den Kreis.

Der Kreis

Und die Zwei waren Viele. Das heißt, das Paar öffnet sich und wird weit, um andere mit einzuschließen.

Noch höher zu steigen, als nur bis zu der Stufe, die ein tantrisches Paar erreichen kann, erfordert, daß sich die Kräfte von mehr als zwei Menschen vereinen. Es verlangt, daß die sexuelle Energie vieler Geister und Körper erschlossen wird. Drei oder vier oder mehr müssen verschmelzen. So wie sich der Einzelne vom Selbst zum Paar entfaltete, muß sich das Paar vom Einen zu vielen entfalten.

Und Tantra hält die Rituale bereit, die notwendig sind, um die Entfaltung und Vereinigung vieler Energien zu erreichen. Diese Rituale bilden das sogenannte *Chakrapuja* – den Kreis, der die höchste Lebensenergie hervorbringt und wirksam werden läßt. Für den Kreis gilt, wie für die Rituale der Paare, die Zahl *Sieben*.

Es ist die Absicht dieses Buches, diese Rituale ausführlich zu beschreiben, damit diejenigen, die den Mut und die Disziplin aufbringen, die Reise des Tantra bis ans Ziel fortzusetzen, sich in ihnen üben und sie meistern.

Die Rituale des Kreises sind in geschlossene feierliche Handlungen eingebettet, das Zusammenspiel der einzelnen Gruppenmitglieder im Reigen der Lust ist vorgegeben. Diese feierlichen Handlungen weisen zahlreiche Ähnlichkeiten zu den grundlegenden Ritualen auf, sollen jedoch von drei oder mehr Personen praktiziert werden.

Wenn man die tantrischen Rituale allein studiert und ausübt, gebrauchen wir die Bezeichnung ›Der Mann allein‹ oder ›Die Frau allein‹. Üben zwei Personen die tantrischen Rituale gemeinsam aus, sagen wir ›Das Paar-Ritual‹ oder ›Die sieben Nächte des Tantra‹. Beteiligen sich mehr als zwei Personen gemeinsam an den tantrischen Ritualen, ist üblicherweise vom ›Chakrapuja‹ die Rede, was hier soviel heißt wie ›Der Kreis‹.

Der Begriff ›Chakrapuja‹ wird jedoch von vielen unterschiedlich gedeutet. Diejenigen mit nur geringen Kenntnissen sahen darin eine Art ›Orgie‹, etwas Ähnliches wie ›Partnertausch‹ oder ›Gruppensex‹, wo alles nur um des ›Kitzels‹ willen geschieht. Und andere, die noch weniger von allem begriffen haben, behaupten, Chakrapuja bestehe aus mystischen Riten, die von Anhängern eines geheimen Kults betrieben würden, in dessen Mittelpunkt perverse sexuelle Handlungen stünden.

Aber das klassische Chakrapuja hat nichts mit alldem zu tun. Es ist ein Komplex feierlicher Handlungen, die ebenso gewissenhaft vollzogen und kontrolliert werden wie jeder andere Aspekt des Tantra auch. Die feierlichen Handlungen sind zwar sexueller Art, wie stets beim Tantra, doch es gibt weder Ausschweifungen noch Perversitäten, denn Tantra duldet weder das eine noch das andere.

Es ist wohl am besten, daß wir hier zunächst die ursprüngliche Form des Chakrapuja beschreiben, bevor wir beginnen, über die Form zu sprechen, die dieses Buch lehren soll.

Das Chakrapuja

Dem Tantra zufolge war das Chakrapuja ursprünglich ein ›Treffen der Meister und Schüler‹. Versammelt waren die tantrischen Meister, die Tantriker (die Tantra studiert und ausgeübt, es aber noch nicht gemeistert hatten) und jene Anfänger, für die die Rituale, ihre Bedeutungen und Ergebnisse noch neu waren.

Aber diese ›Treffen‹ waren nie formlos. Wie die Rituale waren auch die Chakrapuja-Treffen streng geregelt. Bei der Ankunft wurden Früchte und Wein gereicht, alle in der gleichen Farbe, die der Meister zuvor bestimmt hatte. Auch Farbe und Art der Kleidung, die man trug, waren vorgeschrieben.

Waren der Wein und die Früchte verzehrt, sprach der Meister über einen bestimmten Aspekt des Tantra, meistens über ein fortgeschrittenes Ritual oder den Sinn eines Rituals. Dann wählte der Meister einen Tantriker aus, mit dem zusammen er das Ritual für die anderen vorführte. Diese Vorführung begann jedoch erst, wenn aller Wein und die Früchte beiseite geräumt worden waren, so daß sich alle ganz auf die Demonstration konzentrieren konnten.

Der Meister, meistens eine Frau, legte die Kleider ab und entkleidete den Tantriker, den sie als Partner auserwählt hatte.

War die Vorführung beendet, stellten die Zuschauer Fragen. Danach legten alle ihre Kleidung ab, und der Meister bestimmte einige Paare, die das vorgeführte Ritual nachvollziehen sollten.

Die Rituale wurden genauestens befolgt und hinterher vom Meister und den Tantrikern kritisch gewürdigt. An einem Abend wurden für gewöhnlich mehrere Rituale ausgeübt. Alle nahmen daran teil, allerdings nur unter der Aufsicht und Leitung des Meisters. Das Chakrapuja war (und ist) ein sehr streng geregeltes Ereignis.

Nachdem alle Rituale des Abends von allen Anwesenden ausgeführt worden waren, rief der Meister ›die Zeit der Worte, der Nahrung und der Getränke‹ aus. Dann wurde etwas zu essen aufgetragen, man trank Wein, unterhielt sich über die Rituale des Abends und bekam Fragen beantwortet.

Ein Chakrapuja konnte zwischen drei und zwölf Stunden dauern. Und immer wurde es dadurch beendet, daß die Geschichte der Schöpfung aus den tantrischen Schriften vorgelesen wurde, damit niemand den Anfang und das Ende aus den Augen verlor, ganz im Sinne des Tantra.

Vielleicht gelingt es dem Leser, in einem tantrischen Tempel einen tantrischen Meister aufzuspüren, der klassische Chakrapujas abhält. Vielleicht wird er dort willkommen geheißen, und vielleicht erlebt er die ganze Lust und Kraft, die Tantra hervorrufen kann. Aber es wird gegenwärtig kaum möglich sein, in der westlichen Welt einen solchen Meister in einem solchen Tempel zu finden. Sehr viel wahrscheinlicher ist es, daß der Tantra-Schüler einen Punkt erreicht, an dem er die Möglichkeiten des Chakrapuja zwar erkennt, aber nicht in der Lage ist, irgendwo an einer solchen feierlichen Handlung teilzunehmen. ›Der Kreis‹ ist eine moderne Deutung der klassischen Rituale des Chakrapuja, die angepaßt und abgestimmt wurden auf den Menschen von heute. Es ist keine Ablehnung des Althergebrachten, sondern eine Ausweitung und Weiterentwicklung alter Traditionen, um den Anforderungen und Möglichkeiten des Neuen gewachsen zu sein.

Die Lust und die Kräfte, die im Chakrapuja wohnen, sind erhalten geblieben, während die Riten selbst neugestaltet wurden, damit jeder Heutige, der sich ernsthaft mit Tantra beschäftigt, die Vereinigung mit den vielen anstreben oder an ihr teilhaben kann.

Für diejenigen, welche die Allein- und Paar-Rituale durchlaufen haben, gibt es oft keinen Ort, wo sie ihre Studien und Erfahrungen des Tantra weiter vertiefen könnten. Es gibt nur wenige tantrische Tempel im Westen, und auch nur wenige tantrische Meister, die sie hüten könnten. Das *klassische* Chakrapuja wird nur noch sehr selten ausgeübt und ist für die meisten Menschen nicht erlebbar.

In Erkenntnis dieser Umstände wird ›der Kreis‹ als der nächste Schritt auf dem Weg zur allumfassenden Erleuchtung vorgestellt. Es ist ein Ritual, das die ganze Weisheit und die alten Riten bewahrt, gleichzeitig aber viele ihrer Einzelheiten überträgt und anpaßt, damit sie in der heutigen Welt wirken können.

An die Stelle des Tempels ist das Center getreten, an die Stelle des Meisters der ›Führer‹. Die Jünger sind durch ›Begleiter‹ und die Riten durch feierliche Handlungen oder Zeremonien ersetzt worden.

Aber das Wesen des Tantra durchströmt den Kreis ebenso stark wie alle anderen Formen, die es im Lauf der Zeit schon angenommen hat.

Der Führer

Im allgemeinen ist derjenige der Führer, der den Kreis ins Leben gerufen hat. Und es ist auch angemessen, denn die Studien, die dazu befähigen, die Funktionen des Führers auszuüben, wecken auch den Wunsch, die tantrische Reise durch den Kreis und über ihn hinaus weiter zu vermitteln.

Der Führer als Gastgeber

Es gehört zu den Pflichten des Führers, Gastgeber für diejenigen zu sein, die zu einem Tantra-Kreis zusammenkommen. Diese Aufgabe umfaßt, einen geeigneten Ort für das Zentrum zu finden, sich um die Einladungen zu kümmern, das Zentrum für die Zusammenkunft vorzubereiten und sich um die Vorbereitung jedes einzelnen Gruppenmitglieds zu kümmern.

Es ist nicht erforderlich, daß sich das Zentrum im Haus oder der Wohnung des Führers befindet, doch das ist oft der Fall, insbesondere am Abend der ersten feierlichen Handlung. Da das Zentrum eines Tantra-Kreises jedoch weniger eine Frage des Körperlichen als des Geistigen, Emotionalen und Seelischen ist, muß es nicht immer an einem Ort bleiben, sondern kann den Umständen entsprechend wandern. Das bietet anderen Gruppenmitgliedern die

Möglichkeit, ihre Wohnung oder einen anderen geeigneten Platz für die Zusammenkünfte zur Verfügung zu stellen.

Was für den Ort des Zentrums gilt, gilt auch für die Nahrung, den Wein und die Dekoration. Man sollte nicht vom Führer verlangen, daß er die Kosten für diese Dinge trägt oder sie für alle sieben Zeremonien beschafft. Wir sollten uns daran erinnern, daß der Führer lediglich jemand ist, der als lenkende Kraft fungiert.

Über diese Voraussetzungen, was Ort des Zentrums, Kostenbeteiligung und das Beschaffen sonstiger Dinge angeht, sollten sich alle einig sein. Es sollte alles organisiert sein, bevor der Kreis sich bildet.

Der Führer als Dirigent und Dolmetscher

Auch wenn der Tantra-Kreis nicht von einem tantrischen Meister geleitet wird, ist seine Zusammenkunft doch kein spontanes Ereignis. Jeder Schritt der feierlichen Handlungen wird ebenso sorgfältig geplant wie jedes der tantrischen Rituale für den Einzelnen oder das Paar. Man muß sich genauso streng an sie halten wie an die Rituale, denn gerade in den Ritualen kann die Kontinuität der frühesten Vergangenheit gefunden und aufrechterhalten werden.

Es liegt in der Verantwortung des Führers, darauf zu achten, daß diese Rituale wie vorgeschrieben ausgeübt werden. Der Führer lehrt die Rituale nicht, sondern dient als Dirigent und Dolmetscher. Alle Gruppenmitglieder sollten sich vor der Zusammenkunft über das Wesen jeder Zeremonie voll im klaren sein. Der Führer geleitet die Gruppe also durch alle Phasen der feierlichen Handlung und interpretiert sie, wenn Fragen aufkommen.

Das wird in einigen Phasen der Zeremonien dazu führen, daß der Führer der Gruppe bei bestimmten Ritualen vorausgeht und einige Handlungen demonstriert, damit die Gruppe es ihm gleichtun kann.

Der Führer als Begleiter

Wir dürfen nie vergessen, daß der Führer kein tantrischer Meister ist, sondern ein Gleicher unter Gleichen, der sich nur durch die Rolle unterscheidet, die er oder sie ausübt. Wenn die Gruppe dies wünscht, kann der Führer nach einiger Zeit und einigen feierlichen Handlungen wechseln. Wenn sich jedes Gruppenmitglied auf die Rolle des Führers vorbereitet hat, kann jeder diese Funktion wahrnehmen.

Man sollte jedoch wissen, daß nicht jeder, der an einem Tantra-Kreis teilnimmt, den Wunsch haben wird, die Rolle eines Führers zu übernehmen. Diese Haltung muß respektiert werden. Das oder die Mitglieder, die es vorziehen, während des ganzen Kreises Begleiter zu bleiben, dürfen keinerlei Druck ausgesetzt werden. Tantra ist ein Weg zur sexuellen und geistigen Freiheit, der ohne jeden Zwang auskommt. Niemand sollte jemals aufgefordert werden, etwas zu tun, was er nicht möchte.

Wenn aber andere als Führer dienen möchten, kann die Rolle getauscht werden. Der bisherige Führer wird dann einfach einer der Begleiter. Das ist keine Degradierung oder Entmachtung, denn im

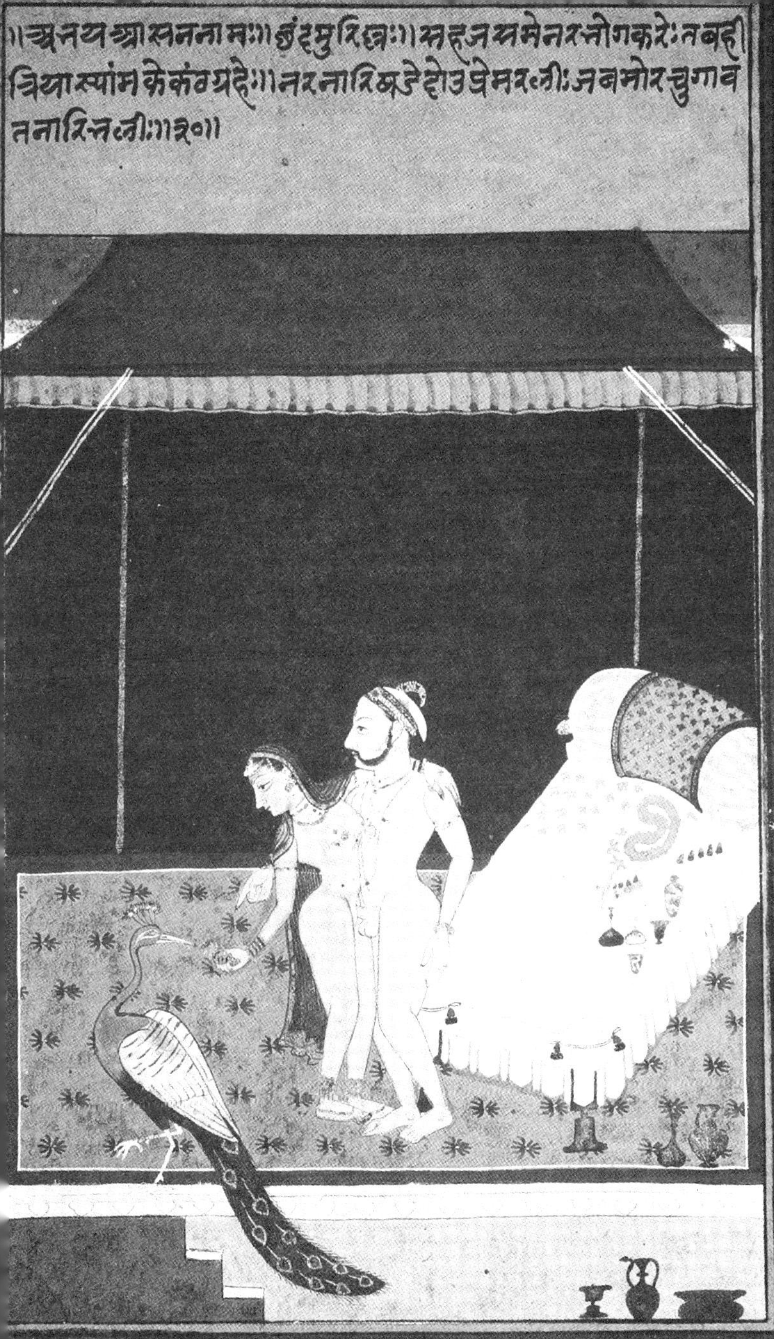

Tantra-Kreis gibt es keine hierarchische Ordnung, und es geht nie darum, Macht über andere auszuüben. Die einzigen Hierarchien im Tantra sind die abgestuften Ebenen der Wahrnehmung und Erfahrung, und die einzige Demonstration von Macht ist die der Macht über das eigene Ich.

Die Begleiter

Der Begriff ›Begleiter‹ vermittelt die Assoziation des Reisens *mit* jemandem, im Gegensatz zum Alleinsein. Das ist das wesentliche des Tantra-Kreises. Der Kreis ist eine Vereinigung von Menschen, die gemeinsam den Weg des Tantra gehen wollen. Und sie wollen sowohl die Erfahrung als auch die Kraft teilen, die durch die sexuelle Energie der Vielen erzeugt werden. Dazu muß sich jeder Begleiter ganz über seine Rolle im klaren sein, die er bei den feierlichen Handlungen des Kreises spielt.

Der Tantra-Kreis ist nichts, was aus der Distanz beobachtet oder objektiv erforscht wird. Er muß, wie jedes tantrische Ritual, mit aller Hingabe selbst erlebt werden, damit er Bedeutung erlangt. Der Kreis lebt nur durch die einzelnen Mitglieder. Er ist nichts, über das man nachdenkt oder spricht. Er ist etwas, das man zusammen mit anderen *wird.*

Jedes Mitglied des Kreises muß also darauf vorbereitet sein, an allen Teilen der Rituale teilzunehmen, aus denen sich die Zeremonie zusammensetzt. Wenn die Zeremonie etwas enthält, wobei der Begleiter nicht mitmachen will, sollte er sich vor der Zusammenkunft darüber klarwerden und sich für diesen Abend entschuldigen.

Es wäre allerdings am besten, wenn jeder Begleiter des Kreises die Rituale im voraus kennen und akzeptieren würde und einverstanden wäre, an allen teilzunehmen. Auf diese Weise wird die Kontinuität des Kreises gewahrt, und der wachsende Energiestrom kann von Zeremonie zu Zeremonie aufgebaut werden, bis er den absoluten Höchstpunkt erreicht. Der nicht unterbrochene Kreis ist am stärksten und wirkungsvollsten.

Wenn sich jemand im voraus mit den Ritualen beschäftigt und das Gefühl hat, daß sie mehr fordern, als er zu geben bereit ist, sollte er sich zurückziehen, bevor der Kreis sich bildet. Vielleicht ist es nur ein Zeichen, daß er noch nicht bereit ist. Es ist durchaus denkbar, daß der oder die Betreffende nach weiteren Studien und Übungen der grundlegenden Rituale den Weg zu einem anderen Kreis findet. Tantra braucht Zeit, und Tantra gewährt seinen Anhängern soviel Zeit, wie sie brauchen.

Für diejenigen, die bereit sind, an den feierlichen Handlungen in der geforderten Reihenfolge und Art teilzunehmen, sei noch einmal wiederholt, daß jedes Mitglied gleichermaßen verantwortlich für die geistigen wie materiellen Seiten der Zeremonien ist, denn der Kreis ist eine Zusammenkunft von Begleitern, nicht von Meister und Schülern. Die Vorbereitungen für die unmittelbare Umgebung im Kreis verursachen Kosten und Mühen, die alle Mitglieder zu gleichen Teilen tragen sollten. Falls der Führer zögert, um eine Beteiligung zu bitten, sollten die Begleiter selbst die Situation erkennen und ihren für alle gleichen Beitrag anbieten.

Das Zentrum

Das Zentrum befindet sich höchstwahrscheinlich in der Wohnung oder im Haus eines der Gruppenmitglieder. Das ist meistens die ungestörteste, angenehmste und bequemste Möglichkeit. Es gibt aber auch Ausnahmen. Vielleicht hat die Gruppe Zugang zu einem konventionelleren Ort, irgendeiner Halle oder einem Konferenzraum, oder auch zu einem weniger konventionellen Ort, etwa einem Feld, einem Wald oder Strand. Solche Plätze können angenehm und ausreichend in der Größe sein, bergen allerdings das Risiko, nicht ungestört genug für einen Tantra-Kreis zu sein.

Tantra verlangt für den Kreis eine Umgebung, die vollkommen ungestört und für Unbeteiligte unzugänglich ist. Eine Privatwohnung erfüllt diese Anforderungen am ehesten.

Der Ort, an dem man sich trifft, sollte eine für die Zahl der Begleiter angemessene Größe haben. Ein zu großer Raum kann atmosphärelos wirken, ein zu kleiner ist leicht vollgestopft. Es gibt keine Vorschrift für die Größe des Raums, doch der Führer sollte in der Lage sein, den richtigen auszusuchen, sobald die Zahl der Begleiter und die Art der Zeremonie bekannt sind. Die unmittelbare Umgebung sollte außerdem psychologisch beruhigend wirken. Das könnte man so interpretieren, daß sich der Raum den Gruppenmitgliedern nicht aufdrängt – er sollte so wandelbar sein, daß er ihren Bedürfnissen angepaßt werden kann. Ein großes Wohnzimmer mit schweren Möbeln, die sich nicht bewegen lassen, wäre nicht annehmbar. Ein Wohnzimmer dagegen, dessen Möbel sich an die Wand rücken lassen, so daß in der Mitte viel Platz für den Kreis entsteht, wäre ausgezeichnet.

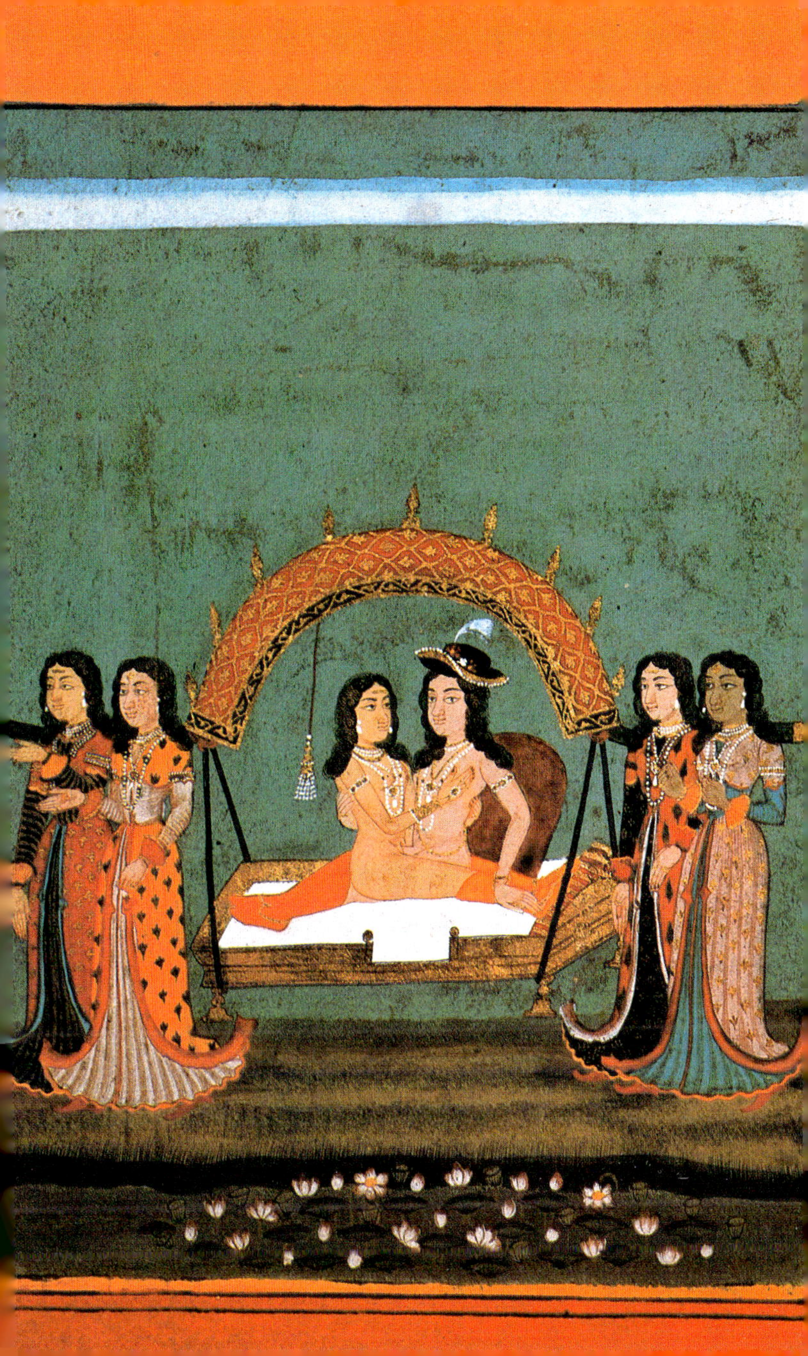

Die Einladung

Die erste Regel

Die größten Schwierigkeiten, wenn man einen Tantra-Kreis bilden will, wird es wohl machen, die geeigneten Begleiter zu finden. Es gibt in der westlichen Welt nur relativ wenige Tantriker – wenn ihre Zahl auch zunimmt –, und Kontakt zu ihnen aufzunehmen ist wahrscheinlich nicht ganz einfach. Diese Umstände können den einen oder anderen dazu verleiten, die Grundsätze des Tantra etwas aufweichen zu wollen, um genügend Leute für einen Kreis zusammenzubekommen. Es besteht zwar eine gewisse Flexibilität in Fragen der Ausschmückung, der Kleidung und anderer nebensächlicher Aspekte der Zeremonie, doch gibt es einen Grundsatz, der unter keinen Umständen verletzt werden darf:

Die erste Regel des Tantra besagt, daß niemand gegen seinen Willen dazu gebracht werden sollte, an einem der Rituale teilzunehmen.

Diese Regel ist mehr als das Verbot, jemandem eine sexuelle Handlung aufzuzwingen. Es wird vorausgesetzt, daß kein Tantriker jemals körperliche Gewalt anwendet, denn das wäre eine völlige Entstellung der Ziele und des Geistes des Tantra. Das mag selbstverständlich erscheinen, und es ist auch selbstverständlich. Aber trotzdem können Situationen eintreten, in denen die Versuchung stark ist, diese Regel zu durchbrechen. Wenn beispielsweise einer von zwei Partnern sich einem Tantra-Kreis anschließen möchte, der andere aber nicht, wird die Versuchung groß sein, den widerstrebenden Partner zu überreden nachzugeben.

Die zweite Regel

Die zweite Regel ist weniger absolut. Sie bezieht sich auf die Zahl der Begleiter, die man für einen Tantra-Kreis braucht.

Die Zahl sollte ungerade sein.

So einfach ist das: Bei jeder Zeremonie sollte die Zahl der Begleiter nicht gerade sein.

Die ideale Zahl ist sieben, wie die Anzahl der Zeremonien. Es können weniger, aber auch einige Teilnehmer mehr sein, wenngleich alles, was sieben überschreitet, eher einer *An*sammlung als einer *Ver*sammlung von Begleitern gleicht. Theoretisch ist die kleinstmögliche Zahl zwar drei, doch sollten es wenigstens fünf sein. Drei geht doch mehr in Richtung ›Paar‹ als ›Viele‹, aber das Wichtigste beim Kreis ist, an der Energie der Vielen teilzuhaben.

Die Einladung zu einem Tantra-Kreis hat keine besondere Form. Sie kann aus einigen Worten, einem Anruf oder einem formellen Brief bestehen. Sie wird ausgesprochen durch den Führer, sobald feststeht, wie sich der Kreis zusammensetzt.

Ist die Form der Einladung auch frei, sollte es doch keinen Zweifel daran geben, was sie sagen will. Wenn irgend jemand das Wesen der feierlichen Handlungen falsch versteht, kann der ganze Kreis auseinanderbrechen. Um sicherzugehen, daß sich jeder Begleiter über das Wesen der Zeremonien, an denen er teilnimmt, völlig im klaren ist, sollte er oder sie dieses Buch genau lesen. Falls unklar ist, ob der Begleiter ein Exemplar hat oder nicht, sollte es ihm mit der Einladung zugeschickt werden.

Das ist keine beiläufige Frage. Möglichkeiten für Irrtümer oder Mißverständnisse gibt es genug, und es ist unnötig, den Kreis zu gefährden, nur weil irgend jemand nicht umfassend informiert war und nicht wußte, was ihn erwartet. Oder, was wahrscheinlicher ist, etwas Bestimmtes erwartete, aber etwas anderes vorfand. Solche Pannen zu vermeiden, ist die Aufgabe des Führers, und er sollte sie sehr ernst nehmen.

Unabhängig von der Form sollte die Einladung also solche Einzelheiten wie Zeit, Ort, Kosten, Kleidung und was für den Begleiter sonst noch wissenswert ist, enthalten. Sie sollte in jeder Hinsicht Klarheit über die Art der Zeremonie schaffen, damit die Teilnehmer bei ihrer Ankunft im Zentrum keine unliebsame Überraschung erleben. Das stellt sicher, daß nur die als Begleiter dienen, die den aufrichtigen Wunsch haben, das Reich der Vielen zu betreten.

Die sieben Zeremonien

Der Tantra-Kreis umfaßt heute sieben Zeremonien. Mit ›Zeremonie‹ ist das gesamte Gefüge einer Zusammenkunft einer Gruppe tantrischer Begleiter gemeint, von ihrer Ankunft im Zentrum bis zu dem Augenblick, wo sie nach vollendetem Zusammensein wieder auseinandergehen.

Die sieben Zeremonien werden an sieben Abenden – innerhalb von sieben Wochen abgehalten. Kann der wöchentliche Rhythmus aus irgendwelchen Gründen nicht eingehalten werden, macht das nichts. Man kann dann auf einen zwei- oder dreiwöchentlichen Rhythmus ausweichen. Der einmal vorgesehene Zeitplan sollte aber auf jeden Fall eingehalten werden. Unregelmäßigkeiten sollte man nicht durchgehen lassen, denn die Form ist für das gesamte Tantra von größter Bedeutung; Unordnung und Chaos sind Feinde.

Jede der sieben Zeremonien besteht aus sieben aufeinanderfolgenden Teilen, denen ein Muster zugrunde liegt, das jedoch zeremonienspezifische Abweichungen aufweist. Die Teile der einzelnen Zeremonien sind: das Bilden, das Willkommen, das Ritual des Führers, das Ritual der Begleiter, das Kanalisieren der Energie, das Fest und das Auseinandergehen.

Zweiter Teil

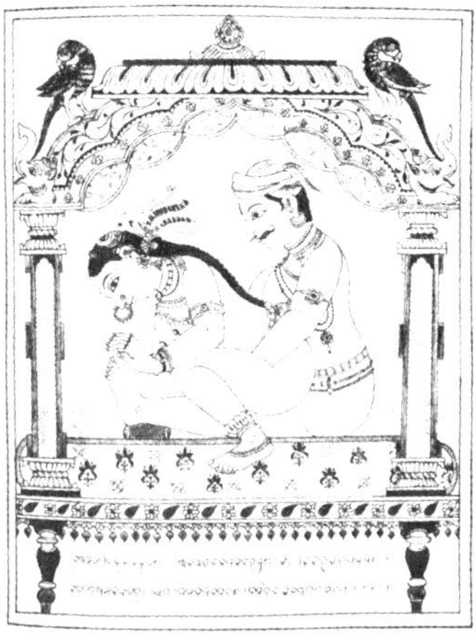

Die erste Nacht

Das Vorbereiten des Zentrums

Das Anordnen und Ausschmücken

Die Farbe der ersten Zeremonie ist Grün. Wird das abgeänderte Farbprogramm verwendet, ist die Farbe Rot.

Alle Anordnungen und Dekorationen sollten vor Beginn der Zeremonie abgeschlossen sein. Das ist Aufgabe des Führers, der sich von einem Begleiter helfen lassen kann.

Der Raum, in dem die Zeremonie abgehalten wird, sollte gereinigt und soweit wie möglich ausgeräumt werden, damit sich der Kreis bilden kann und die Begleiter genügend Platz haben, um sich frei zu bewegen. Die Fenster sollten geschlossen, die Vorhänge zugezogen werden, um ein ungestörtes Zusammensein zu sichern.

Als Sitzgelegenheit für die Begleiter sollten Sitz- und Kopfkissen oder auch weiche Unterlagen wie etwa Steppdecken im Raum ausgebreitet werden. Genau in der Mitte muß ein freier Platz bleiben.

An den Wänden des Raums sind mittelstarke (etwa 60 Watt) abgeschirmte Lampen anzubringen, für jeden Begleiter eine. Man sollte keine farbigen Glühbirnen nehmen, da sie sehr oft das Aussehen der Gegenstände verändern, und eine Verfremdung der Wirklichkeit ist nicht im Sinne des Tantra.

Die Temperatur im Raum soll so sein, daß sich Menschen ohne Kleidung darin wohl fühlen. Dafür muß rechtzeitig vor dem Eintreffen der Begleiter gesorgt werden.

Genau in die Mitte des Raums sollte ein flacher runder Tisch gestellt werden, der groß genug ist zum Abstellen der Teller und Gläser der Begleiter, die an der Zeremonie teilnehmen.

Falls kein niedriges Tischchen zur Hand ist, kann auch ein großes, rundes Tablett verwendet werden, das nach Möglichkeit etwas erhöht stehen sollte. Wenn weder ein Tischchen noch ein Tablett im Haus ist, kann man ein rundes Tischtuch auf die Erde legen, wobei darauf zu achten ist, daß es ganz glatt liegt.

In die Mitte des Tischchens sollte ein klares Glasgefäß mit grünem Wasser gestellt werden. Zum Färben des Wassers nimmt man am besten einige Tropfen Nahrungsmittelfarbstoff. Wird das abgeänderte Farbprogramm verwendet, ist rotes oder klares Wasser das richtige.

In das Gefäß sollte eine einzelne grüne Knospe oder Blüte gelegt werden. Wird das abgeänderte Farbprogramm verwendet, sollte die Blüte rot sein.

Um das Gefäß mit der Blüte werden in gleichmäßigem Abstand grüne Kerzen gestellt, für jeden Begleiter und den Führer eine Kerze. Wird das abgeänderte Farbprogramm verwendet, müssen die Kerzen rot sein.

Die Kerzen sollten in stabilen, sicheren Kerzenhaltern stehen, denn sie werden während der Zeremonie zweimal bewegt. Große Kerzen eignen sich am besten und brennen außerdem die ganzen ersten

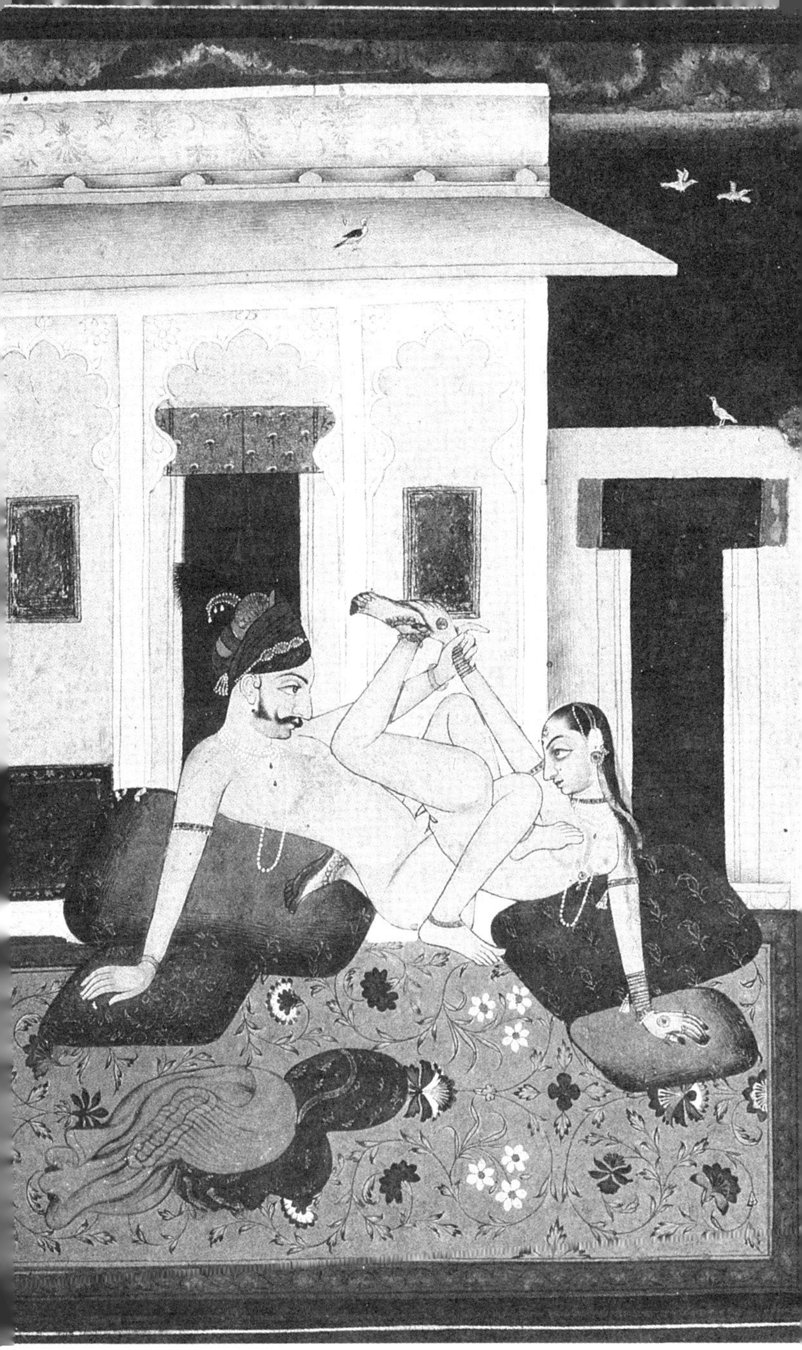

sechs Zeremonien. Für die siebente Zeremonie braucht man neue Kerzen.

Vor jede Kerze sollte ein kleiner Teller und ein kleines, klares Likörglas gestellt werden, die den Platz markieren, an dem die Begleiter und der Führer sitzen. Die Kerzen sollten angezündet sein.

Der Duft

Die Luft sollte weich und entweder mit natürlichen oder künstlichen Duftstoffen angereichert sein. Dazu sollten früh am Morgen Blumen in den Raum gebracht werden, wo die Zeremonie stattfindet, und bis unmittelbar vor Ankunft der Begleiter dort bleiben. Flieder eignet sich hier besonders gut.

Als künstliche Duftstoffe kommen Weihrauch, Parfum oder im Handel erhältliche Duftsprüher in Frage. Jeder hat seine Vor- und Nachteile. Er kann außerdem den ziemlich empfindlichen Geschmackssinn beeinträchtigen, was beim Tantra-Kreis auf jeden Fall vermieden werden muß. Die angenehmsten Parfums, die mit Hilfe eines Zerstäubers versprüht werden können, sind oft sehr teuer, während die billigeren nicht so gut duften. Auch das eine oder andere Kölnischwasser für Männer ist geeignet. Die im Handel erhältlichen ›Frischluft‹-Sprühdosen enthalten häufig die billigsten Parfums und eignen sich für diesen Zweck oft nicht.

Vorsicht beim Abbrennen von Weihrauch! Da sich während der Zeremonie keine Gelegenheit bietet, das Abbrennen des Weihrauchs zu überwachen, muß unbedingt sichergestellt werden, daß kein Feuer ausbrechen kann, selbst wenn der Weihrauch sehr lange brennen sollte.

Führern, die den Geruchssinn sehr intensiv nutzen wollen, wird empfohlen, im Eingangsbereich, den Umkleideräumen, den Bädern und dem Zentrum selbst verschiedene Duftnoten einzusetzen. Man kann eine Abstufung vornehmen, die beim Übergang von der Welt draußen zur inneren Welt des Tantra behilflich ist. Wie die einzelnen Parfums duften, sollte vor Beginn der Zeremonie genau getestet werden, wobei auf Vorlieben und Abneigungen der teilnehmenden Begleiter einzugehen ist.

Die Musik

Während der Zeremonie sollte zweierlei Musik verwendet werden. Die erste Musik als Untermalung für das Bilden des Kreises, die zweite als Untermalung für das Feiern des Festes.

Die Hintergrundmusik für den Anfang sollte einschmeichelnd und verlockend sein – sie sollte die Begleiter fort vom Lärm und der Hektik der Welt draußen führen, ihnen helfen, ins Universum des Tantra einzutreten. Im Osten wird meistens Sitar-Musik gespielt, doch es eignet sich auch klassische westliche Musik z. B. von Skrjabin, Bruckner, Richard Strauss oder Lukas Foss. Abstraktere Möglichkeiten wären der Gesang der Wale oder Sphärenklänge.

Der Führer sollte das Programm sehr sorgfältig auswählen und darauf achten, daß es so lang ist, wie nötig. Das heißt, es sollten so viele Platten parat liegen oder ein so langes Band verwendet werden, daß von der Ankunft der Begleiter bis zum Bilden des Kreises Musik erklingt. Das kann eine halbe Stunde oder länger dauern, und entsprechend sollte vorgesorgt sein. Musik aus dem Radio sollte man nicht spielen, denn es darf unter gar keinen Umständen eine Störung durch Stimmen von außerhalb geben.

Der Führer sollte alles bestens geregelt haben und die Musik anstellen, bevor der erste Begleiter ankommt.

Speisen und Getränke

Auch die Speisen und Getränke, die bei jeder Zeremonie gereicht werden, dienen einem doppelten Zweck. Zum einen sind sie Symbole, zum anderen Nahrung bei der Feier.

Die Speisen, die während des Willkommens gereicht werden, sind symbolisch. In der ersten Zeremonie verkörpert die Farbe Grün den Anfang. Das Wasser des Lebens. Aus der grünen Tiefe des Wassers stieg das Leben empor zur Sonne. Aus dem kalten Dunkel der See zum gleißenden Weiß unendlicher Hitze. Es ist die Farbe des Frühlings. Daher beginnen die sieben Zeremonien mit der Farbe Grün.

Schon vor der Ankunft der Begleiter sollten einige grüne Früchte, zum Beispiel Trauben oder Feigen, auf jeden Teller auf dem Tischchen in der Mitte des Raums gelegt werden. In die einzelnen Gläschen sollte man zur gleichen Zeit grünen Likör gießen, z. B. Crème de menthe oder Chartreuse.

Wird das abgeänderte Farbprogramm verwendet, sollten die Früchte rot sein, etwa Kirschen oder Himbeeren, und anstelle des Likörs sollte man Rotwein nehmen. Wird Wein gereicht, sind die Likör- durch Weingläser zu ersetzen.

Die Farbe Rot steht für ein anderes Symbol. Sie ist

das alte Symbol für das Rot des Blutes bei der Geburt und eignet sich daher für die Geburt des Kreises.

Der zweite Verwendungszweck für die Speisen und Getränke, die Feier, verlangt kein eigenes Farbprogramm, weil hier keine Symbolik beabsichtigt ist. Es geht lediglich um den Ritus, mit denen zu feiern, die man Begleiter nennt.

Die Speisen für das Fest sollten vor Beginn der Zeremonie fertiggestellt werden und in der Nähe des Raums stehen, der als Zentrum benutzt wird. Das ist in den meisten Fällen eine Küche. Bei warmem Wetter sollte man die Speisen im Kühlschrank frischhalten. Ist es jedoch nicht besonders warm, wird empfohlen, die Speisen nicht zu kalt zu reichen, da sich der Geschmack kalter Gerichte nicht so gut entfaltet, und Tantra ist gegen jede Abschwächung sinnlicher Genüsse.

Die einzelnen Platten sollten abgedeckt werden, bis man sie braucht. Der Wein sollte je nach Art gekühlt sein oder Zimmertemperatur haben. Er sollte in Karaffen umgefüllt werden, damit die Begleiter sich nachschenken können, wenn sie möchten.

Vorschläge für Speisen und Getränke sind in den Erläuterungen am Ende des Buches enthalten. In Übereinstimmung mit den alten Tantra-Riten sollte jedoch mindestens eine Sorte Fleisch, eine Sorte Fisch oder andere Meerestiere und eine Sorte Getreidekost gereicht werden.

Die Kleidung

Fast immer braucht man einen Raum, wo sich die Begleiter ausziehen und wo sie ihre Straßenkleidung während der Zeremonie lassen können. Es sollte einen Raum für die Männer und einen für die Frauen geben, denn dies ist nicht der Zeitpunkt, sein Schamgefühl abzulegen, sondern nur die Kleidung. Hier kommen am ehesten zwei Schlafzimmer in Frage, da sie die nötigen Vorrichtungen zum Aufhängen der Kleidung bieten.

Auch Bademöglichkeiten sollten vorhanden sein. Wenn die Begleiter sich im Schlafzimmer entkleiden, ist das Bad wahrscheinlich sowieso in der Nähe. Aber gleichgültig wo sich das Bad befindet – Wanne oder Dusche –, es muß sauber und mit frischen Handtüchern, Badeöl und Toiletten- oder Kölnischwasser ausgestattet sein.

Die Gewänder, welche die Begleiter tragen, können von den Begleitern selbst mitgebracht oder vom Führer gestellt werden. Diese Frage muß bei der Einladung geklärt worden sein, so daß es hier nicht die geringsten Schwierigkeiten gibt. Es ist vielleicht ratsam, wenn der Führer ein Gewand in Reserve hat, falls irgend jemand seins vergessen hat oder aus anderem Grund nicht in der Lage ist, sich eins zu beschaffen. Wenn der Führer die Gewänder stellt, sollten sie griffbereit für die Begleiter dahängen, nachdem diese sich entkleidet haben.

Die Gewänder sollten grün, im Fall des abgeänderten Farbprogramms rot oder weiß sein. Der Führer trägt bei sämtlichen Zeremonien ein weißes Gewand. Er sollte ein Bad nehmen und das Gewand anlegen, bevor der erste Begleiter eintrifft, es sei denn, die Tür geht auf die Straße hinaus. Dann sollte der Führer das Gewand erst anlegen, wenn alle Begleiter angekommen sind und sich gesetzt haben.

Die Gewänder können aus Samt, Frottee oder einem anderen Stoff sein. Sie sollten nicht so lang sein, daß sie die Bewegungsfreiheit einschränken, und es sollte auch nicht schwierig sein, sie abzulegen. Am besten sind die Gewänder, die nur durch einen Gürtel gehalten werden.

Man sollte seinen Ehrgeiz nicht dareinsetzen, in einem kostspieligen oder ausgefallenen Gewand zu erscheinen, denn das kann zu Spannungen unter den Begleitern führen, die unter Umständen den Erfolg des Kreises gefährden. Das Gewand sollte, unabhängig vom Material, ganz schlicht sein.

Wenn die Gruppe keine Gewänder trägt, sollten die Begleiter einfache Kleidung mitbringen: Die Männer einfarbige Hemden und Hosen, die Frauen Bluse und Rock oder ein schlichtes Kleid. Während der Zeremonie werden weder Unterwäsche noch Schuhe getragen.

Man sollte darauf achten, daß die Kleidung für die Zeremonie nicht die gleiche ist wie die, mit der man zum Zentrum kommt. Die Gewänder für die Zeremonie sollen frisch gereinigt und gebügelt sein und mit ins Zentrum gebracht und erst dort angezogen werden. Dieses Wechseln der Kleidung stellt eine Verpflichtung dar, den Übergang von der äußeren zur inneren Welt zu vollziehen, und muß von allen Begleitern durchgeführt werden.

Es ist natürlich, beim Umkleiden in Gegenwart anderer Schamgefühl zu empfinden, doch sollte man bedenken, daß es ein Unterschied ist, ob man in das Haus oder die Wohnung eines anderen kommt und sich vor anderen auszieht, oder ob man Teil einer seelisch verbundenen Gruppe ist, wo das Ablegen des Gewands Bestandteil der Zeremonie ist. Letztere ist die Art des Entkleidens, die unter dem Schutz des Tantra steht. Erstere fällt unter die Verantwortung des Führers.

Die Zusammenkunft

Die Begleiter treffen sich zu der in der Einladung angegebenen Zeit im Zentrum. Jeder sollte sich darüber im klaren sein, daß die anderen warten müssen, falls er zu spät kommt. Der Kreis kann nicht ›ohne dich anfangen‹ und den zu spät Kommenden alles nachholen lassen.

Der Führer öffnet die Tür und empfängt jeden Begleiter, der ankommt, persönlich. Eine formelle Begrüßung gibt es an dieser Stelle nicht, da der Übergang von der äußeren zur inneren Welt noch nicht wirklich stattgefunden hat. Das offizielle Willkommen erfolgt, nachdem die Gruppe gebadet und sich umgekleidet hat und an ihrem Platz sitzt.

Es muß keine absolute Ruhe herrschen, doch sollte der Empfang möglichst schweigend geschehen, damit die Begleiter, die bereits angekommen sind und im Zentrum sitzen, nicht gestört werden.

Es sollte alles so eingerichtet sein, daß die Begleiter das Gefühl haben, willkommen zu sein und sich ungezwungen bewegen zu können. Über die Zeremonie zu sprechen, ist nicht nötig. Es fördert vielleicht sogar den Übergang vom Draußen zum Drinnen, solche Gespräche auf später zu verschieben und die Begleiter einfach hereinzubitten, ihnen die Hand zu reichen und sie zu dem Raum zu geleiten, wo sie

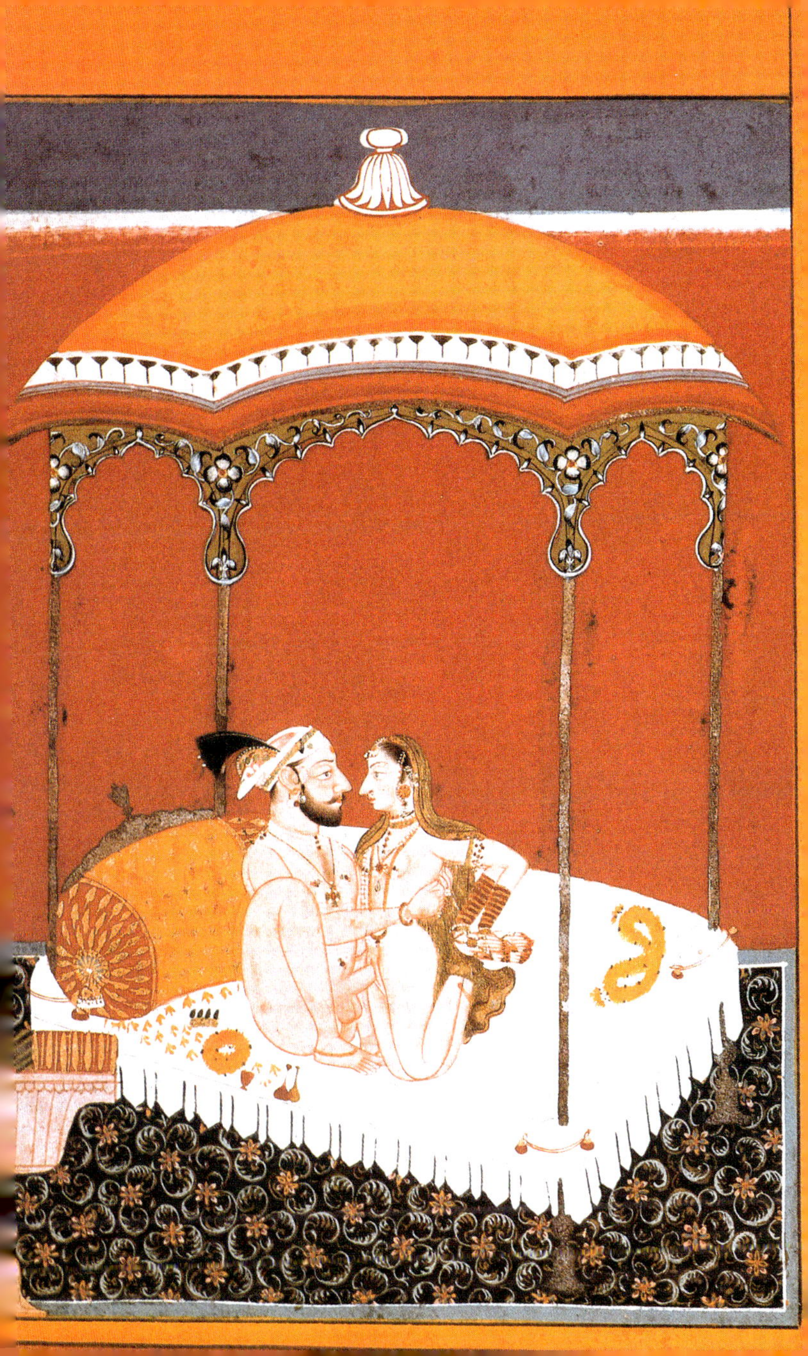

sich umziehen können. Falls man auf dem Weg ins Zentrum ins Schwitzen gekommen ist, sollte man sich nochmals duschen, selbst dann, wenn man zuvor schon zu Hause ein Bad genommen hatte, was auf jeden Fall zu den hygienischen Vorbereitungen gehört.

Hat der Begleiter das Gewand angelegt (wir wollen im folgenden unabhängig von der bei der Zeremonie getragenen Kleidung grundsätzlich von ›Gewand‹ sprechen), begibt er sich zum Führer, um sich in den Kreis geleiten zu lassen. Selbst wenn man sieht, daß schon andere Begleiter um den Tisch in der Mitte des Zentrums sitzen, sollte man zum Führer gehen, um sich von ihm seinen Platz zeigen zu lassen.

Der Führer bringt den Begleiter also in den Raum, wo die Zeremonie stattfinden soll, und zeigt ihm den Platz, der zuvor für ihn ausgewählt worden ist. Bei der Sitzordnung sollten sich Männer und Frauen nach Möglichkeit abwechseln. Ehepaare sollten nebeneinander sitzen, sofern sie nicht ausdrücklich einen anderen Wunsch haben.

Die Sitzplätze um den Tisch in der Mitte sollten gleich weit voneinander entfernt sein und zusammen den Kreis bilden.

Der Begleiter wird den anderen nicht mit Namen vorgestellt, wenngleich man denjenigen, die sich untereinander kennen, erlauben kann, sich beim Namen zu nennen. Es gibt im Tantra-Kreis zwar keine Bestrebungen, die Namen der Teilnehmer zu verheimlichen, doch bemüht man sich, den Übergang von der äußeren zur inneren Welt zu erleichtern, und dabei wirkt es störend, den Namen zu nennen. Der Begleiter kann andere Begleiter, die er kennt, begrüßen oder einfach die Formel ›Willkommen, Begleiter‹ gebrauchen.

Die Begleiter sollten sich so setzen, wie es ihnen am bequemsten ist. Sind Sitzkissen vorhanden, dürfte es nicht schwer sein, eine angenehme Stellung zu finden. Vielen wird es am leichtesten fallen, mit gekreuzten Beinen zu sitzen. Diese Haltung kann man zur Lotus-Stellung abändern. Ein anderer kniet vielleicht lieber oder legt die Beine seitwärts.

Tantra kennt keine festen, unverrückbaren Regeln für die Stellung, die die Begleiter heutzutage in einem Tantra-Kreis einzunehmen haben.

Wenn die Begleiter sich gesetzt haben, können sie sich unterhalten oder auch schweigend dasitzen. Wer sich aber unterhält, sollte dies leise tun, damit diejenigen, die die Ruhe vorziehen, nicht gestört werden.

Die Begleiter sollten diese Gelegenheit nutzen, die Spannungen und die Hektik der Welt draußen abzuschütteln. Vielleicht möchten sie der Musik lauschen, die Flamme ihrer Kerze betrachten und sich dem Duft hingeben, der in der Luft liegt. Das Zentrum ist ein Ort, an dem sie all das finden können, was sie brauchen, um den Alltagsstreß zu besiegen, tief in ihr Selbst zu tauchen, die Quellen der Stärke und Energie zu erkunden und sie sich langsam entwickeln zu lassen, damit sich ein Potential bildet, das größere Kraft und Klarheit und ein tieferes Verständnis schafft. Wenn sich der letzte Begleiter gesetzt hat, stellt der Führer die Hintergrundmusik ab und gesellt sich zur Gruppe. Die Unterhaltung, sofern es eine gegeben hat, sollte abklingen und der Stille weichen. Wenn alle still sind, beginnt der Führer mit dem feierlichen Willkommen.

Das Willkommen

Der Führer wartet, bis alle Mitglieder des Kreises ihre Unterhaltung beendet und sich niedergelassen haben, damit die nächste Phase der Zeremonie beginnen kann, und spricht dann die tantrischen Worte:

AM ANFANG WAR EINER.
DANN WAREN ZWEI.
UND DIE ZWEI WAREN VIELE.
UND DIE VIELEN WURDEN ZUM EINEN.

Die Begleiter verharren schweigend. Der Führer fährt fort:

JEDER VON UNS KOMMT ALS EINER.
WIR WERDEN ZUM KREIS.
DER KREIS SIND DIE VIELEN.
DER KREIS IST DER EINE.

Die Begleiter verharren schweigend.
Der Führer hebt das Glas.
Die Begleiter heben ihr Glas.
Dann sagt der Führer:

GRÜN WIE DIE TIEFEN DER WASSER
DES LEBENS.
GRÜN IST DER ANFANG.

[Beim abgeänderten Programm ist die Farbe Rot. Der Führer sagt dann:

ROT IST DIE FARBE DES BLUTES
DER GEBURT DES UNIVERSUMS etc.]

DIESE NACHT IST DIE ERSTE NACHT
VON SIEBEN,
DIE NACHT DER WAHRNEHMUNG,
DIE NACHT DES ANFANGS,
DIE NACHT, IN DER JEDER ZUM KREIS WIRD.

Der Führer trinkt.

Die Begleiter trinken.

Der Führer nimmt ein kleines Stück Obst vom Teller und ißt es.

Die Begleiter nehmen von den Früchten auf ihrem Teller und essen.

Die Begleiter und der Führer sollten diesen Teil der Zeremonie dazu benutzen, alle Spannungen, Ängste und Sorgen der Außenwelt abgleiten und sich verflüchtigen zu lassen. Im Einklang mit diesem geistigen Prozeß sollten alle langsam und bedacht essen und trinken und jedes Stück Obst und jeden Schluck als das betrachten und würdigen, was sie sind.

Die verschiedenen Teile der Zeremonie sind zwar dazu bestimmt, den Übergang von der äußeren Welt zu den inneren Welten zu erleichtern, doch liegt es letztlich beim einzelnen Begleiter, alle Gedanken an das Äußerliche abzulegen und sich auf das Innere und den Kreis zu konzentrieren.

Wenn die Speisen und Getränke verzehrt sind, wird das leere Glas auf den leeren Teller gestellt, und alle sitzen ruhig da.

Der Übergang

Wenn der Führer das Gefühl hat, daß die Begleiter einen Punkt erreicht haben, an dem sie nicht mehr mit den Spannungen der Außenwelt ringen, und daß sie sich allmählich einem gewissen inneren Frieden nähern, erhebt er sich.

Die Begleiter erheben sich.

Der Führer nimmt seine Kerze und trägt sie zu einem Tisch an der Seite, wo sie für die Dauer der Rituale bleibt.

Die Begleiter nehmen ihre Kerze und stellen sie auf den Tisch mit der Kerze des Führers.

Der Führer entfernt das Gefäß mit der Blüte vom Tischchen in der Mitte.

Die Begleiter sammeln sich um das Tischchen, heben es hoch und tragen es zum einen Ende des Raums. Liegt in der Mitte des Raums ein Tischtuch, nehmen die Begleiter zunächst ihre Teller und Gläser weg, stellen sie auf den Tisch mit den Kerzen, tragen dann das Tischtuch zum Ende des Raums und breiten es dort wieder auf dem Boden aus.

Der Führer stellt das Gefäß mit der Blüte wieder mitten in den Raum und trägt die Teller und Gläser nach draußen.

Die Begleiter kehren zu ihren Plätzen mitten im Raum zurück und setzen sich wieder. Obwohl das Tischchen nicht mehr an seinem Platz steht, nehmen die Begleiter ihre vorige Stellung wieder ein, als wäre das Tischchen noch da.

Der Führer kommt in den Raum zurück und nimmt seinen alten Platz im Kreis wieder ein.

Der Führer fordert alle auf, die Augen zu schließen, und tut es selbst auch.

Das ist der Augenblick des endgültigen Übergangs von der äußeren Welt des Alltags zur inneren Welt, von der, gelenkt durch Tantra, die Stärke und die Lust ausgehen. Jeder Begleiter sollte die Augen schließen und sich auf den einen Punkt im Unendlichen konzentrieren.

Den Punkt allen Anfangs.

Wenn jeder Begleiter das Gefühl hat, den Zustand erreicht zu haben, wo die äußere Welt weit genug von ihm entfernt ist, und ihn die Empfindung inneren Friedens durchströmt, ist er bereit zum Bilden des Kreises.

Das geschieht durch Ausstrecken der Hände, so daß sie sich mit denen der Begleiter links und rechts treffen. Die rechte Handfläche weist dabei nach oben, um die linke Hand des Begleiters zur Rechten auf zunehmen. Die linke Handfläche wird nach unten gehalten, damit sie auf die rechte Hand des Begleiters zur Linken gelegt werden kann.

Die Augen bleiben geschlossen.

Der Führer muß warten, bis aller Hände sich berühren – ihn selbst ausgenommen. Das kann einige Zeit dauern, vor allem bei der ersten Zeremonie, denn die Begleiter haben unterschiedlich starke Streßerlebnisse in der Welt draußen hinter sich, und viele werden bestimmte Vorstellungen hinsichtlich des Kreises selbst haben, die den Übergang von der Spannung zum Frieden doppelt schwermachen.

Selbstverständlich können der Führer und der Kreis nicht unbegrenzt warten. Wenn also ein Begleiter zu lange damit zögert, die Hände auszustrecken, kann der Führer in sanftem Ton sagen: »Der Kreis muß sich jetzt bilden. Bitte reicht euch die Hände.« Das sollte genügen, daß alle Begleiter die Hände ausstrecken. Wenn der Führer sieht, daß sich bis auf seine eigenen die Hände aller Begleiter berühren, ergreift auch er die Hände der rechts und links von ihm Stehenden, und der Kreis ist geschlossen.

Das Ritual der Wahrnehmung

WORTE DES TANTRA

Wenn der Führer bereit ist, mit seinem Ritual zu beginnen, läßt er die Hände, die er hält, los. (Wenn von *dem* Führer oder *dem* Begleiter die Rede ist, kann es sich selbstverständlich auch um eine Frau handeln. Diese Ausdrucksform wurde lediglich aus Gründen der Einfachheit gewählt.)

Wenn die Begleiter rechts und links des Führers spüren, daß ihre Hände losgelassen werden, lassen auch sie die Hände der rechts und links von ihnen Stehenden los. Alle Begleiter tun dies und öffnen die Augen.

Der Führer spricht die folgenden Worte des Tantra:

SOBALD IHR DIE ZENTREN EURER LUST KENNT,
KÖNNT IHR DIE LUST BESSER GEMEINSAM ERLEBEN.
DAS IST DAS GANZE TANTRA,
DASS IHR ERKENNEN MÜSST, WAS IHR SEID,
INDEM IHR EUCH SELBST UND EURE LUST ERKENNT,
DENN NUR DANN KÖNNT IHR DIE LUST SCHENKEN,
DIE IHR SUCHT,
UND DIE LUST EMPFANGEN, DIE EUCH
GESCHENKT WIRD.

Der Führer deutet diese Worte dahingehend, daß jeder Begleiter den Kreis in sich selbst beginnen muß. Durch das Verständnis der Zentren der sexuellen

Lust in sich selbst kann diese Lust nach außen gekehrt werden. Wenngleich alle Mitglieder des Kreises wahrscheinlich schon zuvor die Allein-, und viele auch die Paar-Rituale praktiziert haben, so besteht doch ein erheblicher Unterschied, ob man diese Rituale allein oder mit einem nahestehenden Menschen erlebt, oder sexuelle Rituale in Gegenwart einer Gruppe vollzieht, in der einem viele vielleicht völlig fremd sind.

Die Rituale des Tantra-Kreises tragen dieser Situation Rechnung, und das Ritual der ersten Nacht soll mögliche Ängste oder Bedenken bei den Begleitern zerstreuen. Dadurch daß die sexuellen Rituale der ersten Nacht auf den einzelnen beschränkt sind, hat jeder Begleiter die Gelegenheit, sexuelle Lust in einer Gruppe zu erleben, und doch wird nicht erwartet, daß er einem anderen dazu verhilft. Das muß nicht heißen, daß man nicht wenigstens visuell gemeinsam Lust erlebt. Es bedeutet nur, daß von keinem Begleiter verlangt wird, beim Ritual der ersten Nacht sexuell mit einem anderen zu verkehren.

Die Auslegung der Worte des Tantra läuft also auf die Erkenntnis hinaus, daß jeder Begleiter gelöst und sich der eigenen Sexualität innerhalb der Gruppe bewußt sein muß, bevor er diese Sexualität auf andere ausdehnt.

Die Begleiter können jetzt Fragen stellen. Eigentlich sollte jeder Begleiter sich im voraus mit den Einzelheiten der Zeremonie vertraut gemacht haben. Diese Vertrautheit wird auch die Zahl der Fragen in Grenzen halten. Fragen wird es wahrscheinlich zu den Einzelheiten geben, die bei der Lektüre der Zeremonie nicht verstanden worden sind. Auch wenn

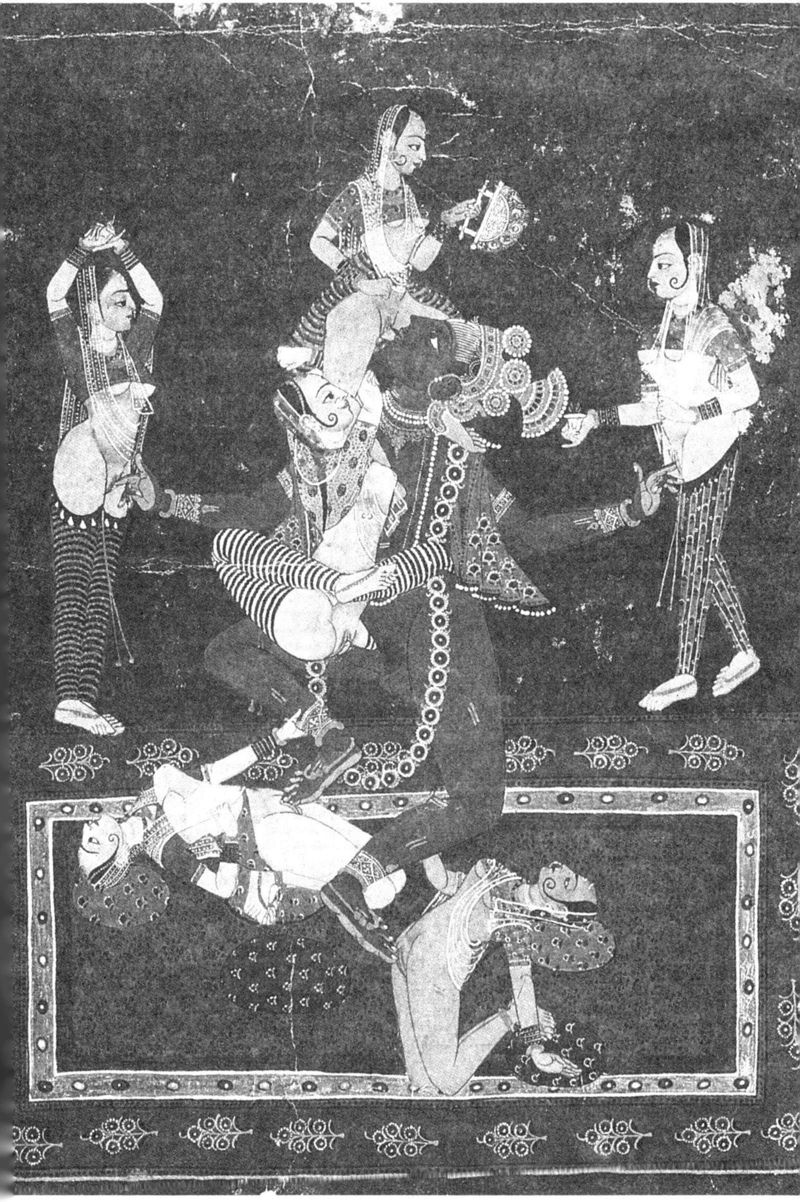

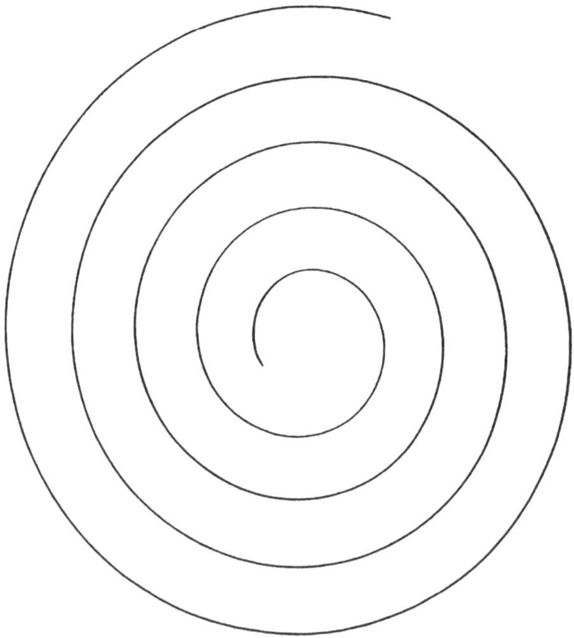

Yantra für die Zeremonie der ersten Nacht

jede Zeremonie die Demonstration und das Fragen vorsieht, ist der wichtigste Punkt doch der, daß die Begleiter das Ritual ausführen. Durch dieses Ausüben entfaltet sich der Einzelne, und die Kräfte der Gruppe können genutzt werden.

Es geht durchaus in Ordnung, daß Fragen gestellt werden, doch ausufernde philosophische Diskussionen sollten vermieden werden. Letztere gehen wahrscheinlich gar nicht auf philosophische Besorgnisse zurück – sie sollten eigentlich in den Gesprächen vor der Einladung eingehend erörtert werden –, sondern auf die Ängste und die Nervosität derjenigen, die sich darauf einlassen. Der Führer sollte alle Fragen kurz beantworten, aber jeden Versuch verhindern, zu diesem Zeitpunkt eine ausführliche Diskussion zu beginnen. Falls es wirklich Fragen philosophischer Art gibt, die die Gruppe interessieren, spreche man nach den Ritualen, während des Festes oder irgendwann später darüber.

Mantras und Yantra

Wenn alle Fragen beantwortet sind, erklärt der Führer die Mantras, die bei den Ritualen verwendet werden, mit diesen Worten:

> DIESE MANTRAS WERDEN DIE LAUTE SEIN,
> DIE UNS FÜHREN WERDEN:
> DAS MANTRA DER WAHRNEHMUNG:
> OMMM AHDI OMMM
> DAS MANTRA DER KONTROLLE:
> PAHHH DAHHH O-MAHMMM
> DAS MANTRA DES ÜBERGANGS:
> OMMM DAHHH AHH
> DAS MANTRA DER KANALISIERUNG:
> AHH NAHH YAHH TAUNNN.

Die Begleiter wiederholen jedes Mantra, bis sie es sich eingeprägt haben. Selbstverständlich sind diese Mantras identisch mit denen der grundlegenden Rituale, mit Ausnahme des Mantra des Übergangs, das im Kreis beim Übergang von der Kontrolle zur Kanalisierung helfen soll. Die Begleiter sollten sich diese Mantras nach Möglichkeit schon einprägen, bevor sie den Zeremonien beiwohnen.

Fragen dürfen gestellt werden.

Der Führer beantwortet alle Fragen und stellt dann das Yantra mit folgenden Worten vor:

DIESES YANTRA WIRD DER SAMEN
ALLER YANTRISCHEN BILDER SEIN.

Dann stellt der Führer das Yantra in die Mitte des Kreises. Dieses Yantra kann ein Abbild des Yantra sein, wie es in den *Erläuterungen* am Ende dieses Buches beschrieben ist, es kann aber auch eine eigene Erfindung des Führers sein. Gleichgültig welches Yantra verwendet wird, es muß mit der symbolischen Bedeutung der Zeremonie übereinstimmen.

Der Führer sollte erklären, daß das Spiralen-Yantra das alte Symbol der spiraligen Macht des Kosmos ist und auch die stärkste Kraft im menschlichen Körper. Diese Kraft muß durch die geistigen Kräfte des Einzelnen aktiviert und freigesetzt werden. Wird diese Kraft geweckt, kann der Einzelne über sich hinauswachsen und eins mit den Vielen werden.

Die Begleiter sollten das Yantra im Geiste festigen.

Dann können sie Fragen stellen.

Der Führer beantwortet alle Fragen und entfernt dann das Yantra wieder.

Demonstration

Der Führer sollte die Begleiter anhalten, mit ihren Fragen zu warten, bis das Ritual vorgeführt worden ist.

Der Führer legt das Gewand ab, indem er es von den Schultern zu Boden gleiten läßt.

Je nach Anzahl der Begleiter und Größe des Kreises bleiben die Begleiter entweder dort, wo sie sitzen, oder rücken etwas nach hinten, damit mehr Platz für die Demonstration ist.

Der Führer führt das Ritual vor, das die Begleiter vollziehen sollen.

[Man beachte: Die Demonstration des Rituals des Führers ist identisch mit der des Rituals der Begleiter. Kleinere Ergänzungen sind bei der Darstellung des Rituals der Begleiter festgehalten.]

Nach einem kurzen Augenblick des Kanalisierens am Ende der Demonstration erklärt der Führer, daß er bereit ist, Fragen zu beantworten.

Der Führer beantwortet die Fragen und wiederholt dann die Mantras, die bei der Zeremonie verwendet wurden.

Die Begleiter sprechen dem Führer die Mantras nach.

Der Führer ruft das Bild des bei der Zeremonie gebrauchten Yantras in die Erinnerung zurück. Das kann dadurch geschehen, daß das gegenständliche Bild noch einmal hereingebracht wird, um es erneut kurz zu betrachten, oder dadurch, daß die Form und die Bedeutung mit Worten wiedergegeben werden.

Wenn der Führer der Meinung ist, daß alle Begleiter bereit sind, mit dem Ritual zu beginnen, wiederholt er die Worte des Willkommens:

DIESE NACHT IST DIE ERSTE NACHT
VON SIEBEN,
DIE NACHT DER WAHRNEHMUNG,
DIE NACHT DES ANFANGS,
DIE NACHT, IN DER JEDER ZUM KREIS WIRD.

DAS RITUAL DER BEGLEITER

Der Führer geht in die Mitte des Kreises, um dieses Ritual auszuführen. Von dieser Position kann er die Ausübungen der Begleiter verfolgen und lenkend eingreifen, wenn das notwendig ist.

Die Begleiter bleiben sitzen, das Gesicht der Mitte des Kreises zugewandt.

Der Führer spricht das Mantra der Wahrnehmung.

Die Begleiter wiederholen dreimal.

Die Begleiter schließen die Augen und berühren mit dem Zeigefinger ganz langsam die Stirn.

Sie wiederholen das Mantra der Wahrnehmung laut, aber mit sanfter Stimme.

Die Begleiter fahren mit dem Zeigefinger von der Stirn zum Punkt zwischen den geschlossenen Augen. Sie wiederholen das Mantra der Wahrnehmung.

Die Begleiter fahren mit dem Zeigefinger die Nase hinunter bis zur Spitze.

Sie wiederholen das Mantra der Wahrnehmung.

Die Begleiter fahren mit dem Zeigefinger unter der Nase über die Oberlippe, bis er zwischen den geschlossenen Lippen liegt.

Sie wiederholen das Mantra der Wahrnehmung. Die Augen bleiben geschlossen.

Der ganze Prozeß wird wiederholt. Doch diesmal konzentrieren sich die Begleiter auf das Bild ihres Gesichts, wie wenn es in einem Spiegel erschiene, und übertragen die Empfindung vom Zeigefinger direkt auf ihr Gesicht, so als gehörte der Finger einem anderen und nur das Gesicht ihnen.

Ist dieses Ritual beendet, falten die Begleiter die Hände im Schoß und sitzen ruhig da.

Wenn der Führer sieht, daß alle Begleiter die Hände im Schoß liegen haben, sagt er:

ERKENNT DIE ZENTREN EURER LUST.

Die Begleiter öffnen die Augen und legen die Gewänder ab. Sie können die Gewänder einfach lockern und zu Boden gleiten lassen, ohne dabei aufstehen zu müssen. Haben sie allerdings andere Kleidung an, werden sie sich erheben müssen, um sich auszuziehen. Das sollte schnell und ohne Sprechen geschehen. Die Begleiter sitzen wieder mit dem Gesicht zur Mitte des Kreises. Die Augen bleiben offen.

DIE WEIBLICHEN BEGLEITER

Die Begleiterinnen vollziehen das Ritual folgendermaßen:

Man führt die linke Hand zur rechten Brust, konzentriert sich auf die Brustwarze und übt genügend Druck aus, um eine angenehme Empfindung hervorzurufen. Die Brustwarze leicht streicheln und ganz bewußt wahrnehmen, wie sie sich versteift. Das Mantra der Wahrnehmung zweimal leise wiederholen.

Die linke Hand neben dem Körper hängen lassen. Jetzt führt man die rechte Hand zur linken Brust. Die linke Brust leicht streicheln und zweimal das Mantra der Wahrnehmung sprechen.

Die rechte Hand neben dem Körper hängen lassen. Dann werden die linke und die rechte Hand zusammengeführt und gefaltet, so daß sie auf dem Bauch liegen.

Man spricht das Mantra der Wahrnehmung, löst

langsam die Hände und fährt mit ihnen über den Bauch durch das Schamhaar zur Vagina. Die Hände sollten dabei soviel Druck ausüben, daß man die Berührung deutlich spürt.

Beide Hände werden sanft auf die Schamlippen gedrückt. Dabei wird zweimal das Mantra der Wahrnehmung wiederholt.

Die Hände entspannen und neben dem Körper ruhen lassen. Die Augen schließen.

Die erste Phase des Rituals wird wiederholt, stellen Sie sich jedoch diesmal vor, die Hände, die Sie berühren, wären andere Hände. Es sind die Hände des Kreises. Der Einzelne ist innerhalb des Körpers, aber die Berührung kommt von außen.

Diese Phase des Rituals wird noch einmal wiederholt, doch gehören die Hände jetzt dem Einzelnen, während Brüste, Bauch und Vagina allen Frauen des Kreises gehören. Ihre Brustwarzen sind es, die berührt und gestreichelt werden und sich versteifen. Ihr Bauch ist es, der fest und warm ist. Ihre Vagina ist es, die sich öffnet und weich ist.

Bei jedem Schritt des Rituals wird das Mantra der Wahrnehmung wiederholt.

Dann legt die Begleiterin die Hände wieder auf den Bauch und sitzt einige Augenblicke ruhig da.

Dann festigt sie im Geist das Yantra der Spirale und konzentriert sich ganz darauf, diese gebündelte Energie zu erreichen und sie tief in sich freizusetzen. Dazu muß sie sich bis an den Rand des Orgasmus bringen, darf ihn aber nicht überschreiten und zulassen, daß die Energie vergeudet wird und für den Kreis verloren ist.

Zweimal das Mantra der Wahrnehmung sprechen.

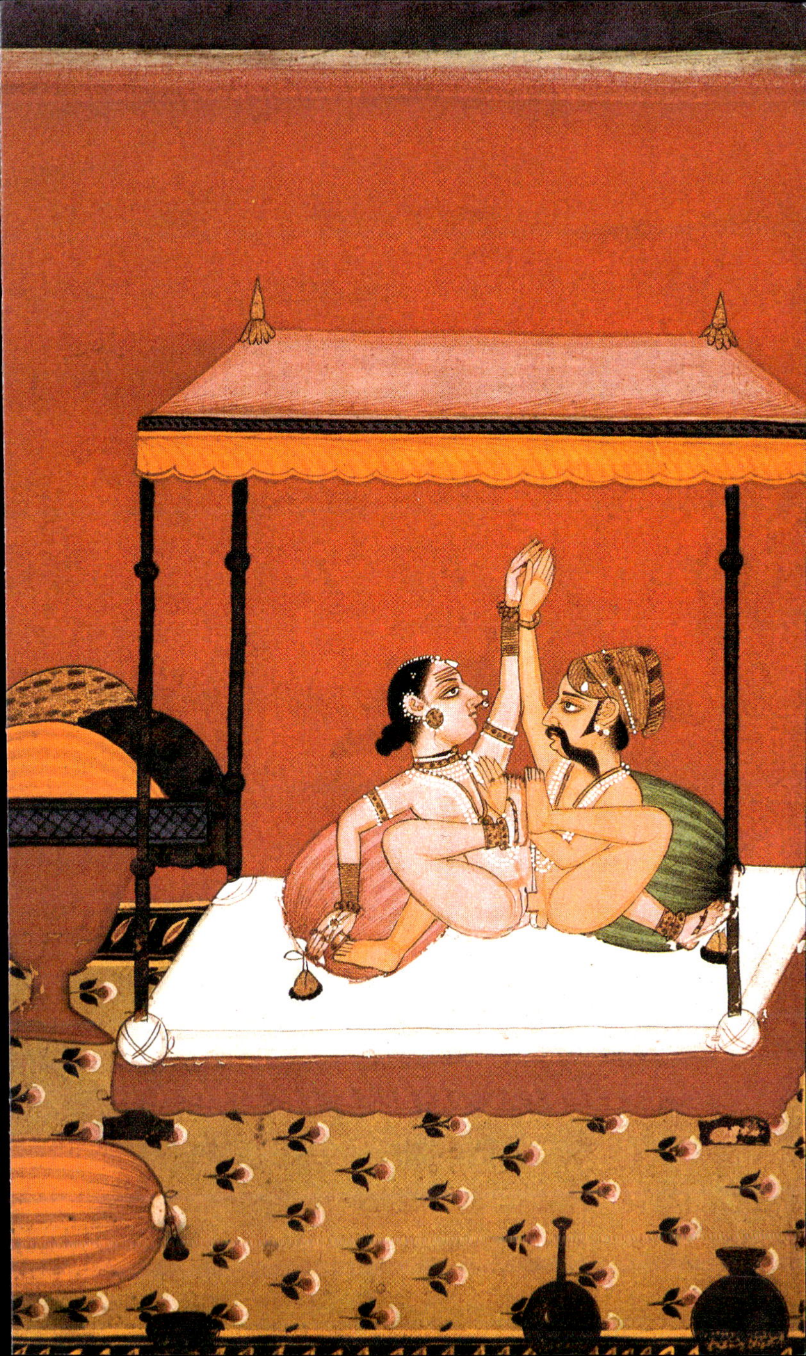

Zweimal das Mantra der Kontrolle sprechen.

Die Hände werden vom Bauch zur Stirn geführt, und beide Zeigefinger berühren die Stirn. Dabei wird nochmals das Mantra der Wahrnehmung gesprochen. Mit den Zeigefingern auf der Stirn nach außen fahren, seitlich der Augen nach unten und zur Nasenspitze, wo sie sich wieder treffen. Das Mantra der Wahrnehmung sprechen.

Mit den Fingern nach unten bis zur Mitte der Lippen fahren und sie dann sanft nach außen zu den Mundwinkeln führen. Das Mantra der Wahrnehmung sprechen.

Beide Hände werden wieder zurück auf den Bauch gelegt.

Man hält einige Augenblicke inne.

Dann führt man beide Hände an die Brüste. Die Finger sanft über die Brüste nach oben gleiten lassen, bis sie die Brustwarzen erreichen. Die Brustwarzen umkreisen, bis sie sich aufrichten, und die harten Brustwarzen dann zart zwischen den Fingern reiben.

Zweimal das Mantra der Wahrnehmung sprechen.

Beide Hände werden wieder zurück auf den Bauch gelegt.

Konzentrieren Sie sich auf das Yantra der Spirale und spüren Sie, wie es anfängt, sich mit Leben zu füllen. Es beginnt zu glühen vor Hitze, denn die Wärme der Erregung dringt immer tiefer vor.

Lassen Sie jetzt beide Hände über den Bauch nach unten gleiten und die Fingerspitzen neben der Öffnung der Vagina zur Ruhe kommen. Die Daumen öffnen die Schamlippen, und die Zeigefinger drükken auf die Klitoris. Es sollten zwei Mantras der

Wahrnehmung gesprochen werden, und Sie sollten wieder das Yantra der Spirale sehen.

Die Hände entspannen, damit sich die Schamlippen wieder schließen können.

Die Hände wieder auf den Bauch legen.

Das Bild der Spirale sollte sich allmählich mit Energie aufladen.

Die gekreuzten Beine ausstrecken (vorausgesetzt, Sie haben bisher in dieser Haltung gesessen), die Füße leicht spreizen und den Oberkörper nach hinten auf den Boden legen. Die Begleiterin liegt dann auf dem Rücken, den Kopf vom Kreis weg, die Füße auf sein Zentrum weisend.

Schließen Sie die Augen.

Lassen Sie im Geist den schwarzen Hintergrund des Yantra erscheinen. Nur das Schwarz soll vorherrschen, ohne das Symbol. Sprechen Sie das Mantra der Wahrnehmung. Lassen Sie mitten auf dem schwarzen Hintergrund des Yantra einen einzelnen leuchtenden Punkt erscheinen. Lassen Sie ihn anfangen sich zu drehen. Lassen Sie ihn anfangen, eine Spirale zu beschreiben. Lassen Sie die Spirale größer werden und sich langsam drehen. Spüren Sie die sich ansammelnde Energie innerhalb der Spirale. Empfinden Sie, wie sie sich befreien will.

Führen Sie beide Hände nach unten zur Vagina. Die Daumen öffnen die Lippen, und die Finger drükken gegen die Klitoris. Sprechen Sie das Mantra der Wahrnehmung.

Beginnen Sie, mit beiden Fingern langsam die Klitoris zu stimulieren. Bringen Sie das Yantra der wachsenden Spirale zur Entfaltung. Lassen Sie die Empfindung der Finger und der Vagina die Energie

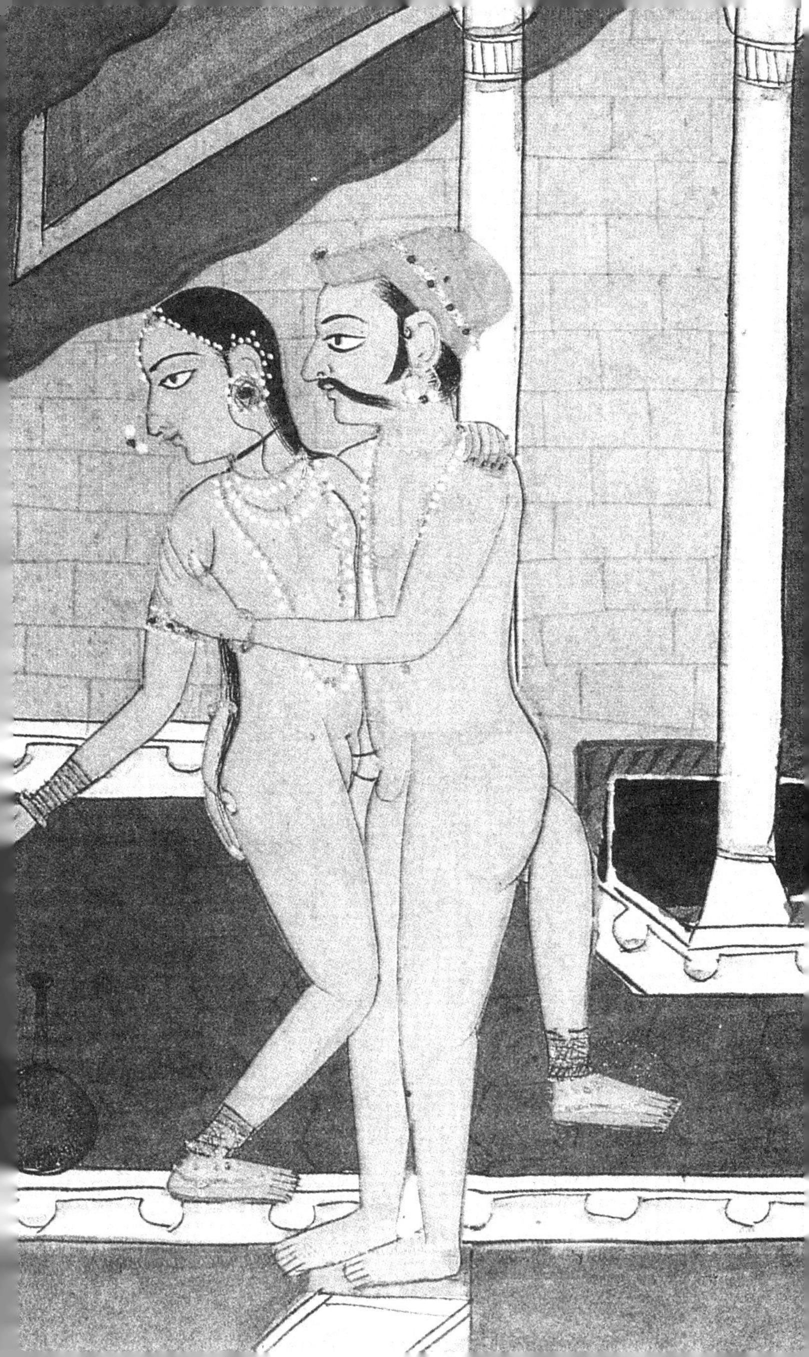

freisetzen, die die Spirale in ihrer Bewegung vorwärtstreibt.

Beginnen Sie damit, das Mantra der Kontrolle zu sprechen. Schaffen Sie ein Gleichgewicht zwischen dem Aufladen der Spirale mit Energie und der Kontrolle des Orgasmus. Wenn man spürt, daß der Orgasmus unmittelbar bevorsteht, das Mantra der Kontrolle sprechen und die erforderlichen Techniken anwenden, die bei den grundlegenden Ritualen angewandt wurden, um den Orgasmus zu verhindern. Der Orgasmus vergeudet die Energie, die zu zügeln der Kreis gebildet wurde.

Wenn die Begleiterin unmittelbar vor dem Orgasmus steht, sollte sie sich aufrichten und laut das Mantra der Kontrolle sprechen. Sie soll nicht zulassen, daß der Orgasmus eintritt, soll aber auch nicht zulassen, daß die Energie, die sie erzeugt hat, erkaltet und verlorengeht. Wenn sich das abzeichnet, bevor der Kreis sich neu ordnet und mit dem Kanalisieren beginnt, sollte sich die Begleiterin wieder hinlegen und das Masturbieren wieder aufnehmen, bis sie erneut den höchsten Grad sexueller Erregung erreicht hat.

Dann richtet sie sich wieder auf und wiederholt das Mantra der Kontrolle.

Die männlichen Begleiter

Die männlichen Begleiter vollziehen das Ritual folgendermaßen:

Man führt die linke Hand zur rechten Brust, konzentriert sich auf die Brustwarze und übt genügend Druck aus, um eine angenehme Empfindung hervorzurufen. Bei fast allen Männern versteifen sich die

Brustwarzen wie bei den Frauen. Das Mantra der Wahrnehmung wird zweimal leise wiederholt.

Die linke Hand neben dem Körper ruhen lassen.

Jetzt führen Sie die rechte Hand zur linken Brust. Die linke Brust leicht streicheln und zweimal das Mantra der Wahrnehmung wiederholen.

Die rechte Hand neben dem Körper ruhen lassen. Dann die linke und rechte Hand zusammenführen und falten, so daß sie auf dem Bauch liegen.

Sprechen Sie das Mantra der Wahrnehmung, lösen Sie langsam die Hände und fahren Sie mit ihnen über den Bauch durch das Schamhaar zur Basis des Penis. Die Hände sollten dabei soviel Druck ausüben, daß Sie die Berührung deutlich spüren.

Umfassen Sie jetzt den Penis an der Basis mit Daumen und Zeigefinger. Während Sie das Mantra der Wahrnehmung sprechen, verengen Sie den Kreis der Finger.

Nun werden beide Hände vom Penis genommen, ohne daß dabei die Eichel berührt wird. Beide Hände neben dem Körper ruhen lassen.

Schließen Sie die Augen.

Wiederholen Sie die erste Phase des Rituals, doch stellen Sie sich diesmal vor, daß die Hände, die Sie berühren, andere Hände sind. Stellen Sie sich vor, es seien die Hände des Kreises. Stellen Sie sich vor, daß der Einzelne innerhalb des Körpers ist, während die Berührung von außen kommt.

Wiederholen Sie diese Phase des Rituals, doch gehören die Hände jetzt dem Einzelnen, und der Körper gehört dem Kreis.

Wiederholen Sie bei jedem Schritt des Rituals das Mantra der Wahrnehmung.

Die Hände werden dann wieder auf den Bauch gelegt, und der Begleiter sitzt einige Augenblicke ruhig da. Dann festigt er im Geist das Yantra der Spirale und konzentriert sich ganz darauf, diese gebündelte Energie zu erreichen und sie tief in sich freizusetzen. Dazu muß er sich bis an den Rand des Orgasmus bringen, darf ihn aber nicht überschreiten und zulassen, daß die Energie vergeudet wird und für den Kreis verloren ist.

Zweimal das Mantra der Wahrnehmung sprechen.

Zweimal das Mantra der Kontrolle sprechen.

Die Hände werden vom Bauch zur Stirn geführt, und beide Zeigefinger berühren die Stirn. Dabei wird das Mantra der Wahrnehmung gesprochen.

Mit den Zeigefingern auf der Stirn nach außen fahren, seitlich der Augen nach unten und zur Nasenspitze, wo sie sich wieder treffen. Nochmals das Mantra der Wahrnehmung sprechen.

Fahren Sie mit den Zeigefingern nach unten bis zur Mitte der Lippen und führen Sie sie dann sanft jeweils nach rechts und links zu den Mundwinkeln.

Das Mantra der Wahrnehmung sprechen.

Beide Hände werden wieder zurück auf den Bauch gelegt.

Halten Sie einige Augenblicke inne.

Führen Sie beide Hände an die Brust. Nehmen Sie die beiden Brustwarzen zwischen Daumen und Zeigefinger, reiben Sie sie leicht und erzeugen Sie dadurch ein stimulierendes, angenehmes Gefühl. Sprechen Sie zwei Mantras der Wahrnehmung.

Beide Hände wieder zurück auf den Bauch legen. Konzentrieren Sie sich auf das Yantra der Spirale und spüren Sie, wie es anfängt, sich mit Leben zu füllen.

Es beginnt zu glühen vor Hitze, denn die Wärme der Erregung dringt immer tiefer vor.

Lassen Sie beide Hände über den Bauch nach unten gleiten und die Fingerspitzen auf beiden Seiten der Penisbasis zur Ruhe kommen. Sprechen Sie zweimal das Mantra der Wahrnehmung. Die Zeigefinger unten um den Penis schließen. Verengen Sie den Kreis der Finger. Wiederholen Sie dabei das Mantra der Wahrnehmung und lassen Sie im Geist das Yantra der Spirale erscheinen.

Die Hände entspannen und wieder zum Bauch führen. Das Bild der Spirale sollte sich allmählich mit Energie aufladen.

Die gekreuzten Beine ausstrecken (vorausgesetzt, Sie haben bisher in dieser Haltung gesessen), die Füße leicht spreizen und den Oberkörper nach hinten auf den Boden legen. Der Begleiter liegt nun auf dem Rücken, den Kopf vom Kreis weg, die Füße auf sein Zentrum weisend.

Schließen Sie die Augen.

Lassen Sie vor ihrem geistigen Auge den schwarzen Hintergrund des Yantra erscheinen. Nur das Schwarz soll vorherrschen, ohne das Symbol. Sprechen Sie das Mantra der Wahrnehmung. Lassen Sie mitten auf dem schwarzen Hintergrund des Yantra einen einzelnen leuchtenden Punkt erscheinen. Lassen Sie ihn anfangen sich zu drehen, eine Spirale zu beschreiben. Lassen Sie die Spirale größer werden und sich langsam drehen. Spüren Sie die sich ansammelnde Energie innerhalb der Spirale. Empfinden Sie, wie sie sich befreien will.

Führen Sie beide Hände nach unten zur Basis des Penis. Umschließen Sie den Penis mit Daumen und

Fingern. Sprechen Sie das Mantra der Wahrnehmung. Daumen und Finger, die den Penis umfassen, werden den Schaft entlang über die Eichel nach oben gezogen.

Sofort kehren Daumen und Finger zur Basis des Penis zurück, umschließen ihn unter leichtem Druck und werden wieder den Schaft entlang bis zur Spitze nach oben gezogen und vom Penis weggeführt.

Sprechen Sie zweimal das Mantra der Wahrnehmung.

Sprechen Sie das Mantra der Kontrolle.

Beginnen Sie, langsam eine Hand oder beide den Schaft des Penis hinauf- und hinabgleiten zu lassen. Bringen Sie das Yantra der wachsenden Spirale zur Entfaltung. Lassen Sie die Finger und den Penis die Energie freisetzen, welche die Spirale in ihrer Bewegung vorwärtstreibt.

Beginnen Sie, das Mantra der Kontrolle zu wiederholen. Schaffen Sie ein Gleichgewicht zwischen dem Aufladen der Spirale mit Energie und der Kontrolle des Orgasmus. Wenn man spürt, daß der Orgasmus unmittelbar bevorsteht, das Mantra der Kontrolle sprechen und die erforderlichen Techniken anwenden, die bei den grundlegenden Ritualen eingesetzt wurden, um den Orgasmus zu verhindern. Der Orgasmus verschwendet die Energie, die zu zügeln der Kreis gebildet wurde.

Wenn der Begleiter unmittelbar vor dem Orgasmus steht, sollte er sich aufrichten und laut das Mantra der Kontrolle sprechen. Er soll nicht zulassen, daß der Orgasmus eintritt, soll aber auch nicht zulassen, daß die Energie, die er erzeugt hat, erkaltet und verlorengeht. Wenn sich das abzeichnet, bevor der Kreis sich neu ordnet und mit dem Kanalisieren beginnt, sollte sich der Begleiter wieder hinlegen und das Masturbieren wieder aufnehmen, bis er erneut den höchsten Grad sexueller Erregung erreicht hat.

Dann richtet er sich wieder auf und wiederholt das Mantra der Kontrolle.

Dem Führer kommt bei diesen Ritualen eine sehr zurückhaltende Aufgabe zu. Er könnte den gesamten Kreis zwar Schritt für Schritt durch das Ritual führen, aber das würde alle Begleiter zwingen, das gleiche Tempo zu beachten, was vielen schwerfallen dürfte und Spannungen hervorrufen könnte, was abträglich wäre.

Daher ist es ratsam, daß der Führer die Begleiter beobachtet und denen hilft, denen der Ablauf des Rituals ins Gedächtnis zurückgerufen werden muß, oder die Schwierigkeiten haben, ihn einzuhalten. Sobald der Führer spürt, daß sich die sexuelle Energie aufbaut, beginnt er leise, aber deutlich das Mantra der Kontrolle zu sprechen.

Die Begleiter wiederholen das Mantra der Kontrolle, wenn sie sich dem Orgasmus nähern. Bevor sie ihn erreichen, brechen sie jede Betätigung ab, wiederholen laut das Mantra der Kontrolle und schreiben das Mantra der Kontrolle auf die schwarze leere Fläche des Yantra.

Sobald sich die Begleiter dem Orgasmus nähern, sollte der Führer diejenigen anspornen, die noch nicht soweit sind, und mit denen gemeinsam das Mantra der Kontrolle sprechen, die diesen Punkt zu früh erreicht haben. Das Ziel des Führers ist es, der Gruppe dabei zu helfen, gleichzeitig zum Punkt höchster sexueller Energie zu gelangen. Das erscheint vielleicht unmöglich, doch sollte alles versucht werden, diesem Ziel so nah zu kommen, wie die Gruppe dies vermag. Mit Geduld und Kontrolle ist das machbar.

Es muß daran erinnert werden, daß der Führer auch ein Begleiter ist und am Kanalisieren der Gruppe teilhat. Er sollte daher die gleichen Rituale wie die übrigen Begleiter vollziehen, um den Punkt höchster Erregung zur gleichen Zeit zu erreichen wie die anderen Mitglieder des Kreises.

Der Führer ist höchstwahrscheinlich in den Ritualen des Tantra bestens bewandert und wird daher vielleicht nicht alle Phasen des Rituals durchlaufen müssen, um zum Punkt höchster Erregung zu kommen. In diesem Fall ist jede Methode des Führers annehmbar, solange nur der Augenblick höchster Erregung mit dem der übrigen Mitglieder des Kreises zusammenfällt.

Der Kreis der Kraft

Wenn der Führer spürt, daß die Gruppe den Punkt höchster sexueller Erregung erreicht hat, sollte er anfangen, das Mantra des Übergangs zu sprechen:

OMMM DAHHH AHH

Das ist das Zeichen für die Begleiter, durch das Vereinen der Hände den Kreis neu zu bilden.

Wann genau der einzelne Begleiter mit seinen Aktionen aufhört und die Hände seinen Begleitern rechts und links entgegenstreckt, liegt ganz bei ihm, aber der Grund für das Bestehen des Kreises ist der, die Ansammlung sexueller Energie gemeinsam mit der ganzen Gruppe zu erleben, und durch dieses gemeinsame Erleben die Kräfte des einzelnen unendlich zu steigern. Im Tantra-Kreis ist kein Platz für diejenigen, die diese Energie aus selbstsüchtigen Gründen zurückhalten.

Die Begleiter setzen sich aufrecht, vereinigen wie zuvor die Hände – die rechte Handfläche nach oben, die linke nach unten gehalten – und bilden so den neuen Kreis.

Wenn die Begleiter ihre Hände vereint haben, schließen sie die Augen und wiederholen still für sich das Mantra des Übergangs. Vielleicht verspüren sie auch den Wunsch, das Mantra der Kontrolle zu sprechen.

Sobald die Begleiter den Kreis neu gebildet haben, nimmt der Führer seinen Platz im Kreis ein. Laut spricht er das Mantra der Kanalisierung:

AHH NAHH YAHH TAUNNN

Der Führer vereinigt seine Hände mit denen der Begleiter rechts und links von ihm.

Der Führer fängt an, leise das Mantra der Kanalisierung zu wiederholen.

Die Begleiter schließen sich dem Führer an und wiederholen ebenfalls das Mantra der Kanalisierung. Alle Mitglieder des Kreises, Begleiter wie Führer, lassen die angesammelte Energie durch den Körper strömen und lenken sie in die gewünschte Richtung. Wie schon erwähnt, kann diese Energie kanalisiert werden, um ein bestimmtes Problem zu lösen. Sie kann aber auch dazu benutzt werden, das Ziel eines

Paares oder der ganzen Gruppe zu verwirklichen. Aber unabhängig vom Ziel muß jedes Mitglied des Kreises diese Kanalisierung kontrollieren. Daher muß jeder die Methoden des Mantras der Kontrolle, des Mantras der Kanalisierung und gleichzeitig die yantrischen Bilder einsetzen, um die notwendige Kontrolle ausüben zu können. Es ist jetzt ohne weiteres verständlich, warum alle Mitglieder der Gruppe sich vor der Teilnahme an einem Tantra-Kreis in tantrischen Ritualen geübt haben sollten. Je besser die einzelnen Mitglieder des Kreises in der Lage sind, die Energie des Kreises als Ganzem zu kontrollieren und zu kanalisieren, desto größer ist die verfügbare Kraft. Wenn der Führer merkt, daß alle an der Woge der vom Kreis erzeugten Energie teilgehabt haben und daß jedes Mitglied diese Energie in eine individuelle Verwendung gelenkt hat, spricht der Führer laut das Mantra des Übergangs. Die Begleiter wiederholen es zusammen mit dem Führer.

Hat der Führer das Mantra des Übergangs sechsmal wiederholt, spricht er das Mantra der Kontrolle. Die Begleiter wiederholen es zusammen mit dem Führer. Der Führer verharrt einige Augenblicke in völliger Ruhe, gibt die Hände frei und legt sein Gewand an. Die Begleiter geben ebenfalls die Hände frei und legen ihre Gewänder an.

Das Fest

Die Mitglieder des Kreises sitzen schweigend da. Ungeachtet der Tatsache, daß ihre Hände nicht mehr miteinander vereint sind, sollten sie das Gefühl des

Kreises und seiner Einheit in sich bewahren und dieses Verhältnis nicht übereilt auflösen.

Wenn der Führer spürt, daß die Kraft der Energie abgeklungen ist und die Begleiter sich allmählich entspannen, erhebt er sich.

Auch die Begleiter, die noch immer schweigen, stehen auf. Sie gehen zu dem Tischchen und stellen es zurück in die Mitte des Raums. Sie tragen ihre Kerzen wieder zum Tischchen und setzen sich an ihre alten Plätze.

Der Führer stellt das Gefäß mit der Blüte mitten auf das Tischchen zurück, dann die Kerze. Er stellt die Hintergrundmusik wieder an und zündet die Kerzen an, wenn gewünscht wird, das Fest bei Kerzenlicht zu feiern. Dann reicht der Führer die Speisen und den Wein.

Die erste Zeremonie schreibt vor, daß die Speisen auf einzelnen Tellern gereicht werden und jeder Begleiter sein eigenes Glas hat.

Die Begleiter schweigen, wenn die Speisen und der Wein gereicht werden. Dies ist die Zeit, die ungeheuer starke Kraft der in der Gruppe zusammengeströmten Energie abklingen zu lassen. Es ist die Zeit, sich zu entspannen.

Dies ist die Zeit, den Kreis zu feiern.

Wenn alle Begleiter Speisen und Getränk vor sich stehen haben, gesellt sich der Führer wieder zum Kreis.

Der Führer sagt:

DER KREIS IST FREUDE,
DER KREIS IST VERSTÄNDNIS,
DER KREIS IST KRAFT.

Der Führer trinkt aus dem Glas und gibt es dann an den Begleiter zur Linken weiter.

Der Begleiter zur Linken des Führers nimmt das Glas und wiederholt die Worte des Führers. Dann trinkt der Begleiter aus dem Glas und gibt es an den Begleiter zu seiner Linken weiter. Dieser Begleiter wiederholt seinerseits die Worte, trinkt und reicht das Glas weiter. Der letzte Begleiter – der Begleiter zur Rechten des Führers – wiederholt die Worte, leert das Glas und reicht das Glas dem Führer.

Der Führer nimmt das leere Glas, gießt aus der Karaffe nach und sagt:

WIR FEIERN DIE ERSTE ZEREMONIE
DES KREISES.

Das Feiern beginnt. Jetzt darf geredet und gelacht werden, denn der Kreis ist vereint, das Verstärken der sexuellen Energie ist verwirklicht, und das Kanalisieren der gewaltigen Kraft der Vielen erreicht worden. Ist das Fest zu Ende, räumt der Führer das Geschirr ab und bringt eine Schüssel mit warmem, parfümiertem Wasser und ein sauberes Handtuch, die der Reihe nach an die Begleiter weitergereicht werden.

Wenn alle Begleiter Hände und Mund gewaschen und abgetrocknet haben, trägt der Führer Schüssel und Handtuch fort und gesellt sich wieder zum Kreis.

Kontemplation und Abschied

Die Begleiter kehren zur Stille zurück. Jeder sollte diese Augenblicke nutzen, um noch einmal das Sichbilden des Kreises, die Erzeugung der Energie und das Kanalisieren der großen Kraft an sich vorbeiziehen zu lassen.

Wenn der Führer merkt, daß alle Begleiter bereit sind, spricht er laut das Mantra des Übergangs. Diesmal soll das Mantra des Übergangs ein Weg für den Begleiter sein, auf dem er den Kreis verläßt und wieder in die Welt draußen hinaustritt.

Die Begleiter wiederholen das Mantra des Übergangs.

Der Führer löscht seine Kerze, erhebt sich dann und geht zur Tür am Eingang, wo er auch schon stand, als die Begleiter eintrafen und er sie begrüßte. Es wird nicht gesprochen.

Wenn jeder Begleiter für sich das Gefühl hat, daß es Zeit ist zu gehen, löscht er seine Kerze, steht auf, geht in den Raum, wo seine Sachen liegen, schlüpft in die Straßenkleidung und begibt sich zur Tür am Eingang. Der Führer öffnet dem scheidenden Begleiter die Tür, sagt aber nichts.

Falls es noch etwas zwischen dem Führer und einem Begleiter zu besprechen gibt, kann der Begleiter sitzen bleiben, bis alle anderen gegangen sind. Dann können beide offen miteinander reden. Falls ein Begleiter dem Führer an der Tür noch etwas sagen will, kann er das zwar tun, doch der schweigende Aufbruch bezweckt, jedes Mitglied des Kreises noch einmal die ganze Kraft der Zeremonie erleben zu lassen, ohne daß oberflächliche Reden und nichtssagende Abschiedsfloskeln sie verwässern.

Die Begleiter gehen.

Der Kreis besteht nicht mehr, bis er sich bei der nächsten Zeremonie neu bildet.

Die zweite Nacht

Das Vorbereiten des Zentrums

Die Farbe der zweiten Zeremonie ist Blau. Wird das abgeänderte Farbprogramm verwendet, ist die Farbe Rot. Die Vorbereitungen entsprechen denen der ersten Nacht.

Das klare Glasgefäß in der Mitte des Tischchens enthält blaues Wasser. Wird das abgeänderte Farbprogramm verwendet, sollte das Wasser rot sein. Die Blüte in dem Glasgefäß ist blau, beim abgeänderten Farbprogramm rot.

Auch die Kerzen sind blau beziehungsweise rot beim abgeänderten Farbprogramm.

Die während des Willkommens gereichten Speisen sind symbolisch. Bei der zweiten Zeremonie stellt die Farbe Blau den Himmel dar. Sie symbolisiert das Ziel des Kreises, zur letzten Quelle der Energie und Kraft emporzusteigen.

Schon vor der Ankunft der Begleiter sollten einige blaue Früchte, etwa Heidelbeeren oder Pflaumen, auf die einzelnen Teller einschließlich den des Führers gelegt werden. In die Gläser wird zur gleichen Zeit blauer Likör gegossen, beispielsweise blauer Curaçao.

Wird das abgeänderte Farbprogramm verwendet, sollten die Früchte rot sein, etwa Kirschen oder Äpfel, und anstelle des Likörs sollte man Rotwein

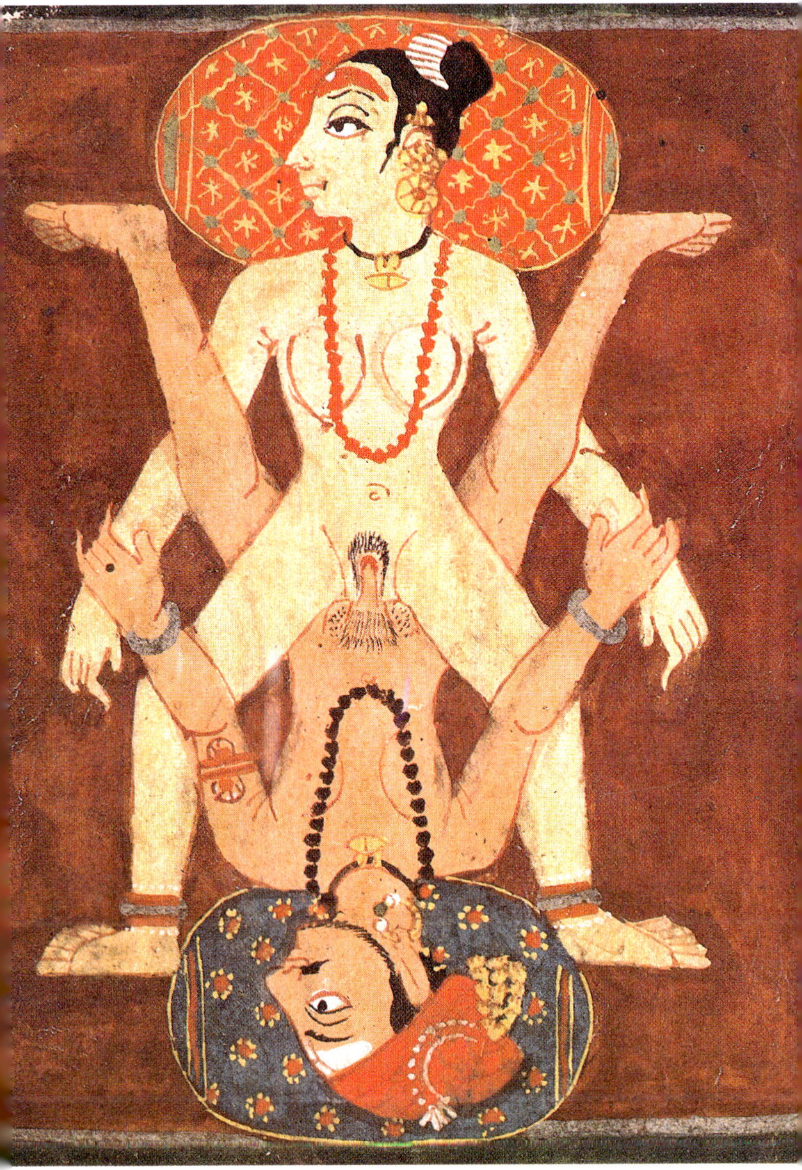

nehmen. Wird Wein gereicht, sind die Likör- durch Weingläser zu ersetzen.

Das Rot symbolisiert die Farbe der Morgendämmerung, wenn sich am Horizont das erste Licht zeigt, das sich dann über den ganzen Himmel ausbreitet.

Da die Speisen für das Fest keine symbolische Bedeutung haben und nur zur Feier des Festes dienen, gibt es für die Vorbereitung kein Farbprogramm.

Die Gewänder sollten blau sein, beim abgeänderten Farbprogramm rot oder weiß. Das Gewand, das der Führer trägt, ist bei allen Zeremonien weiß.

Worte und Symbole für die zweite Nacht

Der Führer spricht die tantrischen Worte:

AM ANFANG WAR EINER.
DANN WAREN ZWEI.
UND DIE ZWEI WAREN VIELE.
UND DIE VIELEN WURDEN ZUM EINEN.

Die Begleiter verharren schweigend.
Der Führer spricht die tantrischen Worte:

JEDER VON UNS KOMMT ALS EINER.
WIR WERDEN ZUM KREIS.
DER KREIS SIND DIE VIELEN.
DER KREIS IST DER EINE.

Die Begleiter verharren schweigend.
Der Führer hebt das Glas.

Die Begleiter heben ihr Glas.
Dann sagt der Führer:

BLAU IST DER HIMMEL,
UND DER HIMMEL STEIGT EMPOR ZUR SONNE
UND ÜBER DIE SONNE HINAUS
ZUM UNENDLICHEN LICHT.

[Beim abgeänderten Farbprogramm ist die Farbe Rot.
Der Führer sagt:

ROT IST DIE MORGENDÄMMERUNG
DIE LICHT AM HIMMEL VERBREITET
UND ÜBER DIE SONNE HINAUS
ZUM UNENDLICHEN LICHT]

DIESE NACHT IST DIE ZWEITE NACHT
VON SIEBEN
DIE NACHT DES ERKENNENS.
DIE NACHT DER ZWEI,
DIE ZUM KREIS WERDEN.

Das sich anschließende Ritual läuft genau wie in der ersten Nacht ab.

Die Worte des Tantra für die zweite Nacht lauten:

KEINEN GEHEIMEN TEIL VON EUCH
SOLLT IHR VOREINANDER VERBERGEN.
IHR SOLLT DEN KÖRPER DES ANDEREN
BETRACHTEN
WIE EUREN EIGENEN.
DIE LUST DES ANDEREN BETRACHTEN
WIE EURE EIGENE.

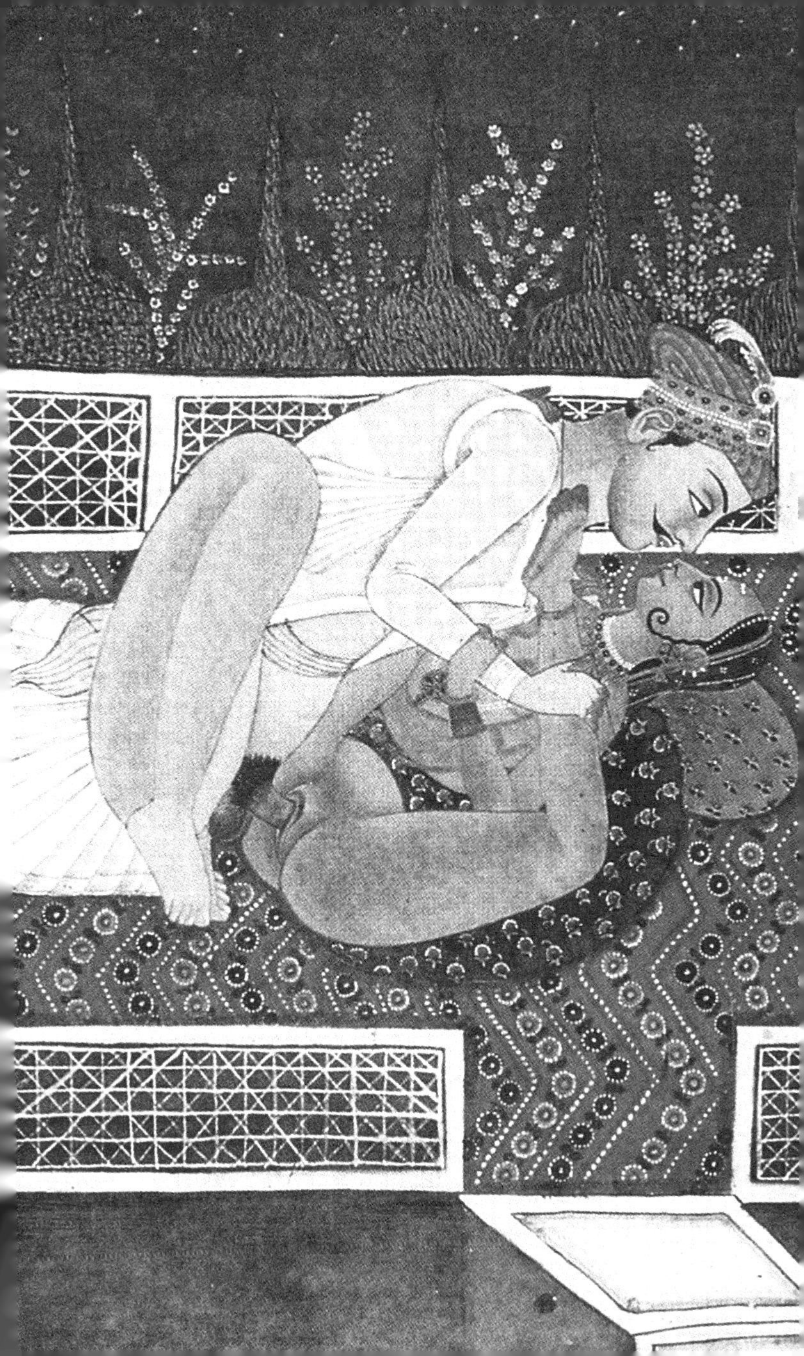

TEILT AUCH DEN KLEINSTEN TEIL VON EUCH.
DARIN LIEGEN DIE FREUDEN
UND DIE KRÄFTE, DIE EUER SEIN KÖNNEN.

Der Führer interpretiert die Bedeutung dieser Worte dahingehend, daß die Kräfte des Kreises nur durch die Vereinigung der Mitglieder mobilisiert werden können. Der erste Schritt dieser Vereinigung besteht darin, daß zwei Menschen den Körper des anderen genauestens kennenlernen. Und durch das Kennenlernen des Körpers lernt man den Geist kennen, und durch den Geist das Herz, und durch das Herz Alles.

Machte die erste Zeremonie mit dem Anfang bekannt, geschieht es bei der zweiten Zeremonie zum erstenmal, daß sie ihr Augenmerk vom eigenen Körper und der eigenen Lust weg und nach außen wenden. Sie schenken einem anderen Lust und empfangen Lust von anderen, und über diese Lust kommen sie zu einem intensiveren Kanalisieren, als es bei der ersten Zeremonie möglich war.

Mantras und Yantra für die zweite Nacht

Der Führer stellt die Mantras, die bei den Ritualen verwendet werden, mit diesen Worten vor:

DIESE MANTRAS WERDEN DIE LAUTE SEIN,
DIE UNS FÜHREN WERDEN:
DAS MANTRA DER WAHRNEHMUNG:
OMMM AHDI OMMM
DAS MANTRA DER KONTROLLE:
PAHHH SAHHH O-MAHMMM

DAS MANTRA DES ÜBERGANGS:
OMMM DAHHH AHH
DAS MANTRA DER KANALISIERUNG:
AHH NAHH YAHH TAUNN

Die Begleiter wiederholen jedes Mantra. Da diese Mantras sowohl bei den beiden grundlegenden Ritualen (ausgenommen das Mantra des Übergangs) wie auch bei der ersten Zeremonie vorkommen, dürfte es nicht schwerfallen, sie sich einzuprägen. Das Aufsagen dient hier lediglich dem Zweck, die Mantras noch einmal ins Bewußtsein zu rufen, damit man sich während des Rituals besser an sie erinnert.

Der Führer beantwortet alle Fragen, die eventuell gestellt werden, und stellt dann das Yantra mit folgenden Worten vor:

DIESES YANTRA ZEIGT DIE VEREINIGUNG
DER ZWEI,
DIE DER ANFANG IST
VOM ERKENNEN DES KREISES.

Dann stellt der Führer das Yantra in die Mitte des Kreises. Dieses Yantra kann ein Abbild des Yantra sein, wie es in den *Erläuterungen* am Ende dieses Buches beschrieben ist, es kann aber auch eine eigene Erfindung des Führers sein. Gleichgültig welches Yantra verwendet wird, es sollte mit der symbolischen Bedeutung der Zeremonie übereinstimmen.

Der Führer sollte erklären, daß das Symbol des Weiblichen – das mit der Spitze nach unten weisende Dreieck – und das Symbol des Männlichen – das mit der Spitze nach oben weisende Dreieck – sich nur

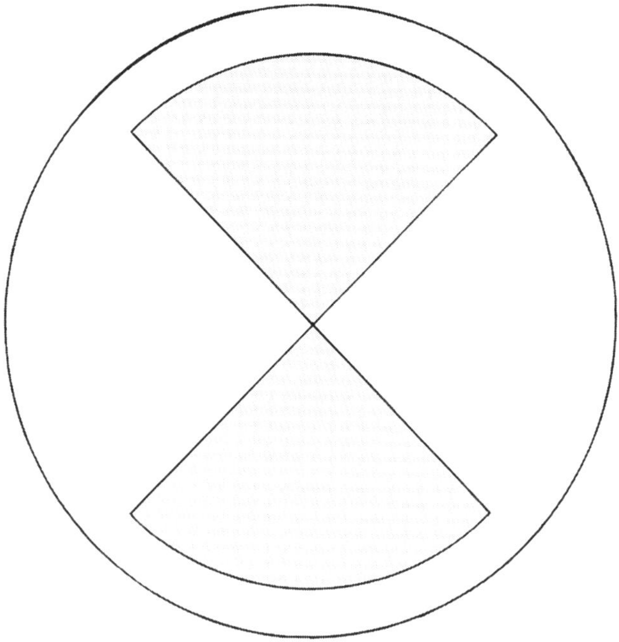

Mantra für die Zeremonie der zweiten Nacht

berühren, was den Anfang der Vereinigung der zwei symbolisiert. Die zwei befinden sich innerhalb des Kreises.

Der Führer beantwortet alle Fragen, die eventuell gestellt werden, und entfernt dann das Yantra wieder.

Das Ritual des Erkennens

DEMONSTRATION

Der Führer und der Begleiter, der als Hilfe für diese Demonstration ausgewählt worden ist, erheben sich und gehen in die Mitte des Kreises, wo sie sich, einander zugewandt, hinsetzen.

Je nach Anzahl der Begleiter des Kreises bleiben die Begleiter entweder dort, wo sie sitzen, oder rücken etwas nach hinten, damit mehr Platz für die Demonstration ist.

Der Führer hat den Begleiter, der ihm bei der Demonstration helfen möchte, bereits vor Beginn der ersten Zeremonie ausgewählt. Jede Einzelheit der Zeremonie ist besprochen und vielleicht auch geprobt worden, denn wahrscheinlich ist der Begleiter der Ehepartner des Führers oder eine sonst sehr nahestehende Person, und es ist durchaus denkbar, daß die beiden schon des längeren die Paar-Rituale ausüben. Vertrautheit führt aber, wie beim Tantra generell, nicht zu einer Abnahme des Interesses oder des Verlangens, sondern erhöht die Fähigkeit, sexuelle Energie zu erzeugen und die notwendige Kontrolle auszuüben.

Der Führer und der Begleiter führen das Ritual vor, das die anderen Begleiter dann vollziehen.

Der Führer ruft dann das Bild des bei der Zeremonie gebrauchten Yantra in die Erinnerung zurück. Das kann dadurch geschehen, daß das gegenständliche Bild dem Kreis noch einmal gezeigt wird, oder dadurch, daß die Form und die Bedeutung lediglich mit Worten wiedergegeben werden.

Wenn der Führer der Meinung ist, daß alle Begleiter bereit sind, mit dem Ritual zu beginnen, wiederholt er die Worte des Willkommens:

DIESE NACHT IST DIE ZWEITE NACHT
VON SIEBEN,
DIE NACHT DES ERKENNENS,

DIE NACHT DER ZWEI,
DIE ZUM KREIS WERDEN.

Das Ritual der Begleiter

Der Führer und der Begleiter bleiben in der Mitte des Kreises, um das Ritual auszuführen. Von dieser Position kann der Führer sowohl das Ritual vollziehen, wie auch die Ausübung der Begleiter verfolgen und lenkend eingreifen, wenn das notwendig ist.

Der Führer spricht das Mantra der Wahrnehmung.

Die Begleiter wiederholen es.

Die Begleiter schließen die Augen und berühren mit den Zeigefingern langsam die Stirn.

Sie wiederholen das Mantra der Wahrnehmung.

Die Begleiter fahren mit den Zeigefingern von der Stirn nach unten über die Nasenspitze und lassen sie auf den Lippen ruhen.

Sie wiederholen das Mantra der Wahrnehmung und legen dann die Hände wieder in den Schoß.

Die Begleiter wiederholen diesen Prozeß, spüren aber diesmal nur das eigene Gesicht, als wären die Finger, die sie berühren, nicht ihre eigenen.

Sie wiederholen das Mantra der Wahrnehmung und vollführen das Ritual erneut. Diesmal gehören die Finger den Begleitern, aber das Gesicht ist das eines anderen. Lassen Sie die Finger das Gesicht erkunden.

Lassen Sie die Finger die Augen sein, die unter die Oberfläche blicken und noch tiefer.

Ist dieses Ritual beendet, falten die Begleiter die Hände im Schoß und sitzen ruhig und mit geschlossenen Augen da.

Wenn der Führer sieht, daß alle Begleiter die Hände im Schoß liegen haben, sagt er:

DU SOLLST DEN KÖRPER
DES ANDEREN
WIE DEINEN EIGENEN BETRACHTEN.

Die Begleiter öffnen die Augen, wenden sich dann, noch immer sitzend, dem Begleiter zu, mit dem sie das Ritual vollziehen.

Die Auswahl des Partners für diese Rituale sollte nicht der zufälligen Sitzordnung im Kreis überlassen werden. Sie sollte bereits vor der ersten Zeremonie erfolgt sein. Es ist Aufgabe des Führers, dafür zu sorgen, daß alle Mitglieder des Kreises über das Wesen der Zeremonien aufgeklärt sind und der Partnerschaft zustimmen.

Der Tantra-Kreis besteht im allgemeinen aus Paaren unterschiedlichen Geschlechts, deren Partner entweder verheiratet sind oder sich sonst sehr nahestehen. Wenn das der Fall ist, sollten diese Paare die Rituale gemeinsam ausüben, so wie sie die Paar-Rituale vollziehen würden.

Eins sollte jedoch unmißverständlich klar sein: Wenn die Paare sich öffnen, um weitere Begleiter aufzunehmen, wird jedes Mitglied des Kreises im erweiterten Paar akzeptiert. Wenn damit zu rechnen ist, daß das Paar sich öffnet -- in der Zeremonie der fünften Nacht –, ist natürlich längst völlige Vertrautheit mit jedem Mitglied des Kreises hergestellt, und jedes Mitglied ist jedem willkommen.

Ist die Zahl der Mitglieder des Kreises ungerade, sollte sich der Begleiter, der dem Führer bei der Demonstration geholfen hat, wieder in den Kreis einordnen und das unvollständige Paar ergänzen.

Hat der Führer keinen ständigen Partner, bleibt er

allein im Zentrum des Kreises, nachdem der Begleiter, der bei der Demonstration geholfen hat, zu seinem Partner zurückgekehrt ist. Ist die Zahl der Begleiter jedoch ungerade, reiht sich der Führer in den Kreis ein und ergänzt das unvollständige Paar.

Es soll noch einmal gesagt werden, daß Tantra Platz für alle hat. So kann es sein, daß die Partner des einen oder anderen Paares das gleiche Geschlecht haben oder sich vor der Zusammenkunft des Kreises nicht gekannt haben. Die Kraft des Tantra-Kreises überwindet alle Bedenken, die ein Mitglied vielleicht hat, denn gemeinsam an der Kraft des Kreises teilzuhaben, bringt vielfachen Lohn und sollte nicht leichthin abgetan werden. Tantra ist nichts für einschränkende Verhaltensweisen oder Geistesverfassungen. Tantra bedeutet Erweiterung, bedeutet das Strömen gewaltiger Energien, die in jedem ruhen und sich durch die Vielen zum unendlichen Einen entfalten.

Tantra ist das Erkennen.

Jeder Begleiter öffnet sein Gewand und läßt es zu Boden gleiten. Trägt der Begleiter andere Kleidung, steht er auf und legt seine Sachen ab und kehrt dann zurück, um sich seinem Partner gegenüber niederzusetzen.

Beide sprechen sie dreimal das Mantra der Wahrnehmung.

Beide folgen sie mit den Augen einem Pfad von der Stirn ihres Partners über die Nase nach unten zu den Lippen.

Beide sprechen das Mantra der Wahrnehmung. Beide Begleiter konzentrieren sich auf die Lippen ihres Partners und sprechen noch einmal das Mantra der Wahrnehmung.

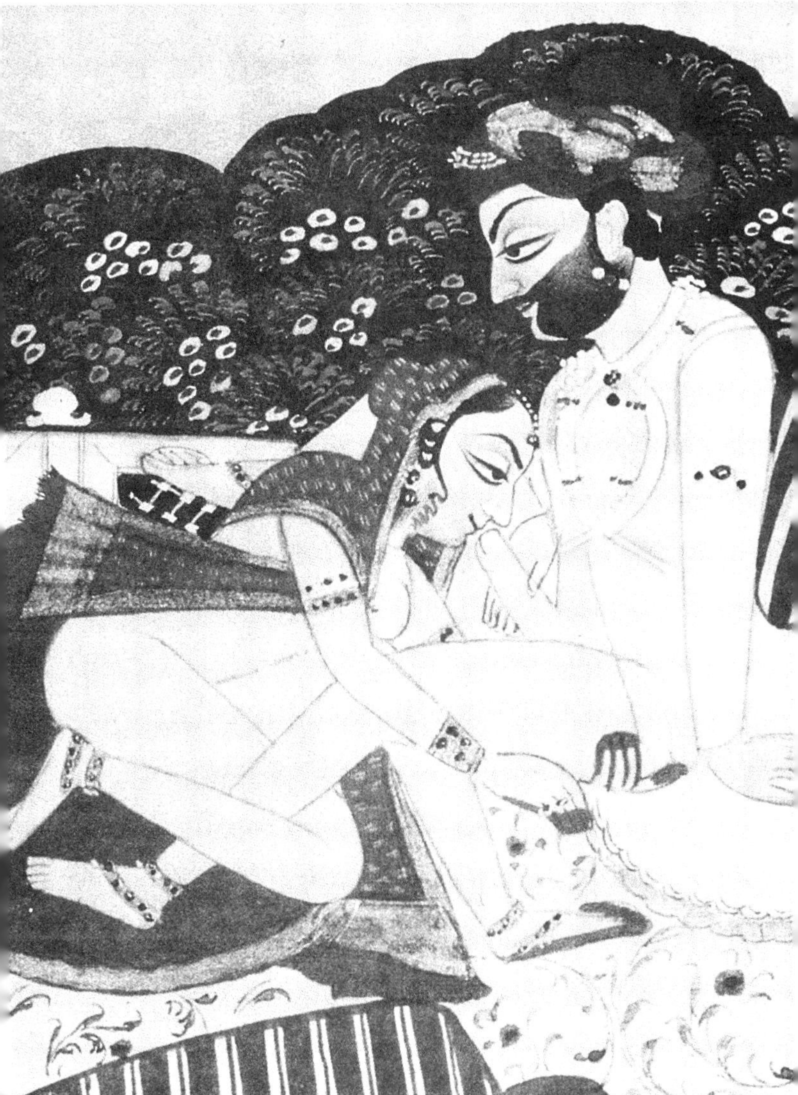

Dann lassen sie ihre Augen nach unten auf die Brust des anderen wandern. Wieder sprechen beide das Mantra der Wahrnehmung. Jeder vertieft sich ganz in die Brustwarzen des anderen. Dann gleitet der Blick weiter abwärts zum Nabel.

Der Nabel ist das Symbol für den Punkt des Anfangs. Unterhalb des Nabels liegt das Dreieck des Yantra. Jeder Begleiter sollte seine Augen abwärts zum Dreieck des Yantra wandern lassen und das Mantra der Wahrnehmung wiederholen. Wenn beide Partner sitzen, bildet das aus den Schamhaaren bestehende Dreieck die unmittelbare Grundlage, auf welcher der Mensch ruht. Dies steht im Einklang mit den grundlegenden Chakras des gesamten Tantra. Jeder Begleiter sollte das spüren und erkennen, daß von eben dieser Grundlage alle Energie und Kraft ausgeht. Jeder sollte sich auf das Dreieck des Yantra konzentrieren, dann die Augen schließen und das Yantra ganz deutlich vor seinem Hintergrund sehen.

Wenn das Bild des Yantra klar vor Ihnen steht, lassen Sie das wirkliche Dreieck an die Stelle des abstrakten treten. Das weiche Schamhaar und der Penis beziehungsweise die Vagina verleihen dem yantrischen Bild Leben.

Jeder läßt, die Augen noch immer geschlossen, die Hand nach unten gleiten und leicht das eigene Dreieck berühren. Lassen Sie die Finger die Umrisse des Schamhaars nachfahren, dann Umriß und Gestalt von Penis beziehungsweise Vagina erkunden.

Lassen Sie dann das yantrische Bild auch das zweite Dreieck mit einbeziehen, so daß es jetzt das erste Dreieck berührt und die beiden das Yantra

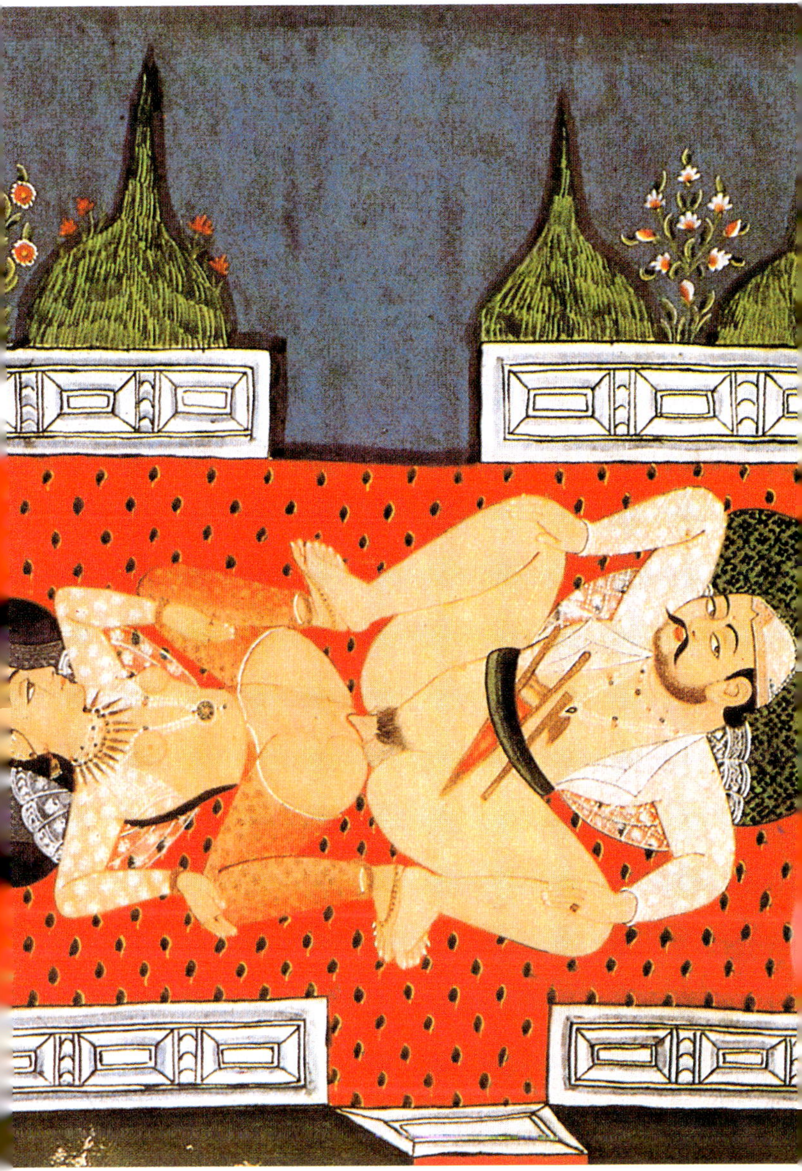

bilden. Jetzt setzen sich beide Begleiter aufrecht, falten die Hände über dem Bauch und öffnen die Augen.

Die Partner der einzelnen Paare rücken jetzt soweit vor, daß sich ihre Knie fast berühren. Sie können mit gekreuzten Beinen dasitzen oder knien.

Wir gehen beim folgenden Ritual von der Annahme aus, daß die Paare des Kreises jeweils aus Mann und Frau bestehen. Bilden zwei Männer oder zwei Frauen ein Paar, ist das Ritual entsprechend abzuändern.

Der Mann hebt eine Hand und bewegt langsam den Zeigefinger auf ihr Gesicht zu. Er berührt es zwar nicht, kommt mit der Fingerspitze jedoch ganz nah, und sein Geist vollendet den Kontakt.

Die Frau bewegt sich nicht und läßt ihren Geist den Kontakt zwischen dem Finger des Mannes und ihrem Gesicht vollenden. Sie ›fühlt‹ seine Berührung, die so lange anhalten sollte, wie sein Finger ihrem Gesicht oder ihrem Körper nah ist.

Beginnend bei der Stirn der Frau fährt der Mann mit dem Finger ganz langsam über das Gesicht nach unten, folgt dabei dem Umriß der Nase, der Lippen und des Kinns. Und wieder berührt er die Frau zu keiner Zeit wirklich. Durch die geistige Verbindung muß er wissen, wie sie sich anfühlt.

Beide Partner sollten das Mantra der Wahrnehmung nutzen, um die Empfindung der tatsächlichen Berührung zu verstärken.

Der Mann fährt mit der Hand weiter nach unten bis zur rechten Brust. Die Fingerspitze sollte die Brust des Partners beinahe berühren und sich in kleinen Kreisen um die Brustwarze bewegen.

Die Frau soll den Finger des Mannes ›spüren‹, bis die Brustwarzen sich versteifen, so als würden sie tatsächlich berührt.

Der Mann führt seinen Finger zur linken Brust und wiederholt die umkreisende Bewegung.

Der Mann fährt mit dem Finger von der Brust zum Nabel und vom Nabel zum oberen Rand des Schamdreiecks. Wenn die Frau die Berührung wirklich ›spürt‹, wird sie aufpassen müssen, daß sie nicht lachen muß, wenn die Fingerspitze auf ihrem Weg den Bauch ›kitzelt‹.

Der Mann bewegt den Finger langsam weiter nach unten, bis er direkt vor der Vagina der Frau auf dem Boden zur Ruhe kommt.

Die Frau sollte den Finger des Mannes unmittelbar vor der Öffnung ihrer Vagina ›spüren‹ und sich dessen bewußt sein, daß sie offen und bereit für ihn ist. Der Mann zieht seine Hand langsam zurück und legt sie auf sein Knie.

Dann hebt die Frau eine Hand und bewegt langsam den Zeigefinger auf das Gesicht des Mannes zu. Sie berührt es nicht wirklich, läßt ihre Fingerspitze aber ganz nahe kommen, und ihr Geist vollendet den Kontakt.

Der Mann bewegt sich nicht und läßt seinen Geist den Kontakt zwischen dem Finger der Frau und seinem Gesicht vollenden. Er ›fühlt‹ ihre Berührung, die so lange anhalten sollte, wie ihr Finger seinem Gesicht oder Körper nah ist.

Beginnend bei der Stirn des Mannes fährt die Frau ganz langsam mit dem Finger über sein Gesicht nach unten, folgt dabei dem Umriß der Nase, der Lippen und des Kinns. Und wieder berührt sie den Mann zu keiner Zeit wirklich. Durch die geistige Verbindung muß sie wissen, wie er sich anfühlt.

Beide Partner sollten das Mantra der Wahrnehmung nutzen, um die Empfindung der tatsächlichen Berührung zu verstärken.

Die Frau fährt mit der Hand weiter nach unten bis zur rechten Brust. Die Fingerspitze sollte die Brust des Partners beinahe berühren und sich in kleinen Kreisen um die Brustwarze bewegen.

Der Mann sollte den Finger der Frau ›spüren‹, bis sich die Brustwarze unter Umständen wirklich versteift, als würde sie tatsächlich berührt.

Die Frau führt den Finger zur linken Brust und wiederholt die umkreisende Bewegung.

Die Frau fährt mit dem Finger von der Brust zum Nabel und vom Nabel zum oberen Rand des Schamdreiecks. Wenn der Mann die Berührung wirklich ›spürt‹, wird er aufpassen müssen, daß er nicht lachen muß oder seine Bauchmuskeln einzieht, wenn die Fingerspitze der Frau seinen Bauch ›kitzelt‹.

Die Frau bewegt den Finger langsam weiter nach unten, bis er direkt unter der Basis des Penis des Mannes auf dem Boden zur Ruhe kommt.

Der Mann sollte den Finger der Frau an der Basis seines Penis ›spüren‹ und sollte erigiert und bereit sein.

Die Frau zieht ihre Hand langsam zurück und legt sie auf ihr Knie.

Beide Partner wiederholen das Mantra der Wahrnehmung.

Der Mann schließt die Augen und streckt seine Hand der Frau entgegen.

Die Frau läßt die Augen offen, ergreift die Hand des Mannes und führt sie an ihre Stirn.

Der Mann wiederholt das Mantra der Wahrnehmung, wenn er zum nächsten Schritt bereit ist.

Die Frau führt die Hand des Mannes mit dem ausgestreckten Zeigefinger an ihre Stirn, so daß er sie tatsächlich berührt.

Der Mann spricht das Mantra der Wahrnehmung, wenn er zum nächsten Schritt bereit ist.

Die Frau führt seine Fingerspitze ihr Gesicht hinunter über ihre Lippen bis zum Kinn, dann weiter nach unten über den Hals bis zwischen ihre Brüste.

Der Mann spricht das Mantra der Wahrnehmung, wenn er zum nächsten Schritt bereit ist.

Die Frau führt die Fingerspitze über ihre rechte Brust, wo sie sie in einem Kreis um die Brustwarze bewegt.

Wenn der Mann das Mantra der Wahrnehmung erneut gesprochen hat, führt die Frau seinen Finger zur anderen Brust und umkreist wieder die Brustwarze.

Beide Partner können jederzeit das Mantra der Kontrolle sprechen, falls das notwendig ist.

Die Frau führt den Finger des Mannes über ihren Bauch zum oberen Rand der Schamhaare.

Der Mann wiederholt das Mantra der Wahrnehmung.

Die Frau führt den Finger durch die Schamhaare weiter nach unten, bis er auf den Schamlippen liegt.

Der Mann wiederholt das Mantra der Wahrnehmung.

Die Frau läßt die Hand des Mannes los, und er

zieht sie langsam zurück und legt sie wieder auf sein Knie.

Beide Partner wiederholen das Mantra der Wahrnehmung und das Mantra der Kontrolle.

Dann schließt die Frau die Augen und streckt dem Mann die Hand entgegen.

Der Mann läßt die Augen offen, ergreift die Hand der Frau und führt sie an seine Stirn.

Die Frau wiederholt das Mantra der Wahrnehmung bei jedem Schritt des Rituals, und der Mann muß es abwarten, bevor er fortfährt.

Der Mann führt den Finger an seine Stirn, das Gesicht hinunter über die Lippen und das Kinn zur Brustmitte, erst zur rechten, dann zur linken Brust, den Bauch hinunter zum Rand des Schamhaars und zur Basis des Penis.

Die Frau wiederholt das Mantra der Wahrnehmung. Der Mann läßt die Hand der Frau los, und sie zieht sie langsam zurück und legt sie wieder auf ihr Knie. Beide Partner wiederholen das Mantra der Wahrnehmung.

Beide Partner wiederholen das Mantra der Kontrolle.

Beide Partner schließen die Augen. Ganz langsam wiederholen sie die Bewegung ihrer Hände und Finger, diesmal jedoch auf dem eigenen Körper.

Erhalten Sie das Bild des Yantra aufrecht, und spüren Sie die Finger als die des anderen, dann als die des ganzen Kreises.

Die Finger gleiten von der Stirn über das Gesicht hinunter zur Brust und weiter zum Rand des Schamhaars.

Die Frau führt den Finger langsam nach unten und

läßt ihn zwischen die Schamlippen gleiten. Sie sucht die Klitoris und stimuliert sie ganz behutsam. Sie spricht das Mantra der Kontrolle.

Die Frau stimuliert weiter ihre Klitoris und nähert sich dem Orgasmus. Das yantrische Bild sollte lebhaft sein, und die sich berührenden Dreiecke sollten Energie erzeugen und ausstrahlen. Wie zwei stark aufgeladene Elemente, die sich kaum berühren, deren Berührung jedoch ein plötzliches und deutliches Ansteigen der Spannung bewirkt.

Wenn man merkt, daß der Orgasmus kurz bevorsteht, sollte man das Mantra der Kontrolle sprechen und all die Methoden zur Vermeidung des Orgasmus anwenden, die man von den grundlegenden Ritualen her kennt.

Die Frau soll nicht zulassen, daß sie einen Orgasmus bekommt, soll aber auch nicht zulassen, daß die Energie, die sie erzeugt hat, abkühlt und verlorengeht.

Falls sich das abzeichnet, bevor sich der Kreis neu formiert, um mit dem Kanalisieren zu beginnen, sollte sie ihre Klitoris erneut stimulieren, bis sie sich wieder an den Rand des Orgasmus gebracht hat.

Der Mann führt seine Hand langsam nach unten an die Basis des Penis. Er umschließt ihn mit den Fingern und beginnt, sich zu stimulieren. Er spricht zwei Mantras der Kontrolle.

Der Mann sollte die Finger an seinem Penis als die Finger seines Partners und die des ganzen Kreises empfinden. Er sollte das Yantra der sich berührenden Dreiecke wahrnehmen und die Spitzen als den Punkt konzentrierter Energie zweier Menschen erkennen, die sich berühren und einander kennen.

Wenn der Mann kurz vor dem Orgasmus steht,

sollte er das Mantra der Kontrolle wiederholen und all die Methoden zur Vermeidung des Orgasmus anwenden, die er von den grundlegenden Ritualen her kennt.

Der Mann sollte nicht zulassen, daß er einen Orgasmus bekommt, soll aber auch nicht zulassen, daß die Energie, die er erzeugt hat, abkühlt und verlorengeht. Falls sich das abzeichnet, sollte er wieder anfangen zu masturbieren, bis er erneut kurz vor dem Orgasmus steht.

Wenn beide Partner den Höhepunkt erreicht haben, sollten sie regungslos verharren und laut das Mantra der Kontrolle wiederholen.

Der Führer muß genau über den Zustand jedes Begleiters Bescheid wissen, der sich dem Orgasmus nähert. Falls etwas darauf schließen läßt, daß der Betreffende die Kontrolle verliert, sollte der Führer gemeinsam mit den Begleitern das Mantra der Kontrolle sprechen, um dem Begleiter wieder zur Kontrolle zu verhelfen.

Bemerkt der Führer, daß ein oder mehrere Begleiter absichtlich das Erreichen höchster Erregung hinauszögern, so daß die ganze Gruppe Gefahr läuft, das Kanalisieren der gemeinsamen Kraft zu verpassen, muß er den säumigen Begleiter in aller Ruhe darauf aufmerksam machen, daß der Kreis seinetwegen warten muß.

Der Führer muß die gleichen Rituale wie die übrigen Begleiter ausüben oder, wenn das nicht möglich ist, zur gleichen Zeit wie sie den Höhepunkt erleben. Denn es sei noch einmal daran erinnert, daß der Führer einer der Begleiter ist und ein äußerst wichtiges Glied im neu formierten Kreis darstellt.

Welche Methode der Führer anwendet, um zur höchsten Erregung zu gelangen, bleibt ihm überlassen.

Der Kreis der Kraft

Wenn der Führer das Gefühl hat, daß die Gruppe den Punkt höchster sexueller Erregung erreicht hat, sollte er anfangen, das Mantra des Übergangs zu wiederholen:

OMMM DAHHH AHH

Das ist das Zeichen für die Begleiter, sich die Hände zu reichen und den Kreis neu zu formieren.

Wenn die Begleiter den Führer das Mantra des Übergangs sprechen hören, sollten sie es laut wiederholen und anfangen, den Kreis neu zu bilden. Wann genau jeder Begleiter die eigenen Aktionen einstellt und den anderen wieder die Hände reicht, steht allein in seinem Ermessen. Es sei noch einmal wiederholt: Der Grund für das Bestehen des Kreises ist, die geballte sexuelle Energie gemeinsam mit der ganzen Gruppe zu erleben und dadurch die Kraft zu steigern, die dem Einzelnen zur Verfügung steht. Ein selbstsüchtiges Zurückhalten dieser Energie durch ein Mitglied aus welchem Grund auch immer ist im Tantra-Kreis ganz und gar unangebracht.

Erwähnen sollten wir jedoch, daß sich ein Begleiter verschätzen kann und tatsächlich einen Orgasmus erlebt, bevor sich der Kreis neu formiert hat. Das sollte man nicht als ein Zurückhalten von Energie betrachten, sondern lediglich als eine schlechte zeitliche Abstimmung. Jedem kann das passieren. Außerdem setzt ein Orgasmus nicht sofort die gesamte angestaute Sexualenergie frei, so daß der Begleiter nach einem Orgasmus noch immer eine Menge angesammelter sexueller Energie in sich hat. Diese Energie kann mit der des Kreises verschmolzen werden, wenn sich der oder die Betreffende wieder in die Gruppe einreiht. Der Begleiter, der den Orgasmus erlebt hat, sollte also seinen Platz im neu formierten Kreis wieder einnehmen, als hätte er keinen Orgasmus gehabt.

Die Begleiter bilden den Kreis neu, indem sie sich mit dem Gesicht zur Mitte des Kreises setzen und sich wie schon früher die Hände reichen – die rechte Handfläche nach unten, die linke nach oben.

Wenn alle Begleiter außer dem Führer sich die Hände gereicht haben, schließen sie die Augen und wiederholen leise für sich das Mantra des Übergangs. Wenn sie den Wunsch verspüren, können sie auch das Mantra der Kontrolle sprechen.

Hat sich der Kreis neu formiert, nimmt der Führer seinen alten Platz wieder ein. Laut spricht er das Mantra der Kanalisierung:

AHH NAHH YAHH TAUNNN

Der Führer reicht den Begleitern zur Rechten und zur Linken die Hand.

Verhalten beginnt der Führer, das Mantra der Kanalisierung zu wiederholen.

Die Begleiter schließen sich dem Führer an und wiederholen das Mantra der Kanalisierung.

Alle Mitglieder des Kreises, Begleiter wie Führer, lassen jetzt die gemeinsame Energie der Gruppe durch den Kreis fließen, und jeder zapft diesen Strom an und lenkt ihn in die gewünschte Richtung.

Welches Ziel das Kanalisieren auch hat, es muß von jedem Mitglied kontrolliert werden, was bedeutet, daß jedes Mitglied die Methoden des Mantras der Kontrolle, des Mantras der Kanalisierung und der yantrischen Bilder anwenden muß, die diese Kontrolle hervorrufen. Falls sich jemand diesen Fertigkeiten nicht gewachsen fühlt, sollte er sich vor der Teilnahme am Kreis in ihnen üben. Die Notwendigkeit einer festen Kontrolle und innerer Disziplin nimmt mit fortschreitender Dauer der Zeremonien ständig zu. Jedes Gruppenmitglied ist selbst dafür verantwortlich, daß die natürlichen Techniken beherrscht werden, und sollte auch die volle Verantwortung dafür übernehmen. Wenn der Führer merkt, daß alle an der Woge der vom Kreis erzeugten Energie teilgehabt haben und daß jeder diese Energie für sich genutzt hat, spricht er laut das Mantra des Übergangs.

Die Begleiter wiederholen zusammen mit dem Führer laut das Mantra des Übergangs.

Der Führer wiederholt das Mantra des Übergangs sechsmal und spricht dann das Mantra der Kontrolle.

Die Begleiter wiederholen zusammen mit dem Führer laut das Mantra der Kontrolle.

Der Führer gewährt einige Augenblicke der Ruhe, gibt die Hände frei und legt sein Gewand an.

Die Begleiter geben ebenfalls die Hände frei und legen ihre Gewänder an.

Es folgen das Fest und das Auseinandergehen, wie in der ersten Nacht.

Die dritte Nacht

Das Vorbereiten des Zentrums

Die Farbe der dritten Zeremonie ist Violett. Wird das abgeänderte Farbprogramm verwendet, ist die Farbe Rot.

Das klare Glasgefäß in der Mitte des Tischchens enthält violettes Wasser. (Den violetten Farbton erhält man durch Mischen einiger Tropfen blauen und roten Lebensmittelfarbstoffs in Wasser.) Beim abgeänderten Farbprogramm sollte das Wasser klar oder rot sein.

In das Gefäß sollte eine einzelne violette Blüte gelegt werden. Wird das abgeänderte Farbprogramm verwendet, sollte die Blüte rot sein.

Auch die Kerzen sind violett beziehungsweise rot beim abgeänderten Farbprogramm.

Auch die bei der dritten Zeremonie gereichten Speisen sind violett. Violett verkörpert die Tiefe des Alls, den Punkt, wo die Erdatmosphäre der Unendlichkeit des Kosmos weicht. Der Kreis muß diesen Punkt durchschreiten, um zum Letzten vorzustoßen.

Vor Beginn der Zeremonie sollten auf jeden Teller einschließlich den des Führers einige violette Früchte gelegt werden, beispielsweise Pflaumen oder Weintrauben.

In die Gläser sollte violetter Likör gefüllt werden, zum Beispiel Parfait d'amour.

Beim abgeänderten Farbprogramm sollten die Früchte rot sein, und anstelle des Likörs sollte Rotwein eingeschenkt werden. Wird Wein gereicht, sind die Likör- durch Weingläser zu ersetzen.

Rot symbolisiert die Sonne und die Energie, die sie ausströmt und die allem Lebenden Licht und Kraft gibt.

Bei der Vorbereitung der Speisen gibt es kein Farbprogramm, doch sollten sie angenehm für das Auge, appetitlich und problemlos mit den Fingern zu essen sein.

Die Gewänder für die dritte Zeremonie sollten violett sein, beim abgeänderten Farbprogramm rot oder weiß. Das Gewand des Führers ist immer weiß.

Worte und Symbole für die dritte Nacht

Der Führer spricht die tantrischen Worte:

AM ANFANG WAR EINER.
DANN WAREN ZWEI.
UND DIE ZWEI WAREN VIELE.
UND DIE VIELEN WURDEN ZUM EINEN.

Die Begleiter verharren schweigend.
Der Führer spricht die tantrischen Worte:

JEDER VON UNS KOMMT ALS EINER.
WIR WERDEN ZUM KREIS.
DER KREIS SIND DIE VIELEN.
DER KREIS IST DER EINE.

Der Führer hebt das Glas.
Die Begleiter heben ihr Glas.
Dann sagt der Führer:

DER HIMMEL BERÜHRT DEN UNENDLICHEN RAUM,
UND VIOLETT IST DIE FARBE,
UND JENSEITS DES VIOLETTEN
LIEGT DER GRENZENLOSE KOSMOS.

[Beim abgeänderten Farbprogramm ist die Farbe Rot.
Der Führer sagt:

ROT IST DIE SENGENDE SONNE,
ROT IST DIE ENERGIE.
ROT IST DIE KRAFT,
DIE ZUM GRENZENLOSEN LICHT FÜHRT.]

Der Führer fährt fort:

DIESE NACHT IST DIE DRITTE NACHT
VON SIEBEN,
DIE NACHT DER HINNAHME,
DIE NACHT DER ZWEI,
DIE ZUM KREIS WERDEN.

Das sich anschließende Ritual läuft genau wie in den vorangegangenen Nächten ab.

Der Führer spricht die folgenden Worte des Tantra für die dritte Nacht:

FRAU UND MANN ZIEHEN DIE FREUDE
AUS DEN ZENTREN DER LUST
IN SICH.

JEDER DIENT,
UND JEDER GIBT DEM ANDEREN.
SO WIRD JEDEM GEDIENT UND JEDER
WIRD EMPFANGEN.
UND DIE KETTE DER LUST
IST UNGEBROCHEN,
DIE ERZEUGTE ENERGIE VERMEHRT,
DIE KRAFT ÜBER DAS UNIVERSUM BEWAHRT.

Der Führer interpretiert die Bedeutung dieser Worte dahingehend, daß die ungebrochene Kette der Lust, die vermehrte Energie und die Kraft des Kreises davon abhängen, daß jeder Begleiter höchste körperliche Lust empfängt und selbst höchste körperliche Lust schenkt.

Es ist unerläßlich, daß beide Begleiter die verborgensten Zentren der Lust erreichen und freilegen. Das heißt, es müssen alle Sinne angesprochen werden. Nicht nur das Sehen und Fühlen, auch das Hören, Riechen und Schmecken müssen angeregt werden. Alle fünf Sinne müssen aufs höchste erregt werden. Auf diese Weise wird die Lust gesteigert, wird die Kraft des Kreises verstärkt.

Mantras und Yantra für die dritte Nacht

Der Führer stellt die Mantras, die bei den Ritualen verwendet werden, mit diesen Worten vor:

DIESE MANTRAS WERDEN DIE LAUTE SEIN,
DIE UNS FÜHREN WERDEN:

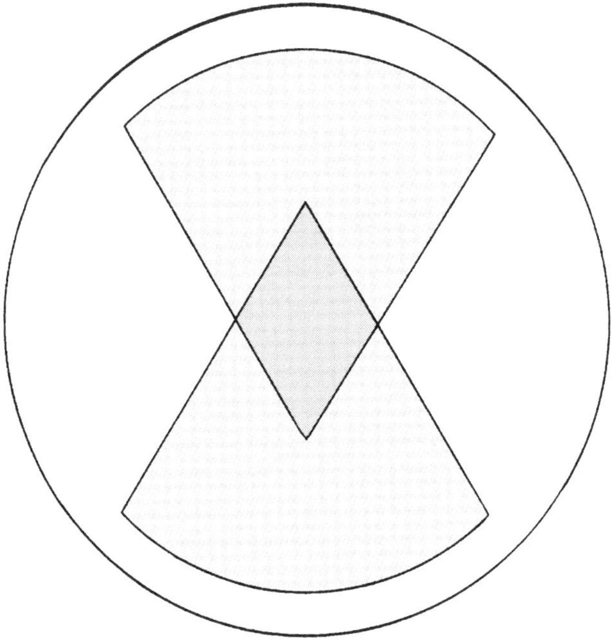

Yantra für die Zeremonie der dritten Nacht

DAS MANTRA DER WAHRNEHMUNG:
OMMM AHDI OMMM
DAS MANTRA DER KONTROLLE:
PAHHH SAHHH O-MAHMMM
DAS MANTRA DES ÜBERGANGS:
OMMM DAHHH AHH
DAS MANTRA DER KANALISIERUNG:
AHH NAHH YAHH TAUNNN.

Der Führer stellt das Yantra mit folgenden Worten vor:

DIESES YANTRA ZEIGT DIE HINNAHME
DES EINEN DURCH DEN ANDEREN,
DIE DER ANFANG IST
DER HINNAHME DES KREISES.

Dann stellt der Führer das Yantra in die Mitte des Kreises, damit die Begleiter es betrachten und sich einprägen können. Der Führer sollte erklären, daß das Symbol des Weiblichen, das mit der Spitze nach unten weisende Dreieck, und das Symbol des Männlichen, das mit der Spitze nach oben weisende Dreieck, die Phase des bloßen Berührens hinter sich haben und sich jetzt überschneiden und beginnen, sich zu durchdringen. Das symbolisiert die Akte, wie sie im Ritual vollzogen werden, das seinerseits für die totale Anteilnahme an den Zentren der Lust bei den Paaren steht. Der Führer beantwortet alle Fragen und entfernt dann das Yantra wieder.

Das Ritual der Hinnahme

Der Führer und ein Begleiter führen das Ritual vor, das die übrigen Begleiter nachvollziehen, und der Führer wiederholt dann die Worte des Willkommens:

DIESE NACHT IST DIE DRITTE NACHT
VON SIEBEN,
DIE NACHT DER HINNAHME,
DIE NACHT DER ZWEI,
DIE ZUM KREIS WERDEN.

Der Führer und ein Begleiter bleiben in der Mitte des Kreises, um das Ritual durchzuführen, es sei denn,

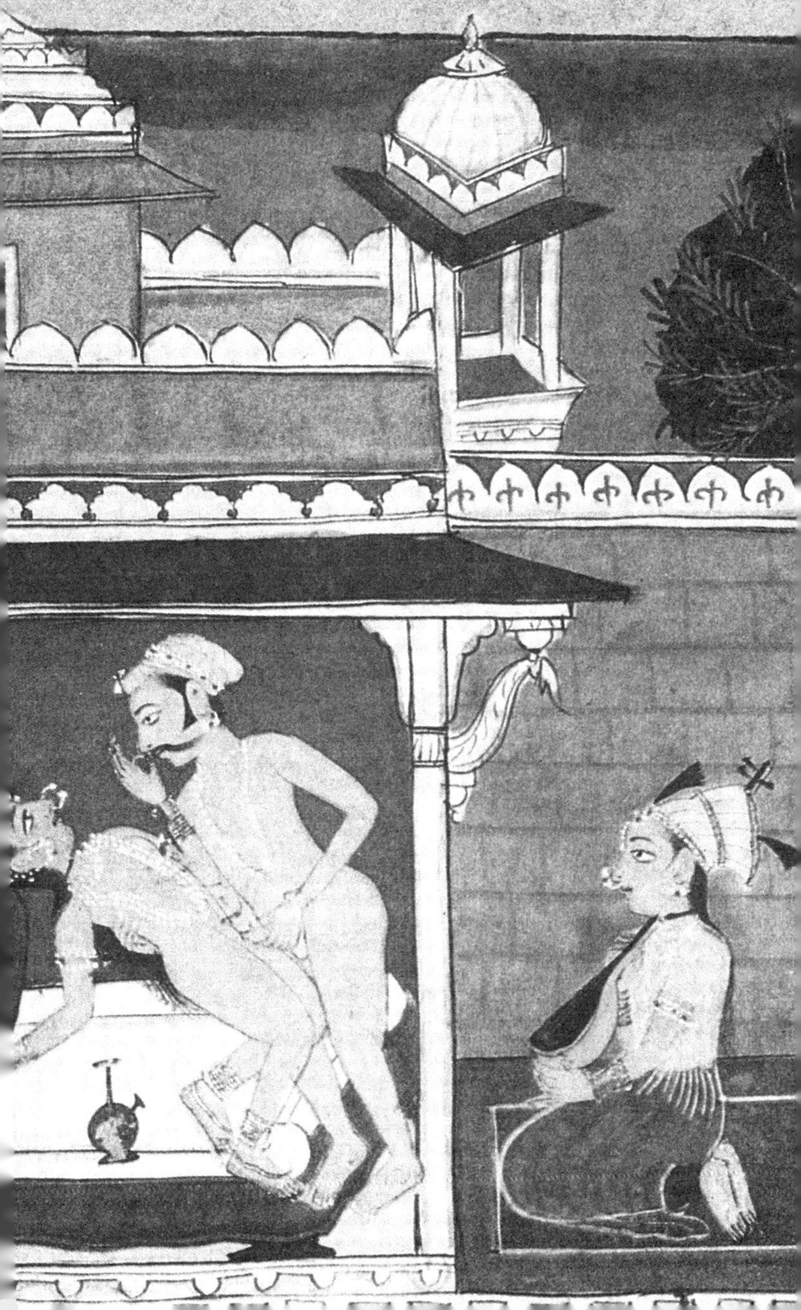

der Begleiter wird gebraucht, den Kreis zu vervollständigen.

Der Führer spricht das Mantra der Wahrnehmung.

Die Begleiter wiederholen das Mantra der Wahrnehmung.

Die Begleiter schließen die Augen und berühren langsam mit dem Zeigefinger ihre Stirn.

Sie wiederholen das Mantra der Wahrnehmung.

Die Begleiter fahren mit den Zeigefingern von der Stirn über die Nasenspitze nach unten und lassen sie auf den Lippen zur Ruhe kommen.

Sie wiederholen das Mantra der Wahrnehmung und legen die Hand dann zurück in den Schoß.

Die Begleiter wiederholen diese Abfolge, empfinden aber diesmal nur mit dem Gesicht, als gehörten die Finger, die sie berühren, einem anderen.

Sie wiederholen das Mantra der Wahrnehmung. Die Begleiter wiederholen die Abfolge ein weiteres Mal, fühlen aber diesmal mit den Fingern, als gehörte das Gesicht einem anderen.

Ist diese Phase des Rituals beendet, falten die Begleiter die Hände im Schoß und sitzen ruhig und mit immer noch geschlossenen Augen da.

Wenn der Führer sieht, daß alle Begleiter die Hände im Schoß liegen haben, sagt er:

ZIEHT FREUDE AUS DEN ZENTREN DER LUST
IN EUCH.

Die Begleiter öffnen die Augen.

Die Partner, die das Ritual gemeinsam begehen, wenden sich einander zu. Sie öffnen das Gewand und lassen es zu Boden gleiten. Falls sie andere Kleidung tragen, stehen sie auf, entkleiden sich und setzen sich wieder.

Die Begleiter wiederholen dreimal das Mantra der Wahrnehmung.

Dann nehmen die Paare folgende Position ein: Die Frau legt sich auf den Rücken, wobei die Füße zur Mitte des Kreises weisen. Der Mann kniet sich, das Gesicht ihr zugewandt, neben ihren rechten Schenkel. Die Frau schließt die Augen.

Die Frau spricht dreimal für sich das Mantra der Wahrnehmung und erklärt dann, daß sie bereit sei. Sie liegt jetzt ruhig da und wartet.

Der Mann spricht zweimal das Mantra der Wahrnehmung, hebt dann die Hände und legt die Zeigefinger auf die Lippen der Frau, wobei er sanft deren Umrisse nachzieht. Dann umfaßt er mit den Handflächen ihr Kinn, beugt sich vor und bringt seine Lippen ganz nah an ihre, ohne ihren Körper sonst zu berühren.

Beide sollten den Atem des anderen spüren.

Der Mann zieht nun ganz langsam mit der Zungenspitze die Lippen der Frau nach, die sie leicht öffnen sollte, damit er ihre Zungenspitze spüren kann.

Der Mann verstärkt den Druck auf ihre Lippen, führt seine Zunge in ihren Mund ein und erkundet ausführlich das Innere ihres Mundes. Die Frau sollte mit ihrer Zunge nachgeben, damit die des Mannes sich frei bewegen kann, doch sollte ihre Zungenspitze die seine während dieser Erkundung berühren.

Der Mann nimmt schließlich die Zunge, dann die Lippen zurück und setzt sich wieder aufrecht hin. Er sollte dreimal das Mantra der Wahrnehmung sprechen.

Bis auf die Lippen und die Zunge bewegt die Frau während dieses Kußrituals nichts.

Der Mann richtet den Blick auf die Brüste der Frau und spricht zweimal das Mantra der Wahrnehmung. Dann legt er die Handflächen auf die Brüste und nimmt die Brustwarzen zwischen Daumen und Zeigefinger. Ganz behutsam rollt er die Brustwarzen zwischen den Fingern.

Der Mann nimmt die Hand von der rechten Brust der Frau, beugt sich vor und nimmt die rechte Brustwarze in den Mund. Er saugt leicht an ihr und stimuliert gleichzeitig weiter ihre linke Brust mit den Fingerspitzen. Er läßt seine Zungenspitze die Brustwarze umkreisen und spricht gleichzeitig im Geist das Mantra der Wahrnehmung.

Dann richtet sich der Mann wieder auf und zieht beide Hände zurück.

Die Frau bleibt mit geschlossenen Augen liegen.

Der Mann berührt mit den Fingerspitzen die rechte Brust, beugt sich vor, nimmt die linke Brustwarze in den Mund und saugt leicht an ihr. Er umkreist mit der Zungenspitze die Brustwarze und spricht gleichzeitig im Geist das Mantra der Wahrnehmung.

Dann richtet sich der Mann wieder auf und dreht sich um, so daß er jetzt auf die Füße der Frau blickt.

Die Frau hebt die Beine und öffnet sie. Sie kann die Füße auseinandersetzen oder die Knie anziehen und die Fußsohlen in der Wahrnehmungshaltung gegeneinanderstellen.

Der Mann legt beide Hände auf den Bauch der Frau, läßt sie dann ganz langsam und leicht nach unten durch das Schamhaar gleiten, bis die Fingerspitzen den Rand ihrer Schamlippen berühren.

Er öffnet die Schamlippen mit den Daumen und drückt gegen die Klitoris. Gleichzeitig läßt er im Geist das Mantra der Wahrnehmung ertönen.

Dann gleiten seine Hände nach unten, bis die Fingerspitzen gegen das Perineum drücken; er wiederholt dabei still das Mantra der Wahrnehmung.

Dann zieht er seine Hände zurück, bis sie wieder leicht auf den Schamlippen ruhen. Anschließend nimmt er die Hände ganz zurück und setzt sich aufrecht.

Die Frau bleibt still liegen.

Der Mann beugt sich vor und hält sein Gesicht über die Schenkel der Frau. Dann senkt er das Gesicht, bis seine Zunge die Innenseite des linken Schenkels der Frau berühren kann. Mit der Zungenspitze zieht der Mann eine Linie nach oben zur Vagina, hält jedoch wenige Zentimeter, bevor er sie erreicht, inne.

Dann zieht er mit der Zunge auf dem rechten Schenkel eine Linie aufwärts zur Vagina, aber wieder nur bis wenige Zentimeter vor sie.

Er hält den Kopf direkt über die Vagina, senkt ihn langsam und berührt die Schamlippen mit der Zungenspitze. Langsam fährt er mit der Zunge den Umriß der Schamlippen nach und spricht dabei im Geist das Mantra der Wahrnehmung.

Der Mann sollte sich nicht nur des Gefühls der Schamlippen bewußt sein, das er durch seine Zunge empfindet, sondern auch des Geschmacks und Geruchs der Säfte der Frau.

Ganz allmählich sollte der Mann die Zunge tiefer zwischen die Schamlippen eindringen lassen, bis sie die Klitoris berührt. Dann sollte er die Klitoris mit der Zunge reizen.

Die Frau kann auf die Stimulierung des Mannes durch rhythmisches Bewegen des Körpers reagieren. Vielleicht verspürt sie auch den Wunsch, das Mantra der Wahrnehmung und das Mantra der Kontrolle zu sprechen.

Der Mann sollte mit seiner Zunge zur Öffnung der Vagina gleiten und so weit in sie eindringen, wie er kann, sich dann wieder zurückziehen und zur Klitoris zurückkehren, wo er fortfahren sollte, die Frau zu stimulieren, bis sie ihm bedeutet aufzuhören.

Die Frau soll den Mann während dieser Phase des Rituals nicht berühren. Erst wenn die Frau merkt, daß der Orgasmus naht, sollte sie den Mann an der Schulter fassen, um ihm anzudeuten, daß er aufhört, sie zu stimulieren.

Sobald der Mann das Zeichen der Frau bemerkt, sollte er unverzüglich innehalten, seine Zunge zurückziehen und sich aufrecht setzen.

Die Frau sollte das Mantra der Kontrolle sprechen, bis sie Herr über den sich anbahnenden Orgasmus geworden ist.

Der Mann bewegt sich nicht, wenn die Frau versucht, ihren Orgasmus unter Kontrolle zu bringen. Er kann selbst das Mantra der Kontrolle sprechen, falls er das Bedürfnis empfindet.

Hat die Frau die Kontrolle über ihren Orgasmus erlangt, setzt sie sich aufrecht.

Der Mann sitzt neben ihr.

Beide bleiben still einige Minuten sitzen.

Dann legt sich der Mann auf den Rücken, die Füße

zur Mitte des Kreises weisend und entweder leicht gespreizt oder in der Wahrnchmungs-Position mit gegeneinandergestellten Fußsohlen.

Die Frau kniet sich hin, das Gesicht dem Mann zugewandt.

Der Mann schließt die Augen, spricht dreimal für sich das Mantra der Wahrnehmung und sagt danach, daß er bereit sei. Er liegt dabei ganz ruhig und wartet. Die Frau spricht zweimal für sich das Mantra der Wahrnehmung, hebt dann die Hände und legt die Zeigefinger auf die Lippen des Mannes, wobei sie sanft deren Umrisse nachzieht. Dann umfaßt sie mit den Handflächen sein Kinn, beugt sich vor und bringt ihre Lippen ganz nah an seine, ohne seinen Körper sonst zu berühren.

Beide sollten den Atem des anderen spüren.

Die Frau fährt ganz langsam mit der Zungenspitze die Lippen des Mannes nach, die er leicht geöffnet hat, damit sie seine Zungenspitze spüren kann.

Die Frau sollte den Druck auf seine Lippen verstärken, ihre Zunge in seinen Mund einführen und ausführlich das Innere seines Mundes erkunden. Der Mann sollte mit seiner Zunge nachgeben, damit die der Frau sich frei bewegen kann, doch sollte seine Zungenspitze die der Frau während dieser Erkundung berühren.

Die Frau nimmt nun zuerst ihre Zunge und dann die Lippen zurück und setzt sich wieder aufrecht.

Sie sollte dreimal das Mantra der Wahrnehmung sprechen.

Bis auf die Lippen und die Zunge bewegt der Mann während dieses Kußrituals nichts.

Die Frau richtet den Blick auf die Brustwarzen des Mannes und spricht zweimal das Mantra der Wahrnehmung. Dann legt sie die Handflächen auf seine Brust, nimmt die Brustwarzen zwischen Daumen und Zeigefinger und rollt sie ganz behutsam.

Die Frau nimmt ihre Hand von der rechten Brust des Mannes, beugt sich vor und nimmt die rechte Brustwarze in den Mund. Sie saugt leicht an ihr und stimuliert gleichzeitig weiter seine linke Brust mit den Fingerspitzen.

Dann richtet sich die Frau auf und nimmt beide Hände zurück.

Der Mann bleibt mit geschlossenen Augen liegen.

Die Frau berührt mit den Fingerspitzen die rechte Brust, beugt sich vor, nimmt die linke Brustwarze in den Mund und saugt leicht an ihr.

Dann richtet sich die Frau auf und dreht sich um, so daß sie jetzt auf die Füße des Mannes blickt.

Der Mann liegt mit gespreizten Beinen da oder mit gegeneinandergestellten Fußsohlen in der Wahrnehmungshaltung.

Die Frau legt beide Hände auf den Bauch des Mannes und läßt sie ganz langsam und leicht nach unten durch das Schamhaar an die Basis des Penis gleiten, den sie mit Daumen und Zeigefinger umschließt. Sie drückt und spricht gleichzeitig im Geist drei Mantras der Wahrnehmung. Dann läßt sie die Finger den Schaft des Penis hinauf bis zur Eichel gleiten, drückt die Eichel und nimmt ihre Hände zurück.

Sie spricht zwei Mantras der Wahrnehmung.

Wieder greift sie nach unten und fährt mit den Fin-

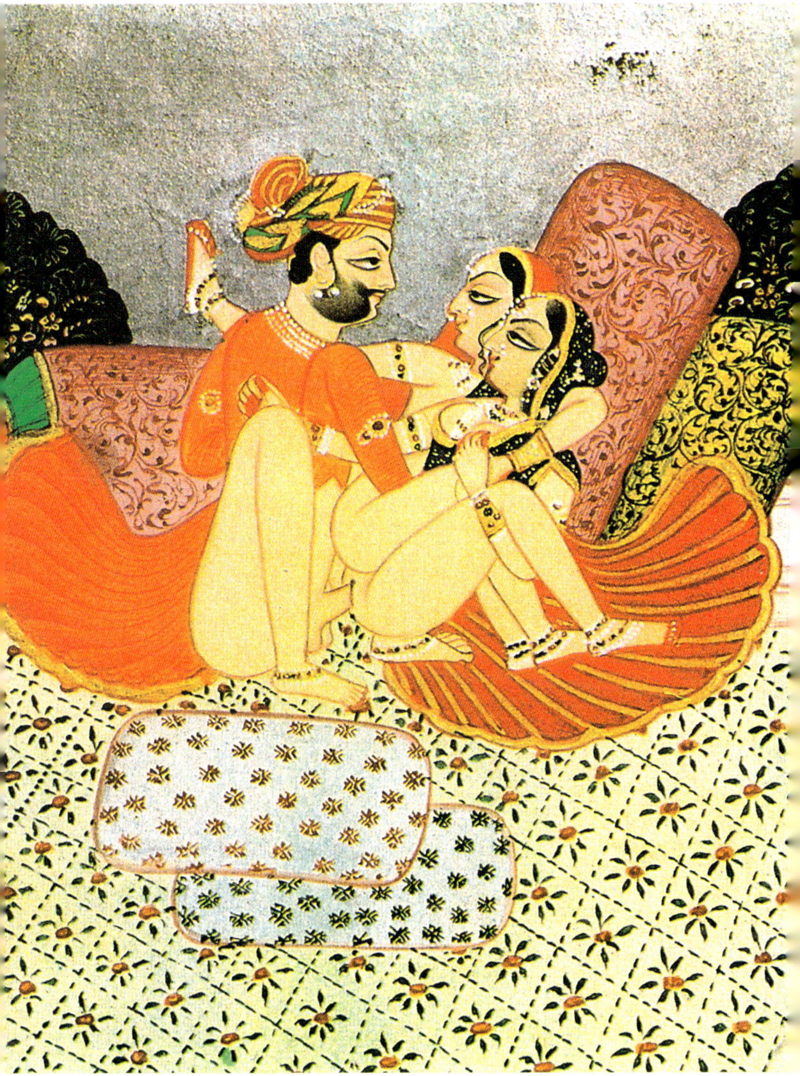

gerspitzen über die Unterseite des Penis an der Basis vorbei über die Hoden zum Perineum.

Der Mann bleibt weiter ruhig liegen.

Die Frau führt die Hände wieder nach oben, bis die Finger erneut die Basis des Penis umschließen. Sie lockert die Umspannung und wiederholt zweimal das Mantra der Wahrnehmung.

Dann beugt sich die Frau vor und führt ihre Lippen an die Spitze des Penis, die sie leicht küßt. Mit den Fingern drückt sie den Penis auf den Bauch des Mannes, wodurch die Unterseite sichtbar wird. Sie fährt mit den Lippen nach unten zur Basis des Penis und küßt ihn dabei leicht.

Der Mann kann das Mantra der Kontrolle sprechen, wenn er spürt, daß sich seine Sexualenergie auflädt und sich ein Orgasmus ankündigt. Er darf nicht zulassen, daß er einen Orgasmus bekommt, und muß seine Reaktionen daher genau überwachen und kontrollieren.

Hat die Frau die Basis des Penis erreicht, fährt sie mit der Zungenspitze zurück zur Eichel.

Sie läßt den Penis in seine aufrechte Stellung zurückkehren und hält ihn lediglich mit den Händen fest. Dann nimmt die Frau die Eichel in den Mund. Sie beginnt, leicht zu saugen, und fährt mit der Zunge um die Eichel.

Allmählich läßt sie den Penis weiter in ihren Mund eindringen, bis sie so viel aufgenommen hat, wie ihr angenehm ist. Sie fängt an zu saugen und läßt ihren Mund den Schaft des Penis auf und ab gleiten.

Der Mann wiederholt das Mantra der Kontrolle. Er bleibt passiv liegen und berührt die Frau in keiner Weise. Wenn der Mann merkt, daß sich ein Orgasmus ankündigt, sollte er die Frau an der Schulter fassen und ihr bedeuten aufzuhören.

Sobald die Frau die Berührung an ihrer Schulter spürt, sollte sie unverzüglich ihren Mund und die Hände zurücknehmen, sich aufsetzen und ruhig verharren.

Der Mann sollte sich auf das Mantra der Kontrolle konzentrieren und die Worte auf den schwarzen Hintergrund des Yantra schreiben. Die hierfür erforderliche Kontrolle ist nur durch Übung zu erlangen, und die grundlegenden Rituale sind ganz sicher eine Voraussetzung für dieses Ritual und alle anderen, die noch folgen.

Sobald der Mann völlige Kontrolle über seinen Orgasmus erlangt hat, sollte er sich aufsetzen und das Gesicht der Mitte des Kreises zuwenden.

Die Frau sollte es ihm gleichtun, sich aber sicher sein, daß die eigene Sexualenergie den höchsten Punkt erreicht hat, was sie durch Stimulieren der Klitoris mit dem Finger erreichen kann. Während der Mann versucht, den Gipfel sexueller Erregung nicht zu überschreiten, stellt sie sicher, am höchsten Punkt angelangt zu sein.

Der Führer muß genau über den Zustand jedes Begleiters, der sich dem Orgasmus nähert, Bescheid wissen. Falls etwas darauf schließen läßt, daß der Betreffende die Kontrolle verliert, sollte der Führer gemeinsam mit dem Begleiter das Mantra der Kontrolle sprechen, um ihm wieder zur Kontrolle zu verhelfen. Bei den Ritualen, an denen mehr als ein Begleiter teilnimmt, können der oder die Partner diese Verantwortung übernehmen und dadurch dem Führer die Freiheit verschaffen, selbst den höchsten Gipfel der

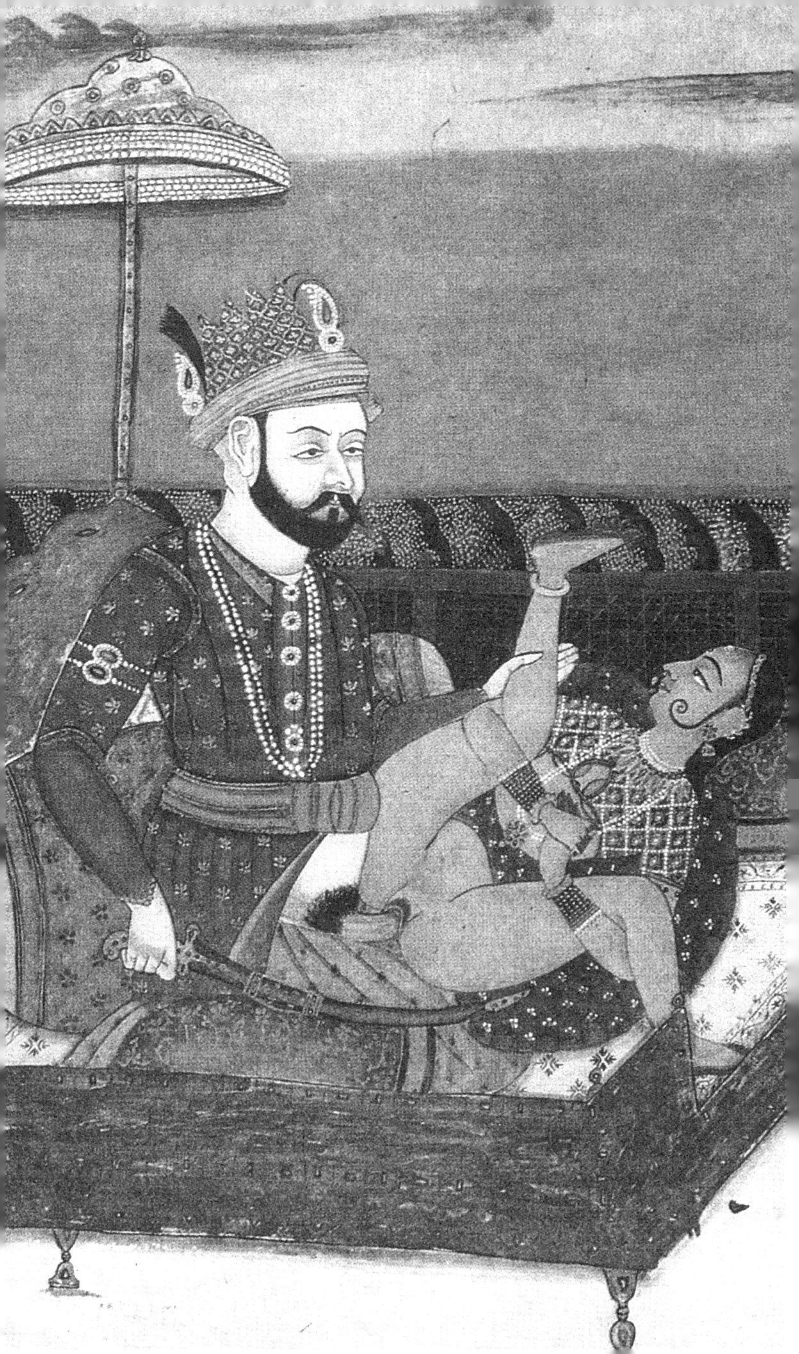

Erregung zu erreichen und den Zeitpunkt zu erspüren, an dem die ganze Gruppe bereit ist, den Kreis neu zu bilden.

Die sich anschließenden Zeremonien sind wieder die gleichen wie in den vorangegangenen Nächten.

Die vierte Nacht

Das Vorbereiten des Zentrums

Die Farbe der vierten Zeremonie ist Rot. Wird das abgeänderte Farbprogramm verwendet, ist die Farbe die gleiche.

In die Mitte des Tischchens sollte ein klares Glasgefäß mit rotem Wasser gestellt werden. In das Gefäß sollte eine einzelne rote Blüte gelegt werden.

Auch die Kerzen sind rot.

Die Farbe Rot verkörpert den fernsten Punkt des Alls und den Mittelpunkt des Universums und der Geburt. Jenseits des fernsten Sterns liegt das Letzte. Jenseits des Punktes der Geburt liegt der Eine.

Auf jeden Teller sollten ein paar rote Früchte gelegt werden, zum Beispiel rote Beeren oder Kirschen.

In die Gläser sollte roter Likör gefüllt werden, etwa ein Crème de noyau.

Hat die Gruppe bisher das abgeänderte Farbprogramm gewählt, wird sie vielleicht auch weiterhin bei Rotwein bleiben wollen und nicht den vorgeschlagenen Likör nehmen. Wird Wein gereicht, sind die Likör- durch Weingläser zu ersetzen.

Die Gewänder für die vierte Zeremonie sollten rot sein; beim abgeänderten Farbprogramm können sie auch weiß sein. Das Gewand des Führers ist immer weiß.

Worte und Symbole für die vierte Nacht

Der Führer spricht die tantrischen Worte:

AM ANFANG WAR EINER.
DANN WAREN ZWEI.
UND DIE ZWEI WAREN VIELE.
UND DIE VIELEN WURDEN ZUM EINEN.

Der Führer hält einige Augenblicke inne und sagt dann:

JEDER VON UNS KOMMT ALS EINER.
WIR WERDEN ZUM KREIS.
DER KREIS SIND DIE VIELEN.
DER KREIS IST DER EINE.

Der Führer hält wiederum inne und hebt dann sein Glas. Die Begleiter heben ebenfalls ihr Glas. Dann sagt der Führer:

ROT IST DER FERNSTE STERN,
ROT IST DIE MITTE DER GEBURT.
DER STERN IST DIE GEBURT
DES KOSMOS.

Der Führer fährt fort:

DIESE NACHT IST DIE VIERTE NACHT
VON SIEBEN,
DIE NACHT DER VEREINIGUNG,
DIE NACHT DER ZWEI,
DIE ZUM KREIS WERDEN.

Der Führer spricht die folgenden Worte des Tantra:

LUST SOLL DIE LUST STEIGERN
UND SIE BEHERRSCHEN.
UND DAS BEHERRSCHEN DER LUST
SOLL EURE LUST ERHÖHEN.
DAS ERHÖHEN DER LUST
SOLL JEDEN SCHRITT KENNZEICHNEN
AUF DEM WEG NACH OBEN
ZUR VÖLLIGEN BEHERRSCHUNG DES LEBENS
UND DES UNIVERSUMS.

Der Führer interpretiert die Bedeutung dieser Worte dahingehend, daß es die Pflicht der Begleiter ist, ihre Lust durch das Erleben der Lust und das Beherrschen der Lust zu steigern. Und das Beherrschen der Lust erhöht die Lust. Jeder Schritt auf dem Weg des Tantra ist ein Schritt zu größerer Lust, und durch größere Lust zu größerer Beherrschung und Kontrolle. Und durch die Beherrschung und Kontrolle der Lust kann man lernen, das Leben und das Universum zu beherrschen.

Das Ritual der vierten Zeremonie steigert die Lust der Begleiter, und dadurch, daß er diese Lust beherrscht, bereitet sich jeder auf den nächsten Schritt und die nächste Zeremonie vor.

Mantras und Yantra für die vierte Nacht

Der Führer stellt die Mantras, die verwendet werden, mit folgenden Worten vor:

DIESE MANTRAS WERDEN DIE LAUTE SEIN,
DIE UNS FÜHREN WERDEN:

DAS MANTRA DER WAHRNEHMUNG:
OMMM AHDI OMMM
DAS MANTRA DER KONTROLLE:
PAHHH SAHHH O-MAHMMM
DAS MANTRA DES ÜBERGANGS:
OMMM DAHHH AHH
DAS MANTRA DER KANALISIERUNG:
AHH NAHH YAHH TAUNNN.

Die Begleiter wiederholen jedes einzelne Mantra. Das dient dazu, sich die Mantras einzuprägen, damit sie beim Ritual jederzeit abrufbereit sind.

Der Führer stellt das Yantra mit folgenden Worten vor:

DIESES YANTRA ZEIGT DIE VEREINIGUNG
DES EINEN MIT DEM ANDEREN,
DIE DER ANFANG IST
DER VEREINIGUNG DES KREISES.

Dann stellt der Führer das Yantra in die Mitte des Kreises, damit die Begleiter es betrachten und sich einprägen können. Gleichgültig welches Yantra verwendet wird, es muß zur symbolischen Bedeutung der Zeremonie passen.

Der Führer sollte erklären, daß das Symbol des Weiblichen, das mit der Spitze nach unten weisende Dreieck, und das Symbol des Männlichen, das mit der Spitze nach oben weisende Dreieck, sich jetzt über das bloße Überschneiden hinaus vereint haben. Sie durchdringen sich, so daß die Spitzen auch noch den fernsten Punkt beim anderen berühren.

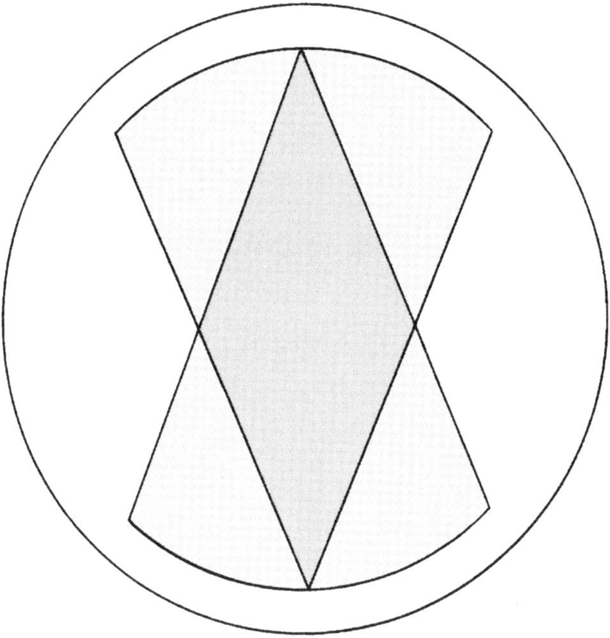

Yantra für die Zeremonie der vierten Nacht

Das Ritual der Vereinigung

Der Führer und ein Begleiter führen das Ritual vor, das die anderen Begleiter nachvollziehen. Der Führer und ein Begleiter bleiben in der Mitte des Kreises, um das Ritual durchzuführen, es sei denn, der Begleiter wird gebraucht, den Kreis zu vervollständigen.

Der Führer spricht das Mantra der Wahrnehmung. Die Begleiter wiederholen das Mantra der Wahrnehmung, schließen die Augen und berühren langsam mit den Zeigefingern ihre Stirn. Sie sprechen nochmals das Mantra der Wahrnehmung.

Die Begleiter fahren mit den Zeigefingern von der Stirn über die Nasenspitze nach unten und lassen sie auf den Lippen zur Ruhe kommen. Sie wiederholen das Mantra der Wahrnehmung und legen dann die Hände in den Schoß zurück.

Diese Abfolge wird wiederholt, doch sollen die Finger beim zweitenmal als die eines anderen empfunden werden, und die Empfindung erfolgt nur im Gesicht selbst. Am Ende der Abfolge wird das Mantra der Wahrnehmung wiederholt.

Am Schluß dieser Phase des Rituals sitzen die Begleiter mit im Schoß gefalteten Händen und geschlossenen Augen da.

Wenn der Führer sieht, daß alle Begleiter die Hände im Schoß liegen haben, sagt er:

LUST SOLL DIE LUST STEIGERN
UND SIE BEHERRSCHEN.

Die Begleiter öffnen die Augen.

Die Begleiter, die das Ritual gemeinsam begehen, wenden sich einander zu. Dann öffnet jeder sein Gewand und läßt es zu Boden gleiten. Wer andere Kleidung trägt, steht auf, entkleidet sich und setzt sich wieder.

Die Begleiter wiederholen dreimal das Mantra der Wahrnehmung.

Die Paare ändern nun ihre Stellung, wobei sie die Gewänder zur Seite schieben können, damit sie nicht im Weg sind.

Die Frau legt sich auf den Rücken, wobei ihre Füße

zur Mitte des Kreises weisen. Der Mann kniet oberhalb ihres Kopfes, das Gesicht der Mitte des Kreises zugewandt. Der Mann kniet also, und die Frau liegt auf dem Rücken, wobei ihr Kopf fast die Knie des Mannes berührt.

Die Frau schließt die Augen.

Der Mann beugt sich vor und küßt ganz leicht die Stirn der Frau, dann ihre geschlossenen Augen, ihre Nasenspitze und ihre Lippen. Der Mann richtet sich wieder auf, so daß er auf den Fersen sitzt, und wiederholt dreimal das Mantra der Wahrnehmung. Das Bild, das er vor Augen haben sollte, ist das Dreieck des Weiblichen, wie es im Yantra des Rituals dargestellt ist. Das Dreieck ist mehr als die Verkörperung des Schambereichs der Frau. Es stellt das ganze Wesen dar. Der Mann muß das spüren, wenn er ihren Körper erforscht.

Der Mann beugt sich wieder vor und berührt mit der Zungenspitze die Stirn der Frau, ihre geschlossenen Augen, ihre Nase und schließlich ihre Lippen.

Die Frau braucht die Lippen nicht zu öffnen, denn die Zunge des Manns soll nur leicht auf ihnen ruhen.

Der Mann setzt sich wieder zurück auf die Fersen. Er wiederholt dreimal das Mantra der Wahrnehmung.

Der Mann rückt nach vorn, wobei er seine Schenkel spreizt, so daß der Kopf der Frau jetzt zwischen ihnen liegt. Dann streckt der Mann beide Hände aus und berührt ganz leicht jeweils eine Brust der Frau. Er beschreibt mit den Händen Spiralen, wobei er außen an den Brüsten beginnt, bis er zu den Brustwarzen kommt. Wenn er sie erreicht, legt er jeweils die Spitzen seiner Zeigefinger auf die rechte beziehungsweise linke Brustwarze. Dann nimmt er die Hände wieder zurück und wiederholt das Mantra der Wahrnehmung.

Danach beugt sich der Mann vor und berührt mit seiner Zunge den Punkt genau zwischen den Brüsten der Frau. Langsam fährt er mit der Zungenspitze zur rechten Brust und beschreibt wieder eine Spirale, die an der Brustwarze endet.

Er richtet sich auf, wiederholt das Mantra der Wahrnehmung, beugt sich wieder vor und fährt mit seiner Zungenspitze in einer Spirale auf der linken Brust der Frau zur Brustwarze. Wenn er sie erreicht, setzt er sich wieder auf.

Der Mann wiederholt das Mantra der Wahrnehmung.

Die Frau bleibt mit geschlossenen Augen ruhig liegen.

Der Mann geht um die Frau herum und kniet sich erneut hin, diesmal jedoch zwischen ihre Schenkel. Er kann ihre Beine anheben und weiter spreizen, um sich Platz zu verschaffen.

Dann setzt er sich zurück auf seine Fersen und wiederholt das Mantra der Wahrnehmung.

Der Mann streckt beide Hände vor und berührt den Bauch der Frau oberhalb der Schamhaare. Seine Finger gleiten langsam durch das Schamhaar nach unten, bis sie rechts und links der Schamlippen liegen. Behutsam teilt er die Schamlippen mit den Fingerspitzen und berührt ihre Innenseiten. Vorsichtig fährt er mit den Fingerspitzen zur Öffnung der Vagina, zieht dann seine Hände zurück und setzt sich zurück auf die Fersen.

Er wiederholt das Mantra der Wahrnehmung.

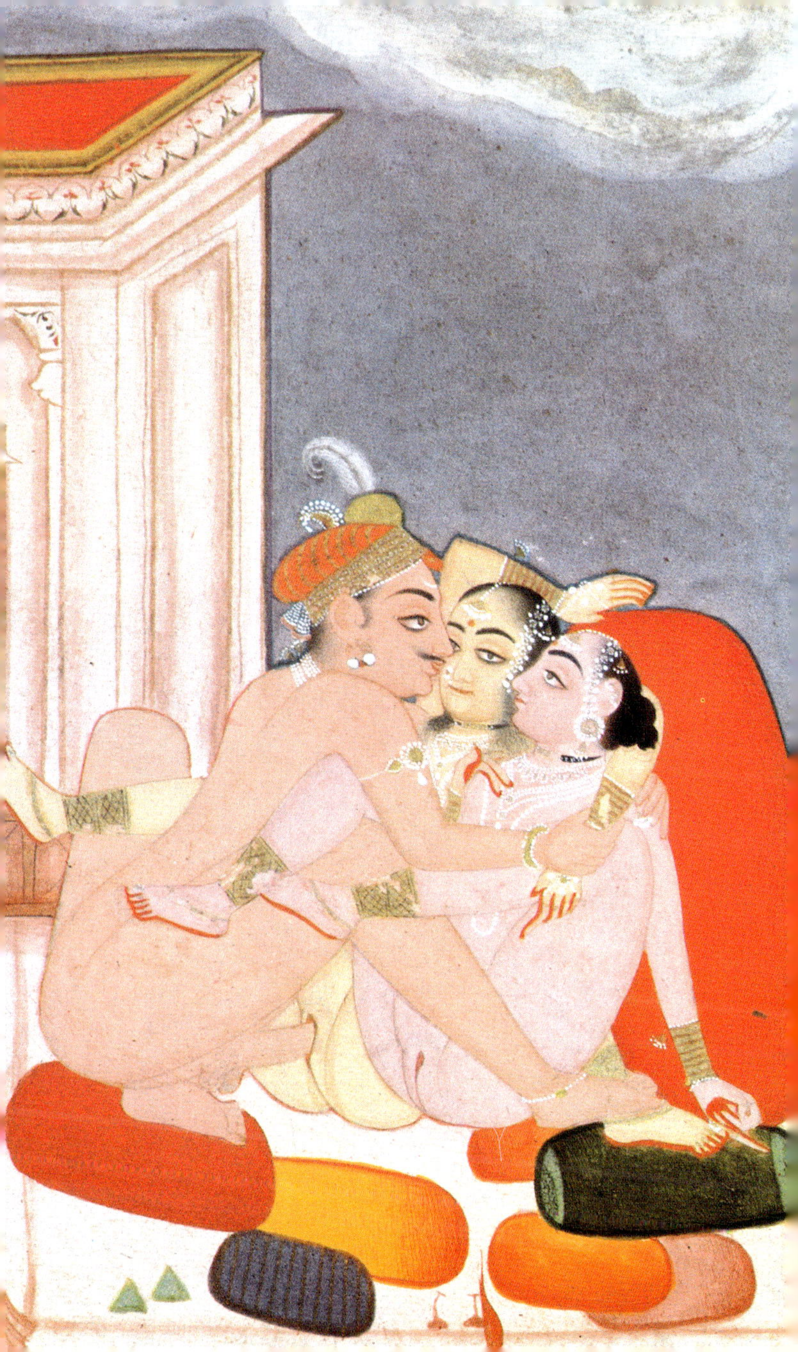

Der Mann beugt sich vor und berührt mit seiner Zungenspitze den Bauch der Frau. Langsam fährt er mit der Zunge durch das Schamhaar der Frau zu den Schamlippen. Er hält inne und nimmt in tiefen Zügen den Duft der Frau auf. Dann gleitet er mit der Zunge zwischen den Schamlippen nach unten bis zur Öffnung der Vagina.

Der Mann beschreibt mit der Zungenspitze langsam einen Kreis um die Öffnung der Vagina und nimmt dabei nicht nur das Gefühl, sondern auch den Geschmack der Säfte der Frau wahr.

Dann setzt sich der Mann zurück auf die Fersen und wiederholt das Mantra der Wahrnehmung.

Regungslos bleibt der Mann einige Augenblicke sitzen.

Die Frau ruft sich im Geist das yantrische Bild vor Augen, wohl wissend um seine Bedeutung, die Vereinigung mit dem Mann.

Ist sie bereit, richtet sie sich langsam auf und öffnet die Augen.

Mann und Frau tauschen die Plätze. Der Mann legt sich auf den Rücken, und die Frau kniet, das Gesicht der Mitte des Kreises zugewandt, oberhalb seines Kopfes.

Der Mann schließt die Augen.

Die Frau beugt sich vor und küßt die Stirn des Mannes ganz leicht. Dann küßt sie seine geschlossenen Augen, seine Nasenspitze und seine Lippen. Dann setzt sich die Frau zurück auf die Fersen und wiederholt dreimal das Mantra der Wahrnehmung.

Die Frau beugt sich wieder vor und berührt mit ihrer Zungenspitze die Stirn des Mannes, seine geschlossenen Augen, seine Nase und seine Lippen.

Der Mann öffnet die Lippen nicht, denn die Frau will mit ihrer Zunge nicht in seinen Mund eindringen.

Dann setzt sich die Frau wieder auf die Fersen.

Sie wiederholt dreimal das Mantra der Wahrnehmung.

Jetzt rückt die Frau nach vorn und spreizt ihre Schenkel, so daß der Kopf des Mannes zwischen ihnen liegt. Die Frau streckt beide Hände aus, berührt die Brust des Mannes und beschreibt Spiralen um seine Brustwarzen. Danach nimmt sie die Hände zurück und wiederholt das Mantra der Wahrnehmung.

Die Frau beugt sich vor und berührt mit der Zunge den Punkt mitten auf der Brust des Manns. Langsam fährt sie mit der Zungenspitze zur rechten Brust und beschreibt erneut eine Spirale, die an der Brustwarze endet.

Sie richtet sich auf, wiederholt das Mantra der Wahrnehmung und zeichnet mit der Zunge eine Spirale auf die linke Brust des Manns. Wieder richtet sie sich auf, sobald sie die Brustwarze erreicht hat.

Der Mann bleibt mit geschlossenen Augen ruhig liegen.

Die Frau geht um den Mann herum und kniet sich zwischen seine Schenkel. Unter Umständen muß sie seine Beine etwas anheben und spreizen, um sich Platz zu verschaffen.

Dann setzt sie sich zurück auf die Fersen und wiederholt das Mantra der Wahrnehmung.

Die Frau streckt beide Hände aus und berührt den Bauch des Manns oberhalb der Schamhaare. Langsam gleiten ihre Finger durch das Schamhaar nach

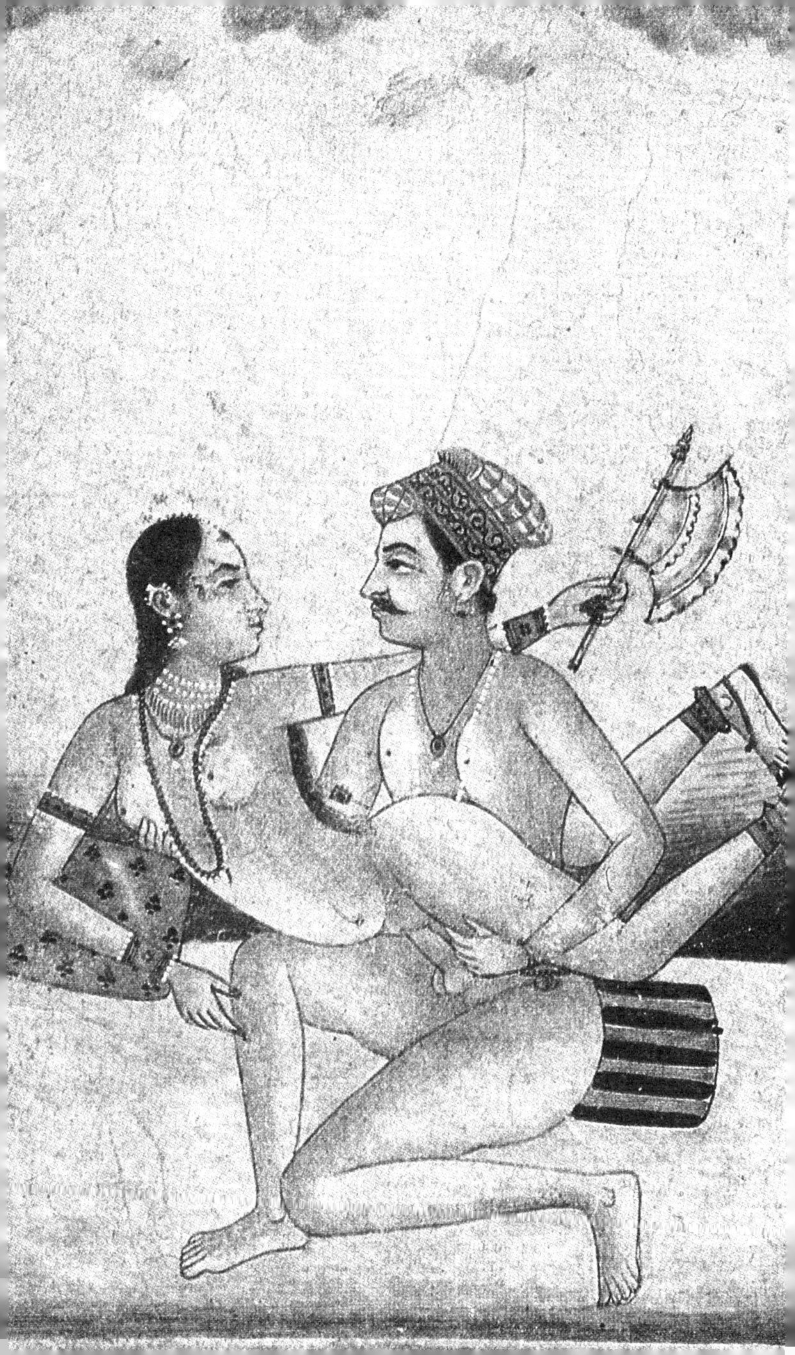

unten, bis sie rechts und links der Basis des Penis liegen.

Ohne Hast umschließen ihre Finger den Penis; sie gleiten nach oben zur Eichel. Dann zieht sie die Hände zurück und setzt sich wieder auf die Fersen.

Sie wiederholt das Mantra der Wahrnehmung.

Die Frau beugt sich vor und berührt mit der Zungenspitze den Bauch des Mannes. Langsam fährt sie mit der Zunge durch das Schamhaar nach unten um den Penis herum bis unmittelbar zur Basis. Sie atmet tief ein und konzentriert sich auf den Duft des männlichen Schoßes.

Sanft fährt die Frau mit der Zungenspitze den erigierten Penis nach oben. An der Eichel hält sie inne und konzentriert sich auf den Geschmack des Geschlechts.

Dann setzt sich die Frau wieder auf die Fersen und wiederholt das Mantra der Wahrnehmung.

Regungslos bleibt die Frau einige Augenblicke sitzen, schließt die Augen und ruft sich im Geist ganz deutlich das Bild der Vereinigung vor Augen.

Der Mann liegt ruhig da und ruft sich ebenfalls das Bild der Vereinigung vor sein geistiges Auge.

Danach öffnen sie die Augen. Das ist das Zeichen für die nächste Phase des Rituals.

In dieser Phase liegt der Mann auf dem Rücken, die Füße zur Mitte des Kreises weisend. Diesmal läßt er die Augen jedoch offen, da er die Frau ganz bewußt wahrnehmen will.

Die Frau streckt die Hände aus und berührt mit den Fingerspitzen den Bauch des Manns. Die Finger gleiten durch das Schamhaar nach unten, bis sie den Penis des Manns an der Basis umschließen. Langsam läßt sie die Hände den Schaft des Penis auf und ab gleiten.

Der Mann beginnt, das Mantra der Kontrolle zu sprechen.

Ist der Penis des Mannes vollkommen erigiert, läßt die Frau ihn los, steht auf und macht einen Schritt nach vorn, so daß sie direkt über ihm steht.

Dann geht die Frau ganz langsam in die Hocke, bis die Spitze des Penis ihre Schamlippen berührt.

Sie verweilt, und beide stellen sich das Bild der sich durchdringenden Dreiecke vor und machen sich seine Bedeutung klar.

Die Frau geht nun langsam noch tiefer über dem erigierten Penis in die Hocke und nimmt notfalls die Hände zu Hilfe, um ihn in die Vagina einzuführen. Dann bleibt sie ganz ruhig sitzen.

Nun legt die Frau ihre Hände auf die des Mannes, die er auf seinem Bauch gefaltet hat.

Beide schließen jetzt die Augen und konzentrieren sich auf das Yantra der Vereinigung. Der Mann spürt, daß er die Frau ausfüllt, und die Frau, daß sie vom Mann ausgefüllt wird.

Mann und Frau ziehen abwechselnd die Muskeln zusammen. Dann halten sie inne und bereiten sich auf die völlige Kontrolle vor.

Sind sie so weit, geben sie es sich durch Kontraktion der Genitalmuskeln zu verstehen. Wenn beide sich auf diese Weise verständigt haben, fahren sie im Geschlechtsverkehr fort.

Beide müssen sich jedoch mit Hilfe des Mantras der Kontrolle und des yantrischen Bildes völlig in der Gewalt haben. Sie sollen zwar beide bis unmittelbar an den Rand des Orgasmus gelangen, keiner soll jedoch einen wirklichen Orgasmus erleben. Es sei noch einmal daran erinnert, daß es diese gesteigerte Erregung ist, welche die Energie aufbaut, die für das Kanalisieren der Kraft des Kreises gebraucht wird. Ist jeder Partner bis an die Grenzen seiner Fähigkeit gegangen, seinen Orgasmus zu kontrollieren, gehen beide auseinander und nehmen die ursprüngliche Stellung ein – sie sitzen nebeneinander, das Gesicht der Mitte des Kreises zugewandt.

Der Führer muß genau über den Zustand aller Paare Bescheid wissen, die sich dem Orgasmus nähern, und ihn zu kontrollieren versuchen. Falls irgend etwas darauf schließen läßt, daß ein Paar die Kontrolle verliert, sollte der Führer gemeinsam mit ihm das Mantra der Kontrolle sprechen.

Jedes Paar soll sich zwar auf sich selbst konzentrieren, aber dennoch nicht den Kontakt zu den anderen Begleitern des Kreises verlieren. Denn es ist durchaus möglich, daß ein Paar ziemlich schnell den Orgasmus erreicht, während andere Paare eine ganze Weile geschlechtlich miteinander verkehren können, ohne einen Orgasmus zu erleben. Man kann nicht garantieren, daß jedes Paar zur genau gleichen Zeit den sexuellen Höhepunkt erreicht, und daher ist es erforderlich, daß jeder ein Auge auf den anderen hat, damit man sich zeitlich soweit wie möglich aufeinander abstimmt.

Wie beim Einzelnen muß auch das Paar die Tatsache zur Kenntnis nehmen, daß der Kreis die Aufgabe hat, Energie miteinander zu verbinden und nicht einfach nur um des Vergnügens willen die Rituale auszuüben. Um diese Verbindung in ihrer ganzen Kraft zu verwirklichen, muß jedes Paar so viel Sexualenergie in den neuformierten Kreis einbringen, wie es erzeugen und kontrollieren kann.

Die sich anschließenden Zeremonien sind die gleichen wie in den vorangegangenen Nächten, mit der Ausnahme, daß der Führer das Gewand *nicht* anlegt. Auch die Begleiter legen kein Gewand an.

Die fünfte Nacht

Das Vorbereiten des Zentrums

Die Farbe der fünften Zeremonie ist Orange. Wird das abgeänderte Farbprogramm verwendet, ist die Farbe Rot.

Auf das Tischchen in der Mitte des Raums sollte ein klares Glasgefäß mit orangefarbenem Wasser gestellt werden. Das Orange erhält man durch Mischen roten und gelben Lebensmittelfarbstoffs.

In das Gefäß sollte eine einzelne orangefarbene Blüte gelegt werden.

Auch die Kerzen sind orangefarben.

Beim abgeänderten Farbprogramm sind das Wasser, die Blüte und die Kerzen rot.

Die Farbe Orange verkörpert die Sonne in ihren beiden aufregendsten Phasen – dem Auf- und Untergang. Die Sonne wird jeden Tag neu geboren und stirbt jeden Tag aufs neue, und Tantra erkennt die Dualität aller Dinge, auch die Gerechtigkeit der Geburt, die mit der des Todes verbunden ist.

Vor Eintreffen der Begleiter sollten auf jeden Teller ein paar orangefarbene Früchte gelegt werden, zum Beispiel einige Orangen- oder Pfirsichstückchen. In die Gläser sollte orangefarbener Likör gefüllt werden, etwa ein orangefarbener Curaçao oder Amaretto.

Wird das abgeänderte Farbprogramm verwendet,

sollten die Früchte rot sein, und anstelle des Likörs sollte Rotwein gereicht werden.

Rot symbolisiert in dieser Zeremonie die Strahlen der auf- und untergehenden Sonne und verkörpert somit den Kreislauf zwischen Geburt und Tod.

Die Gewänder für die fünfte Zeremonie sollten orangefarben sein, oder rot oder weiß, falls das abgeänderte Farbprogramm verwendet wird.

Der Führer bringt die Begleiter zu den ihnen zugeteilten Plätzen rund um das Tischchen. Soweit eben möglich, sollten sich Männer und Frauen in der Sitzordnung abwechseln, allerdings sollten die Paare, die die Rituale bisher gemeinsam ausgeübt haben, in den verbleibenden drei Nächten getrennt werden. Diese letzten Rituale verlangen, daß bei all ihren Einzelschritten mehr als zwei Begleiter beteiligt sind. Viele Probleme lassen sich vermeiden, wenn man die festen Paare auseinandernimmt, da das Besitzdenken immer die Gefahr von Eifersucht birgt.

Worte und Symbole für die fünfte Nacht

Der Führer spricht die tantrischen Worte:

AM ANFANG WAR EINER.
DANN WAREN ZWEI.
UND DIE ZWEI WAREN VIELE.
UND DIE VIELEN WURDEN ZUM EINEN.

Der Führer hält inne und sagt dann:

JEDER VON UNS KOMMT ALS EINER.
WIR WERDEN ZUM KREIS.

DER KREIS SIND DIE VIELEN.
DER KREIS IST DER EINE.

Der Führer hält erneut inne und hebt dann sein Glas. Die Begleiter heben ihr Glas. Dann sagt der Führer:

ORANGEROT WIRD DIE SONNE GEBOREN
JEDEN MORGEN.
ORANGEROT STIRBT DIE SONNE.
JEDEN ABEND.
GEBURT UND TOD
SIND DER KREISLAUF
DES KREISES.

[Beim abgeänderten Farbprogramm ist die Farbe Rot. Der Führer sagt:

ROTE STRAHLEN DES SONNENAUFGANGS,
ROTE STRAHLEN DES SONNENUNTERGANGS.
STRAHLEN DER GEBURT,
STRAHLEN DES TODES,
UND DER KREISLAUF
DES KREISES.]

Der Führer fährt fort:

DIESE NACHT IST DIE FÜNFTE NACHT
VON SIEBEN,
DIE NACHT DES SICHÖFFNENS,
DIE NACHT DER ZWEI, DIE DREI WERDEN,
DIE ZUM KREIS WERDEN.

Die Worte des Tantra für die fünfte Nacht lauten:

VERLANGT NICHT, DASS ANDERE
DIE VEREINIGUNG EURER KÖRPER
IN LUST BEGREIFEN,
ODER EUREN GEIST
IN ERKENNTNIS,
ODER EURE SEELEN
IM VERSTEHEN.
WER ES NICHT ERLEBT HAT,
KANN NICHTS DAVON WISSEN.

Der Führer interpretiert die Bedeutung dieser Worte dahingehend, daß die Erfahrung des Kreises weit über das hinausgeht, was vom Nichteingeweihten verstanden werden kann. Die Handlungen eines sexuell vereinigten Paares können sehr viel mehr bedeuten, als andere wissen, sofern sie innerhalb des Tantra-Kreises vollzogen werden, selbst wenn sie rein äußerlich den sexuellen Praktiken der meisten Paare ähnlich zu sein *scheinen*. Auf der anderen Seite versteht kaum jemand, der nicht Teil des Tantra-Kreises ist, die sexuellen Praktiken, bei denen mehr als zwei Personen beteiligt sind. Ohne die Erfahrung aus dem Tantra-Kreis kann niemand außerhalb des Kreises etwas über die Bedeutung dessen wissen, was diejenigen im Kreis tun, denken und wissen.

Das Ritual der fünften Zeremonie steigert nicht nur die sexuelle Lust der Begleiter, es ist auch der erste Schritt dahin, daß sich die festen Paare öffnen, daß sie ihr Gefühl für den Kreis über sich hinaus entwickeln, daß sie diejenigen akzeptieren, die jenseits stehen, und die Kräfte begreifen, die jenseits sind.

Mantras und Yantra für die fünfte Nacht

Der Führer stellt die Mantras, die verwendet werden, mit folgenden Worten vor:

DIESE MANTRAS WERDEN DIE LAUTE SEIN,
DIE UNS FÜHREN WERDEN:
DAS MANTRA DER WAHRNEHMUNG:
OMMM AHDI OMMM
DAS MANTRA DER KONTROLLE:
PAHHH SAHHH O-MAHMMM
DAS MANTRA DES ÜBERGANGS:
OMMM DAHHH AHH
DAS MANTRA DER KANALISIERUNG:
AHH NAHH YAHH TAUNNN.

Die Begleiter wiederholen jedes einzelne Mantra, um ihr Gedächtnis aufzufrischen, bevor das Ritual beginnt. Der Führer stellt das Yantra mit folgenden Worten vor:

DIESES YANTRA ZEIGT,
WIE SICH DAS PAAR ÖFFNET,
UND DER DRITTE SOLL HINZUKOMMEN,
UM DER KREIS ZU WERDEN.

Dann stellt der Führer das Yantra in die Mitte des Kreises, damit alle es betrachten und sich einprägen können.

Der Führer sollte erklären, daß das Symbol des Weiblichen, das mit der Spitze nach unten weisende Dreieck, sich wieder mit dem Symbol des Männlichen überschneidet, dem mit der Spitze nach oben

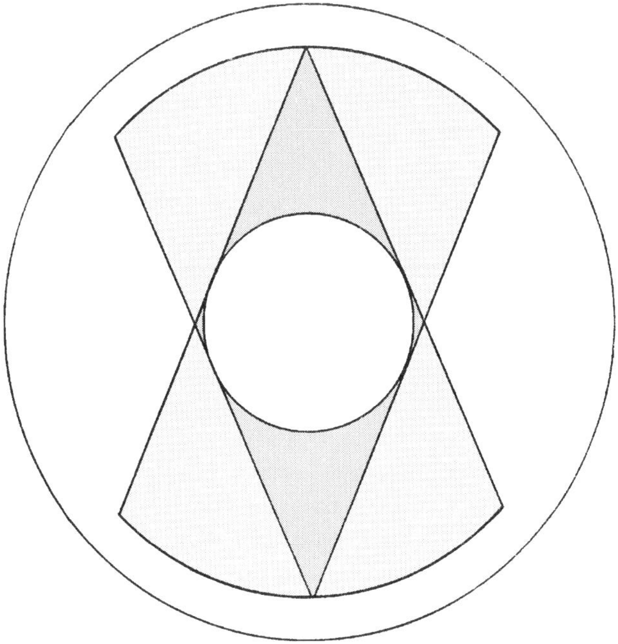

Yantra für die Zeremonie der fünften Nacht

weisenden Dreieck, daß sich innerhalb dieser Überschneidung aber jetzt ein kleiner Kreis befindet, der sowohl für den dritten Begleiter wie für die Geburt des Kreises steht.

Das Ritual der Öffnung

Das Ritual der fünften Zeremonie wird von drei Begleitern ausgeführt, nicht mehr nur von einem Paar. Die Begleiter können sich nun nicht mehr einfach einander zuwenden und das Ritual vollziehen. Der Führer muß eine neue Sitzordnung festlegen. Der Führer teilt die Mitglieder des Kreises in Dreiergruppen ein. In den meisten Fällen heißt das lediglich, daß er angibt, wer sich nach rechts beziehungsweise nach links zu wenden hat und wer weiterhin das Gesicht der Mitte des Kreises zuwendet. Weil es vielleicht ein wenig kompliziert ist, sich die verschiedenen Kombinationsmöglichkeiten vorzustellen, enthalten die Erläuterungen am Ende des Buches eine graphische Darstellung, an der man sich im Bedarfsfall orientieren kann.

Wenn die Begleiter ihre Anweisungen erhalten haben, zu welcher Seite sie sich wenden sollen, kommt die ganze Gruppe diesen Aufforderungen nach. Dann sitzen alle schweigend da. Das gewährt einen letzten Augenblick der Vorbereitung, bevor die Entfaltung über Zwei hinaus beginnt.

Jede Dreiergruppe sitzt so, daß zwei Gruppenmitglieder sich ansehen, während das dritte sich zwischen ihnen befindet und das Gesicht der Mitte des Kreises zuwendet. Der Sinn dieser Anordnung besteht darin, daß sich die ganze Aufmerksamkeit der zwei Begleiter auf den einen Begleiter in der Mitte konzentrieren kann. Im allgemeinen haben die beiden Begleiter, die außen sitzen, das gleiche Geschlecht, während der Begleiter in der Mitte vom anderen Geschlecht ist. Die hier gewählte Darstellung des Rituals geht von dieser Personenkonstellation aus.

Die beiden außen sitzenden Begleiter legen jetzt ihr Gewand ab und lassen es zu Boden gleiten.

Die beiden äußeren Begleiter wiederholen das

Mantra der Wahrnehmung und sehen sich dabei genau und lange an. Sie lassen die Augen zu ihren Händen werden und gleiten mit ihnen von der Stirn über Nase, Lippen, Brust, Bauch und Schamhaar direkt zur Basis des sexuellen Dreiecks. Doch sie berühren sich nur mit den Augen.

Diese beiden Begleiter sollen den jeweils anderen völlig in sich aufnehmen, damit sie, wenn sie sich dem dritten zuwenden, ihn wie *eine* Person wahrnehmen. Jeder soll die Lippen des anderen als seine eigenen betrachten, die Hände des anderen als die seinen, und jeder soll begreifen, daß sie wie eine Person handeln und sein werden.

Sind beide bereit, geben sie das einander durch Nicken zu verstehen. Dann wenden sie sich dem dritten Begleiter zwischen ihnen zu.

Von da an werden still alle Mantras wiederholt, und das Yantra wird auf das lautlose Schwarz des geistigen Auges der Betreffenden geworfen.

Die beiden außen sitzenden Begleiter strecken jetzt jeder eine Hand aus und berühren mit der Spitze des Zeigefingers die Stirn des dritten. Die beiden Zeigefinger sollen über den Augen liegen, sich aber nicht berühren.

Jeder der beiden Begleiter spricht still das Mantra der Wahrnehmung.

Jeder der beiden Begleiter fährt mit der Spitze seines Zeigefingers um das Auge des dritten Begleiters herum über die Wange, berührt den Nasenflügel und gleitet nach unten zum Mundwinkel.

Beide Begleiter sprechen still zweimal das Mantra der Wahrnehmung.

Jetzt fahren die beiden Begleiter mit der Spitze

ihres Zeigefingers langsam zur Mitte der Lippen des dritten Begleiters. Ist sie erreicht, lassen die beiden Begleiter ihre Fingerspitze ganz leicht auf den Lippen und gegeneinandergelehnt liegen. Jetzt haben sie sich zum erstenmal berührt, und sie sollten sich ganz des gemeinsamen Empfindungsvermögens und der Energie bewußt sein, die durch ihre Fingerspitzen zum anderen und dem dritten Begleiter strömt.

Der dritte Begleiter bleibt ruhig sitzen und läßt in sich das Mantra der Wahrnehmung ertönen. Er verhält sich das ganze Ritual über passiv, was jedoch nicht heißt, ohne Empfindung. Vielmehr wird das Gefühl der Lust für den dritten Begleiter dank der Zusammenführung der Energien der beiden Begleiter vielmehr immer intensiver. Der dritte Begleiter sollte daher das Mantra der Kontrolle sprechen, wenn das erforderlich wird, damit die sich sammelnde Sexualenergie nicht in einem Orgasmus vergeudet wird.

Die beiden außen sitzenden Begleiter nehmen den Finger von den Lippen des dritten Begleiters und ziehen ihm das Gewand aus. Einer löst gegebenenfalls den Gürtel, während der andere das Gewand anhebt und von den Schultern zu Boden gleiten läßt.

Beide nehmen ihre ursprüngliche Position mit Blick auf den dritten Begleiter wieder ein und sprechen das Mantra der Wahrnehmung. Danach streckt jeder eine Hand aus und berührt ganz leicht mit den Fingerspitzen die Schulter des dritten. Die beiden sollen den Körper des dritten kennenlernen und gleichzeitig durch das Berühren Lust vermitteln.

Die beiden fahren mit den Fingern von der Schulter zur Brust, deren Warze sie langsam umkreisen.

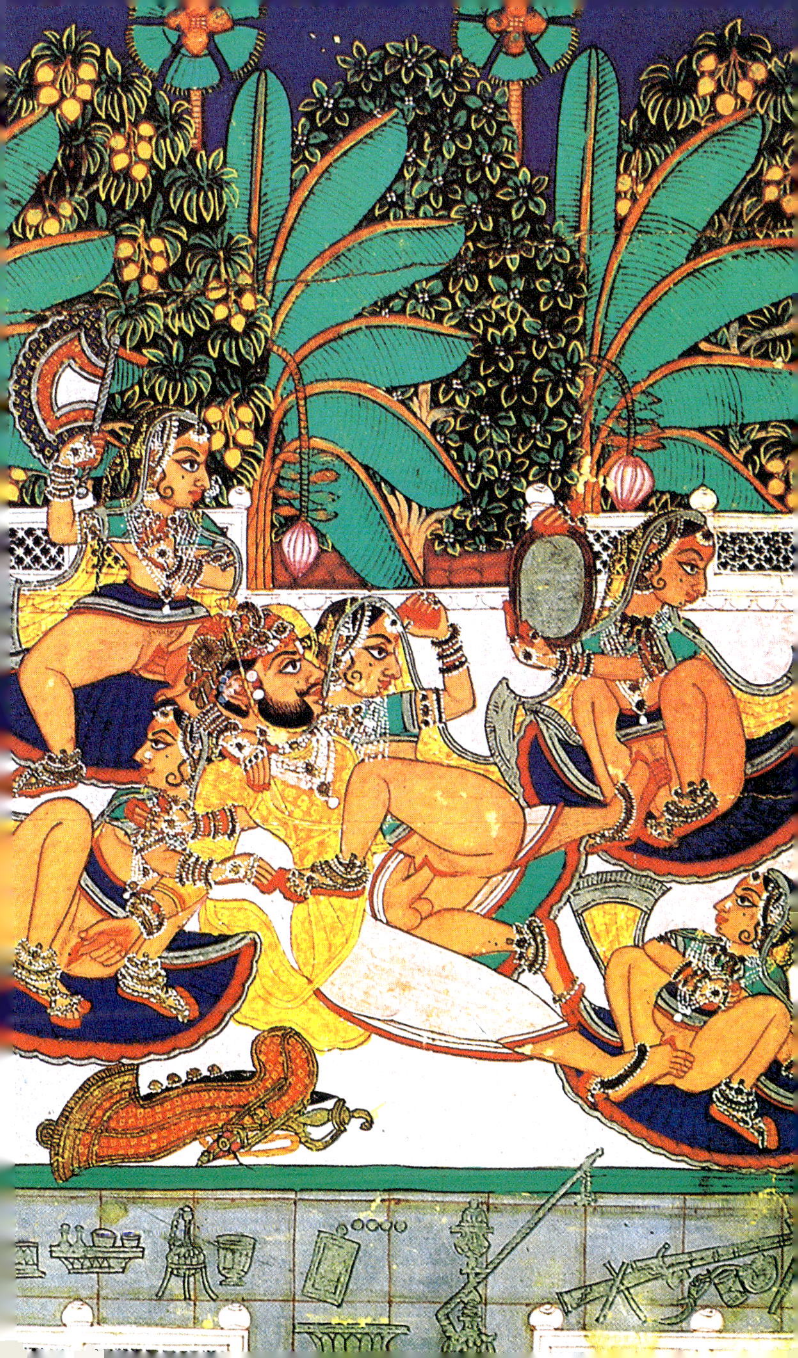

Schließlich gehen sie dazu über, die Brustwarze zwischen Daumen und Zeigefinger zu rollen. Sie sollen sich bemühen, nur ganz leicht zu massieren und die Brust trotzdem in einem Höchstmaß zu stimulieren. Dann ziehen die beiden Begleiter ihre Hand zurück und legen sie wieder in den Schoß. Still wiederholen sie das Mantra der Wahrnehmung.

Jetzt sollte das Gewand des dritten Begleiters beiseite geschoben werden, damit er sich bequem auf den Rücken legen kann. Die Füße sollen dabei zur Mitte des Kreises weisen, die Beine gespreizt sein und die Arme seitlich neben dem Körper liegen.

Die beiden Begleiter strecken wieder die Hand aus und berühren den dritten Begleiter mit den Fingerspitzen am Bauch direkt über dem Nabel. Die Finger der beiden Begleiter sollen sich nicht berühren, sich aber parallel zueinander bewegen.

Die beiden Begleiter sollten langsam mit den Fingern über den Bauch bis zum Ansatz der Schamhaare fahren, wo sie innehalten, dreimal das Mantra der Wahrnehmung wiederholen und sich das ursprüngliche Bild des Yantra in die Erinnerung zurückrufen. Dann fahren die beiden Begleiter mit den Fingern durch das Schamhaar und an den Seiten der Genitalien entlang, wo sie erneut innehalten und das Mantra der Wahrnehmung wiederholen.

Bei der fünften Zeremonie besteht jede Dreiergruppe normalerweise aus Personen beiderlei Geschlechts. Das heißt, daß der dritte Begleiter in einigen Fällen ein Mann, in anderen eine Frau ist. Je nach dem Geschlecht des dritten Begleiters gibt es Unterschiede in den Handlungen, die allerdings jedem einleuchten sollten, der erfahren im Tantra ist. Die ersten hier dargestellten Handlungen gehen davon aus, daß der dritte Begleiter eine Frau ist. Die sich daran anschließende Darstellung unterstellt einen Mann als dritten Begleiter.

Zwei Männer – eine Frau

Die Frau, als dritter Begleiter, liegt während dieser Phase des Rituals mit geschlossenen Augen da und konzentriert sich auf die Berührungen der beiden männlichen Begleiter. Das ganze Augenmerk soll nur den Berührungen gelten. Der Geist soll die zweifachen Berührungspunkte aufnehmen. Die Reaktionen sollen wie bei jemandem sein, der von mehr als einer Person berührt wird. Der dritte Begleiter soll über sich selbst oder das Paar hinauswachsen, um zum Kreis selbst zu werden.

Die beiden Begleiter berühren nun mit ihren Fingern die Schamlippen, teilen sie vorsichtig, gleiten mit leichtem Druck in die Vulva, um die Öffnung der Vagina herum und weiter nach unten zum Perineum. Der dritte Begleiter wiederholt das Mantra der Wahrnehmung und öffnet sich den tastenden Fingern. Dieses Sichöffnen wird empfunden, als öffnete man sich dem Kreis.

Die beiden Begleiter ziehen die Finger zurück und legen die Hände in den Schoß. Sie wiederholen das Mantra der Wahrnehmung.

Dann knien sie sich so hin, daß sie sich vorbeugen und den dritten Begleiter mit der Zunge berühren können. Der Begleiter zur Rechten des dritten Begleiters beugt sich vor und berührt mit seiner Zunge die rechte Brust. Langsam beschreibt er eine Spirale auf der Brust, die an der Brustwarze endet. Hat er die

Brustwarze erreicht, saugt er leicht an ihr, bis sie sich versteift.

Er setzt sich auf und wiederholt das Mantra der Wahrnehmung.

Jetzt beugt sich der Begleiter zur Linken des dritten Begleiters vor und berührt mit der Zunge dessen linke Brust. Langsam beschreibt er auf der Brust eine Spirale, die an der Brustwarze endet. Hat er die Brustwarze erreicht, saugt er leicht an ihr, bis sie sich versteift.

Dann setzt er sich auf und wiederholt das Mantra der Wahrnehmung.

Nun beugen sich beide Begleiter gleichzeitig vor und beschreiben mit der Zunge auf der ihnen zugewandten Brust eine Spirale, die sich langsam den Brustwarzen nähert. Haben sie die Brustwarzen erreicht, saugen sie beide leicht an ihr, um die Brust aufs höchste zu erregen.

Der dritte Begleiter wiederholt das Mantra der Wahrnehmung oder, falls das notwendig ist, das Mantra der Kontrolle.

Dann richten sich die beiden Begleiter auf und wiederholen das Mantra der Wahrnehmung.

Die beiden Begleiter gehen nun zu den Füßen des dritten Begleiters. Dort knien sie sich hin, beugen sich vor und berühren seine Kniescheiben mit der Zunge. Ganz langsam gleiten sie mit der Zunge über das Schienbein nach unten bis zu den Oberseiten der Füße. Sie heben die Füße hoch und fahren mit der Zunge weiter bis zur großen Zehe.

Ohne daß die Zähne mit dem großen Zeh in Berührung kommen, nehmen die beiden Begleiter langsam die großen Zehen in den Mund, lassen sie hinein- und hinausgleiten und saugen sanft an ihnen.

Der dritte Begleiter wiederholt das Mantra der Kontrolle.

Die beiden Begleiter nehmen dann ihren Mund zurück, stellen die Füße des dritten Begleiters zurück auf den Boden und wiederholen das Mantra der Wahrnehmung.

Einer der beiden Begleiter kniet sich oberhalb des Kopfes des dritten Begleiters hin, der andere zwischen dessen Füßen. Haben beide die gewünschte Position eingenommen, beugen sie sich vor.

Der Begleiter am Kopf des dritten Begleiters fährt diesem mit der Zunge in einer Linie von der Stirn über den Nasenrücken zu den Lippen, auf denen er die eigenen Lippen leicht ruhen läßt.

Der Begleiter zu Füßen des dritten Begleiters fährt mit seiner Zunge in einer Linie von dessen Nabel durch das Schamhaar nach unten zu den Schamlippen, auf denen er die eigenen Lippen leicht ruhen läßt.

Beide Begleiter wiederholen das Mantra der Wahrnehmung und rufen sich das Bild des Yantra zurück. Der Begleiter, der den dritten Begleiter küßt, läßt seine Zunge in dessen Mund gleiten und erhöht leicht den Druck seiner Lippen. Der dritte Begleiter kommt der Zunge entgegen und erwidert den Druck.

Der Begleiter zu Füßen des dritten Begleiters läßt seine Zunge zwischen dessen Schamlippen gleiten, ertastet die Klitoris, übt leichten Druck aus und bewegt sie langsam vor und zurück.

Der dritte Begleiter kann den Kuß erwidern und

Die weiblichen Begleiter rechts und links lassen ihre Finger an der Basis des Penis des dritten Begleiters liegen. Dann umschließen sie den Penis, wobei sich ihre Finger verflechten. Sie gleiten mit den Fingern den Penisschaft hinauf und wiederholen dabei das Mantra der Wahrnehmung.

Der Begleiter wiederholt das Mantra der Wahrnehmung und reagiert auf die ihn berührenden Finger. Er soll das Gefühl haben, als wären es die Finger des ganzen Kreises.

Die beiden Begleiterinnen legen ihre Hände zurück in den Schoß und wiederholen das Mantra der Wahrnehmung.

Dann knien sie sich so hin, daß sie sich vorbeugen und den Begleiter mit der Zunge berühren können. Die Begleiterin zur Rechten des Begleiters beugt sich vor und berührt mit ihrer Zunge seine rechte Brust. Langsam beschreibt sie auf der Brust eine Spirale, die an der Brustwarze endet. Hat sie die Brustwarze erreicht, saugt sie leicht daran.

Dann setzt sie sich auf und wiederholt das Mantra der Wahrnehmung.

Jetzt beugt sich die Begleiterin zur Linken des Begleiters vor und berührt mit ihrer Zunge seine linke Brust. Langsam beschreibt sie auf der Brust eine Spirale, die an der Brustwarze endet. Hat sie die Brustwarze erreicht, saugt sie leicht an ihr.

Dann richtet sie sich auf und wiederholt das Mantra der Wahrnehmung.

Nun beugen sich beide Begleiterinnen gleichzeitig vor und beschreiben mit der Zunge auf der rechten beziehungsweise linken Brust eine Spirale, die an der Brustwarze endet. Haben sie die Brustwarzen er-

Füßen des Begleiters. Dort knien sie sich hin, beugen sich vor und berühren seine Kniescheibe mit der Zunge. Ganz langsam gleiten sie mit der Zunge über das Schienbein nach unten bis zur Oberseite der Füße. Dann heben sie die Füße hoch und fahren mit der Zunge weiter bis zur großen Zehe.

Der Begleiter wiederholt das Mantra der Kontrolle, falls er Angst hat, daß es kitzelt. Da aber nur eine schwache Berührung stattfindet, läßt sich die Empfindung leicht ertragen.

Ohne daß die Zähne mit dem großen Zeh in Berührung kommen, nehmen die beiden Begleiterinnen jetzt langsam die großen Zehen in den Mund, lassen sie hinein- und hinausgleiten und saugen sanft an ihnen.

Der Begleiter wiederholt das Mantra der Kontrolle.

Die beiden Begleiterinnen nehmen nun ihren Mund zurück, stellen die Füße des Begleiters zurück auf den Boden und wiederholen das Mantra der Wahrnehmung.

Eine Begleiterin kniet sich oberhalb des Kopfes des Begleiters hin, die andere zwischen seine Füße. Haben beide die gewünschte Position eingenommen, beugen sie sich vor.

Die Begleiterin am Kopf des Begleiters fährt ihm mit der Zunge in einer Linie von der Stirn über den Nasenrücken zu den Lippen, auf denen sie die eigenen Lippen leicht ruhen läßt.

Die Begleiterin zu Füßen des Begleiters fährt mit ihrer Zunge in einer Linie vom Nabel durch das Schamhaar nach unten zur Basis des Penis, wo sie die eigenen Lippen leicht ruhen läßt.

Beide Begleiterinnen wiederholen das Mantra der

anderes, als daß er die Richtung angibt, wohin sich die einzelnen Begleiter zu drehen haben, wenn sie erneut Gruppen mit einem Begleiter in der Mitte und zwei Begleitern des anderen Geschlechts rechts und links bilden. Unter Umständen muß nicht einmal ein Begleiter aufstehen und einen neuen Platz einnehmen.

Der Führer bleibt auch jetzt abseits der Gruppen, kann sich aber auch einer Gruppe anschließen, falls das von der Zahl her geboten ist.

Wenn die Begleiter ihre neuen Anweisungen erhalten haben, wohin sie sich zu wenden haben, kommen alle dieser Aufforderung nach. Dann setzen sich alle Begleiter und wiederholen still das Mantra der Kontrolle.

Die beiden außen sitzenden Begleiter sehen einander daraufhin genau an, wiederholen dabei das Mantra der Wahrnehmung, und dann beginnen die neugebildeten Gruppen das gesamte Ritual.

Ist das Ritual beendet, setzen sich die Gruppen wieder mit dem Gesicht zur Mitte des Kreises.

Wieder teilt der Führer die Mitglieder des Kreises anders ein und bildet neue Dreiergruppen. Unter bestimmten Umständen muß sich der Führer der Teilnahme enthalten oder aber doch teilnehmen, damit jeder Begleiter die Erfahrung macht, sich dem Kreis zu öffnen.

Erneut vollziehen die Begleiter das Ritual in der bereits geschilderten Weise: die beiden außen sitzenden Begleiter sehen sich an, berühren, küssen und stimulieren dann den Begleiter in der Mitte. Wenn alle Begleiter wieder mit dem Gesicht zur Mitte des Kreises dasitzen, wiederholt jeder Begleiter das Mantra der Kontrolle.

Die sechste Nacht

Das Vorbereiten des Zentrums

Die Farbe der sechsten Zeremonie ist Gelb. Wird das abgeänderte Farbprogramm verwendet, ist die Farbe Rot.

In die Mitte des Raums sollte ein klares Glasgefäß mit gelbem Wasser gestellt werden. Das Gefäß soll eine einzelne gelbe Blüte enthalten.

Auch die Kerzen sollten gelb sein.

Die Farbe Gelb verkörpert das Licht und die Flamme. So wie das Feuer seine Kraft von der Sonne bezieht, wird das Licht des Tages zum Licht der Nacht, welches das Strömen der Energie im Tantra verkörpert.

Vor dem Eintreffen der Begleiter sollten einige gelbe Früchte auf die einzelnen Teller gelegt werden, zum Beispiel einige Bananenscheiben oder Grapefruitstücke.

In die Gläser sollte gelber Likör gegossen werden, etwa Crème de bananes.

Wird das abgeänderte Farbprogramm verwendet, sollten die Früchte rot sein, und anstelle des Likörs sollte Rotwein gereicht werden.

Die Farbe Rot in dieser Zeremonie symbolisiert den roten Kern der Sonne und die Glut des Feuers. Die Kraft des einen wird zur Kraft des anderen. So

ner zu

en gab
rbp-

as.
r:

3

[Beim abgeänderten Farbprogramm ist die Farbe Rot. Der Führer sagt:

ROTER KERN DER SONNE,
ROTER KERN DER GLUT.
DIE KRAFT DES EINEN
IST DIE KRAFT DES ANDEREN,
SO AUCH IM KREIS.]

Der Führer fährt fort:

DIESE NACHT IST DIE SECHSTE NACHT
VON SIEBEN,
DIE NACHT DER VEREINIGUNG,
DIE NACHT DER DREI, DIE EINS WERDEN,
DIE ZUM KREIS WERDEN.

Der Führer trinkt. Die Begleiter trinken. Die Worte des Tantra für die sechste Nacht lauten:

DIE EINFÜHRUNG NÄHERT SICH IHREM ENDE,
WÄHREND WIR UNS AUF DIESE NACHT
VORBEREITEN.
JEDER SOLL DEN ANDEREN ERFORSCHEN.
NIEMAND SOLL ABSEITS STEHEN ODER SICH
ZURÜCKZIEHEN.
DIE RITUALE BRINGEN NEUE FREUDEN
UND VERSTÄNDNIS
UND BIETEN MEHR HERRSCHAFT
ÜBER DIE EIGENE PERSON UND ANDERE.

Der Führer interpretiert die Bedeutung dieser Worte dahingehend, daß die Begleiter sich dem Ende der

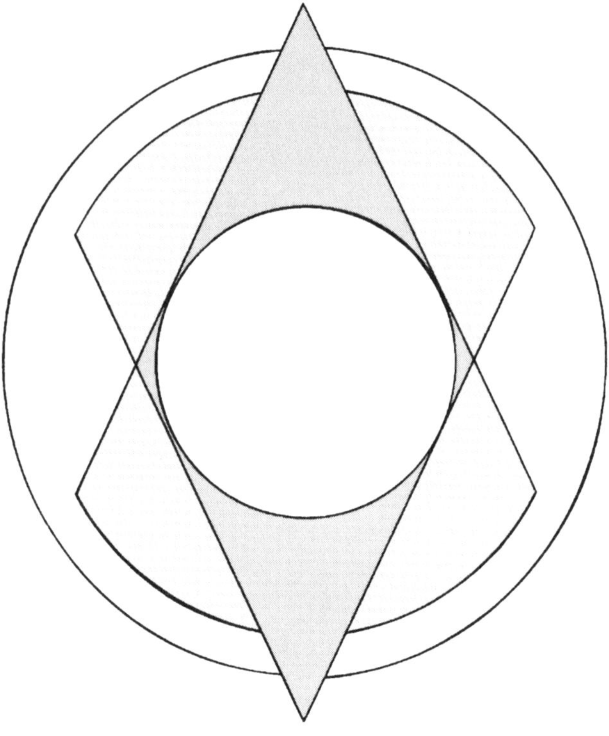

Yantra für die Zeremonie der sechsten Nacht

DIESES YANTRA ZEIGT DIE VEREINIGUNG
DER ZWEI
MIT DEM DRITTEN,
DIE DER KREIS WERDEN.

Dann stellt der Führer das Yantra in die Mitte des Kreises, damit alle es betrachten und sich einprägen können. Gleichgültig welches Yantra verwendet

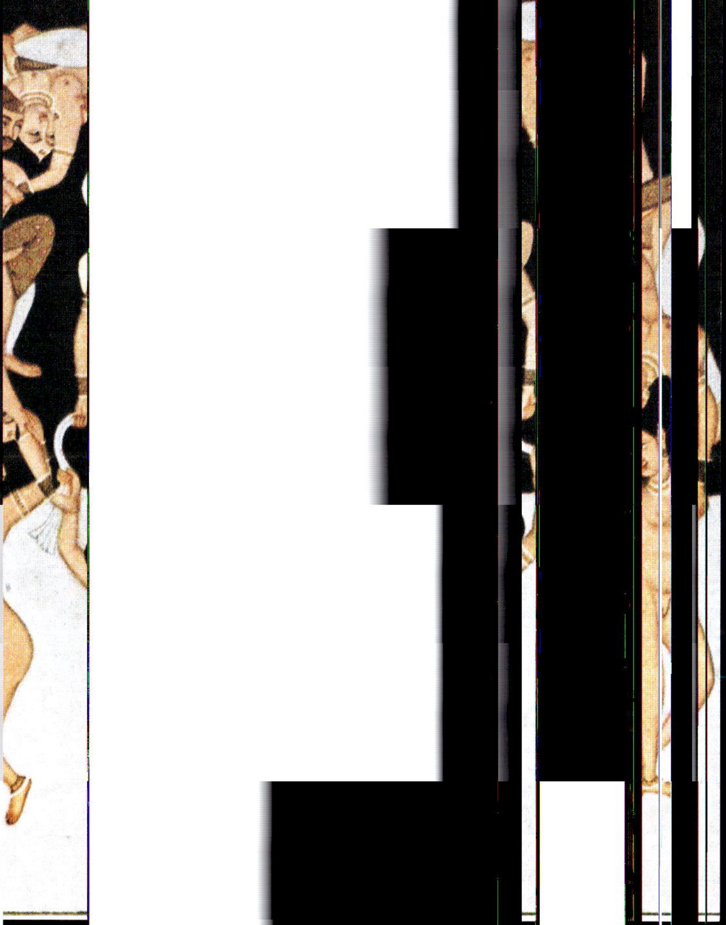

muß mit de s nbolischen Bedeutung der
ie übereinsti n n.

ihrer erklärt, d die beiden Dreiecke, die
h den klein n reis in der Spitze gebildet
tzt mit dem K eis gewachsen und sogar
größeren K ei hinausgewachsen sind. Es
Anschein, al w ren die drei etwas Leben-
sich von inn n ährt und sich ausgedehnt
die Grenze d bekannten Welt gesprengt
nnen hat, je se davon in die Unendlich-
udringen. E is wie bei der Knospe, die
ller wird, bi si ihre Hülle sprengen muß.
spe, aus der in Blüte wird.

rer beantw te Fragen und entfernt dann
.

l der Gemei sa keit

r bleibt entw ed in der Mitte des Kreises,
itual zu bege e oder schließt sich einem
Kreises an, u e zu einer Dreiergruppe zu

rer spricht d s antra der Wahrnehmung.
leiter wieder o n das Mantra der Wahr-
schließen di A gen und berühren lang-
Stirn mit de eigefinger. Sie wiederho-
ntra der Wa r hmung. Dann fahren sie
inger von d r irn nach unten über die
e zu den L p n. Sie wiederholen das
r Wahrneh u und legen dann die
ück in den S h .

Vorgang wir z eimal wiederholt. Beim

zweitenmal soll der Begleiter das Gefühl haben, die Finger gehören einem anderen; außerdem soll sich das Empfinden ganz auf das Gesicht beschränken. Beim drittenmal soll der Begleiter das Gefühl haben, daß das Gesicht einem anderen gehört, die Finger aber den Begleitern gehören, und alle Empfindungen durch sie ausgelöst werden.

Die Begleiter wiederholen das Mantra der Wahrnehmung, sitzen dann mit im Schoß gefalteten Händen da und schließen die Augen.

Wenn der Führer sieht, daß alle Begleiter die Hände im Schoß liegen haben, sagt er:

JEDER SOLL DEN ANDEREN ERFORSCHEN.
NIEMAND SOLL ABSEITS STEHEN ODER SICH
ZURÜCKZIEHEN.
DIE RITUALE BRINGEN NEUE FREUDEN
UND VERSTÄNDNIS.

Die Begleiter öffnen die Augen.

Das Ritual der sechsten Zeremonie wird mit drei Begleitern begangen, nur selten mit zweien.

Der Führer teilt die Mitglieder des Kreises in Dreiergruppen ein. In den meisten Fällen heißt das lediglich, daß er angibt, wer sich nach rechts beziehungsweise nach links zu wenden hat und wer weiterhin das Gesicht der Mitte des Kreises zuwendet. Weil es vielleicht ein wenig kompliziert ist, sich die verschiedenen Kombinationsmöglichkeiten vorzustellen, enthalten die Erläuterungen am Ende des Buchs eine graphische Darstellung, auf die man im Bedarfsfall zurückgreifen kann.

Sind die Begleiter vom Führer einmal in Dreier-

ruhig da und las
orbereitung auf s
ase des Rituals

ß zwei Gruppenm
der dritte sich zw
stellen, daß die b
s gleiche Geschlec
zende Begleiter d
st. Falls es in dies
rteilt der Führer b

gleiter blicken sic
legen ihr Gewan
ksamkeit sollten si
nen, in die sie sic
ihnen möglich is
len sich als zwe
aß sie dem dritten
dastehen, sondern
regung, eine sexu-

das erreicht zu
hen ihnen sitzen-

as der Wahrneh-
ntra erscheint auf
istigen Auges.
iter strecken jetzt
dem Zeigefinger
Fingerspitzen lie-
en, ohne sich zu

Beide Begleiter lassen still das Mantra der Wahrnehmung ertönen.

Die beiden Begleiter fahren mit dem Zeigefinger um die Augen des dritten Begleiters nach unten über die Wangen, berühren die Nasenflügel und gleiten weiter nach unten zu den Mundwinkeln, wo sie innehalten.

Die Begleiter lassen zweimal das Mantra der Wahrnehmung ertönen.

Die beiden Begleiter fahren mit den Fingerspitzen ganz langsam zur Mitte des Mundes des dritten Begleiters und lassen sie dort liegen. Sie berühren die Lippen und den Finger des anderen. Die Kraft der drei Begleiter ist somit zum erstenmal vereint.

Die drei Begleiter wiederholen dreimal still das Mantra der Wahrnehmung.

Die beiden außen sitzenden Begleiter nehmen den Finger von den Lippen des dritten Begleiters und ziehen ihm das Gewand aus. Das sollte langsam und mit Bedacht geschehen. Der eine Begleiter lockert den Gürtel, der andere läßt das Gewand von den Schultern gleiten. Man läßt das Gewand zu Boden fallen, wo es später weggenommen wird.

Die beiden außen sitzenden Begleiter nehmen ihre alte Position mit Blick auf den dritten Begleiter wieder ein und wiederholen das Mantra der Wahrnehmung. Die beiden Begleiter strecken jetzt eine Hand aus und berühren mit den Fingerspitzen ganz leicht die Schulter des dritten Begleiters. Die Berührung sollte dem Berührten zum einen Lust bereiten, zum andern sollte sie dazu beitragen, den Körper des anderen durch die Berührung kennenzulernen. Die beiden Begleiter sollten sich während der gesamten

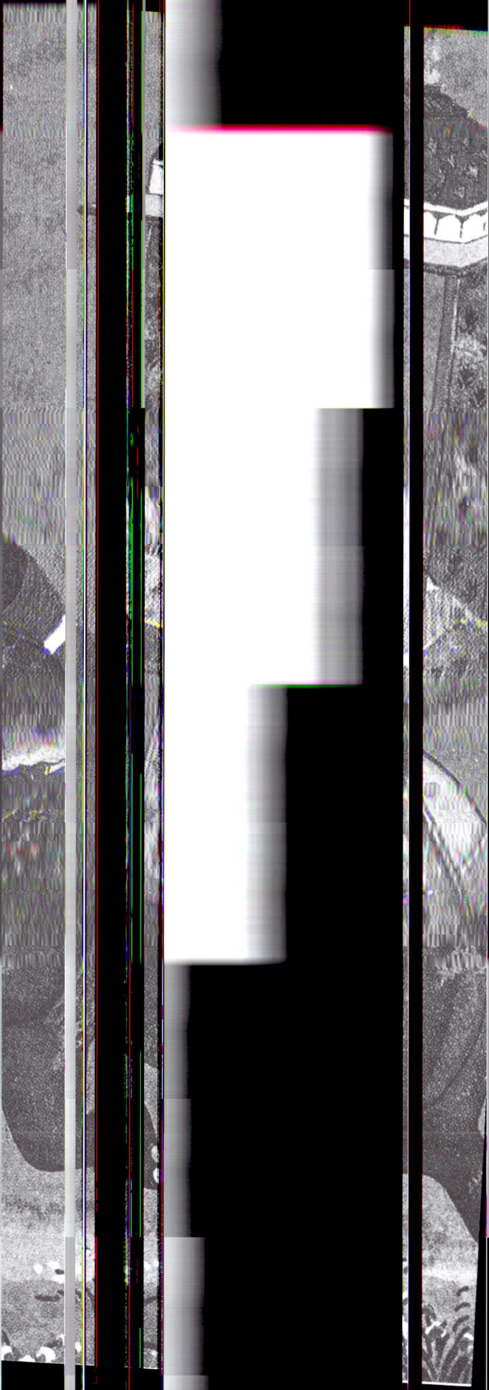

Phase des Rituals dieses doppelten Zwecks der Berührung bewußt sein.

Die beiden fahren mit den Fingerspitzen von der Schulter des dritten Begleiters zu dessen Brust. Sie sollten versuchen, sich im Gleichklang zu bewegen, als gehörten die Finger einer einzigen Person. Der dritte Begleiter sollte sich wie von Fingerspitzen umgeben vorkommen.

Die beiden außen sitzenden Begleiter sollten auf der Brust des dritten Begleiters Spiralen beschreiben, die an den Brustwarzen enden. Sie sollten die Brustwarzen sanft und langsam zwischen Daumen und Zeigefinger rollen und die Brust intensiv stimulieren. Dann legen die beiden Begleiter die Hand zurück in den Schoß und wiederholen das Mantra der Wahrnehmung.

Der dritte Begleiter legt sich nun auf den Rücken, die Füße der Mitte des Kreises zugewandt, die Knie gespreizt und die Arme neben dem Körper.

Die beiden außen sitzenden Begleiter strecken wieder die Hand aus und berühren den Begleiter in der Mitte mit den Fingerspitzen unmittelbar oberhalb des Nabels. Die Finger der beiden Begleiter sollten sich nicht berühren, sich aber synchron bewegen.

Die beiden Begleiter fahren langsam mit den Fingern über den Bauch des dritten Begleiters nach unten bis an den oberen Rand des Schamhaars, wo sie innehalten, dreimal das Mantra der Wahrnehmung sprechen und sich das Bild des Yantra ins Gedächtnis rufen. Das Dreieck, in das einzudringen sie sich anschicken, ist das erste Dreieck des Yantra der Gemeinsamkeit.

Die beiden Begleiter fahren dann mit den Fingern

ich d Ge talien,
las an de Wahr-

be ht de Dreier-
so be i Ge-
hm vo er ei der
ng w i der
ko lla n t der
de ße nden
vei K te ation
die ide Be eiter

ieg vä nd die-
oss n ge da
ühr ge er bei-
upt ge erl oll
e le in oll
rt w er
n de i er-
die ge es n-
sie S u o-
ie va m ie
eite nac u n

ant de Wa -
ren n ge .
te si de

ind zu k
ntr en Wah

18

Dann knien sich die beiden Begleiter neben die Frau, das Gesicht ihrer Brust zugewandt. Sie beugen sich vor und berühren mit der Zunge die ihnen nächstliegende Brust. Wieder beschreiben sie Spiralen, die an der Brustwarze enden. Haben sie die Brustwarzen erreicht, saugen sie leicht an ihnen.

Dann setzen sich die beiden Begleiter auf und wiederholen das Mantra der Wahrnehmung.

Nun richtet sich die Begleiterin auf und kniet sich zwischen die beiden Männer. Sie wendet sich dem Begleiter zu ihrer Linken zu und nimmt ihm das Gewand ab. Dann berührt sie seine Stirn mit dem Zeigefinger und fährt mit ihm über die Nase nach unten zu den Lippen, wo sie verweilt.

Sie wiederholt das Mantra der Wahrnehmung.

Dann fährt sie mit dem Finger nach unten übers Kinn, Hals, Brust und Bauch und durch das Schamhaar bis zur Basis des Penis. Dort verweilt sie und wiederholt zweimal das Mantra der Wahrnehmung.

Dann nimmt sie die Hand zurück, wendet sich dem Begleiter zur Rechten zu, nimmt ihm das Gewand ab und fährt ihm wie dem anderen Begleiter mit dem Finger von der Stirn zu den Lippen, spricht das Mantra der Wahrnehmung und gleitet dann weiter bis zur Basis des Penis, wo sie erneut ein Mantra der Wahrnehmung spricht und dann die Hand zurücknimmt und in den Schoß legt.

Die Berührung der beiden Begleiter durch die Frau ist eine Form der Begrüßung, die Anerkennung des anderen Wesens.

Die Frau legt sich nun mit gespreizten Beinen, geschlossenen Augen und den Händen neben dem Körper auf den Rücken.

Beide Begleiter wiederholen das Mantra der Wahrnehmung.

Der zwischen den Beinen der Frau kniende Begleiter rutscht weiter nach oben und bringt die Spitze seines Penis an die Öffnung ihrer Vagina. Die Begleiterin sollte ihre Position gegebenenfalls leicht ändern, um dem Mann dabei zu helfen.

Der am Kopf der Frau kniende Begleiter beugt sich vor und berührt mit seinen Lippen den Mund der Frau, berührt sie aber nicht mit den Händen. Sie öffnet die Lippen, um seine Zunge aufzunehmen, greift mit den Händen nach oben zum Penis und hält ihn zwischen den Handflächen.

Der zwischen den Beinen der Frau kniende Begleiter führt langsam seinen Penis in ihre Scheide ein. Die Frau öffnet sich, um ihn aufzunehmen.

Hat der Begleiter am Kopf der Frau seine Zunge tief in ihren Mund eingeführt, verhält er sich völlig regungslos und wiederholt das Mantra der Wahrnehmung.

Hat der Mann zwischen den Beinen der Frau seinen Penis tief in ihre Scheide eingeführt, verhält er sich völlig regungslos und wiederholt das Mantra der Wahrnehmung.

Sobald die Begleiter aufhören sich zu bewegen, sollte die Frau ebenfalls regungslos verharren und sich auf den Penis zwischen ihren Händen, die Zunge in ihrem Mund und den Penis in ihrer Scheide konzentrieren. Nach einigen Augenblicken sollte die Begleiterin mit ihrer Zunge auf die des Mannes reagieren, seinen Penis mit ihren ihn umschließenden Fingern masturbieren und mit Bewegungen ihrer Hüften und Kontraktionen der Schei-

Die beiden Begleiterinnen lassen die Finger jetzt beim Mann zur Basis des Penis gleiten, dessen Schaft sie umschließen, wobei ihre Finger sich verflechten.

Der Mann spricht das Mantra der Wahrnehmung und spürt, wie er die ihn umschließenden Finger der Frauen durchdringt.

Die beiden Frauen legen die Hände zurück in den Schoß und wiederholen das Mantra der Wahrnehmung.

Dann knien sich die beiden Frauen so hin, daß sie der Brust des Mannes zugewandt sind, beugen sich vor und beschreiben auf seiner Brust mit der Zungenspitze Spiralen, die an den Brustwarzen enden. Haben sie die Brustwarze erreicht, saugen sie leicht an ihnen. Dann setzen sich die beiden Frauen auf und wiederholen das Mantra der Wahrnehmung.

Nun richtet sich der Mann auf und kniet sich zwischen die beiden Frauen. Er wendet sich der Begleiterin zu seiner Linken zu und nimmt ihr das Gewand ab. Ist das geschehen, berührt er ihre Stirn mit der Spitze seines Zeigefingers und fährt damit über die Nase bis zu den Lippen, wo er innehält.

Er wiederholt das Mantra der Wahrnehmung.

Dann fährt er mit dem Finger über das Kinn und den Hals nach unten zur Brust, berührt beide Brustwarzen und gleitet dann über den Bauch und durch das Schamhaar zum oberen Anfang der Schamlippen.

Dann wiederholt er das Mantra der Wahrnehmung.

Er nimmt die Hand zurück, wendet sich der Begleiterin zu seiner Rechten zu, nimmt ihr das Gewand ab und wiederholt seine Handlungen – er fährt

men beide Frauen ihre Hände zurück und setzen sich auf die Fersen.

Beide Begleiterinnen wiederholen das Mantra der Wahrnehmung.

Die über den Schenkeln des Mannes kniende Frau richtet sich auf und rückt vor und läßt sich dann langsam wieder so weit nach unten sinken, daß der Penis des Mannes sich direkt an der Öffnung ihrer Vagina befindet.

Die Begleiterin am Kopf des Mannes beugt sich vor und berührt mit ihrem Mund seine Lippen, sonst aber nichts.

Der Mann hebt die Arme und sucht die Vulva der Frau. Er drückt die Finger zwischen die Schamlippen und öffnet gleichzeitig seine Lippen, um ihre Zunge aufzunehmen.

Wenn die Frau ihre Zunge tief in seinen Mund eingeführt hat, verharrt sie regungslos und spricht das Mantra der Wahrnehmung.

Wenn die rittlings auf den Schenkeln des Mannes kniende Begleiterin den Penis des Mannes tief in sich spürt, sollte sie jede Bewegung einstellen und das Mantra der Wahrnehmung wiederholen.

Der Begleiter sollte ruhig daliegen und sich konzentrieren auf die Zunge in seinem Mund, auf die offenen Lippen der Vagina, die er mit seinen Fingern berührt, und auf die andere Vagina, in der sich sein Penis befindet. Er sollte das Mantra der Wahrnehmung wiederholen.

Nach einigen Augenblicken sollte der Mann mit seiner Zunge auf die der Frau reagieren und anfangen, ihre Klitoris mit den Fingern zu massieren. Gleichzeitig sollte er mit den Hüften nach oben

nur die Richtung angeben muß, wohin sich die Begleiter zu drehen haben.

Der Führer hält sich wieder entweder abseits der Gruppe oder schließt sich zwei anderen Begleiterinnen oder Begleitern an, falls das von der Zahl der Mitglieder des Kreises her geboten erscheint.

Wenn die Begleiter ihre neuen Anweisungen erhalten haben, wohin sie sich wenden sollen, geht die gesamte Gruppe zur nächsten Phase des Rituals über.

Mit Ausnahme des Abnehmens der Gewänder ist die zweite Phase mit der ersten identisch, wobei es nur eine Veränderung bei den Personen in den einzelnen Gruppen und die Änderung des Geschlechts des dritten Begleiters gibt. Diese Änderung erfolgt entweder in der zweiten oder dritten Phase, was davon abhängt, wie der Führer den Kreis neu einteilt.

Nach Beendigung der zweiten Phase sitzen alle Begleiter wieder mit dem Gesicht zur Mitte des Kreises.

Wieder bildet der Führer neue Dreiergruppen aus den Mitgliedern des Kreises.

Erneut vollziehen die Begleiter das Ritual, vom Sichansehen über das Berühren und Küssen bis zum Geschlechtsverkehr.

Wenn alle Begleiter wieder dasitzen und das Gesicht der Mitte des Kreises zuwenden, wiederholt jeder das Mantra der Kontrolle. Falls sich ein Begleiter zu schnell von der Dreiergruppe zurückgezogen oder den sexuellen Höhepunkt noch nicht erreicht hat, sollte er sich durch Stimulieren bis an den Rand des Orgasmus bringen und dann das Mantra der Kontrolle sprechen.

Die nachfolgenden Rituale entsprechen denen der vorangegangenen Nächte.

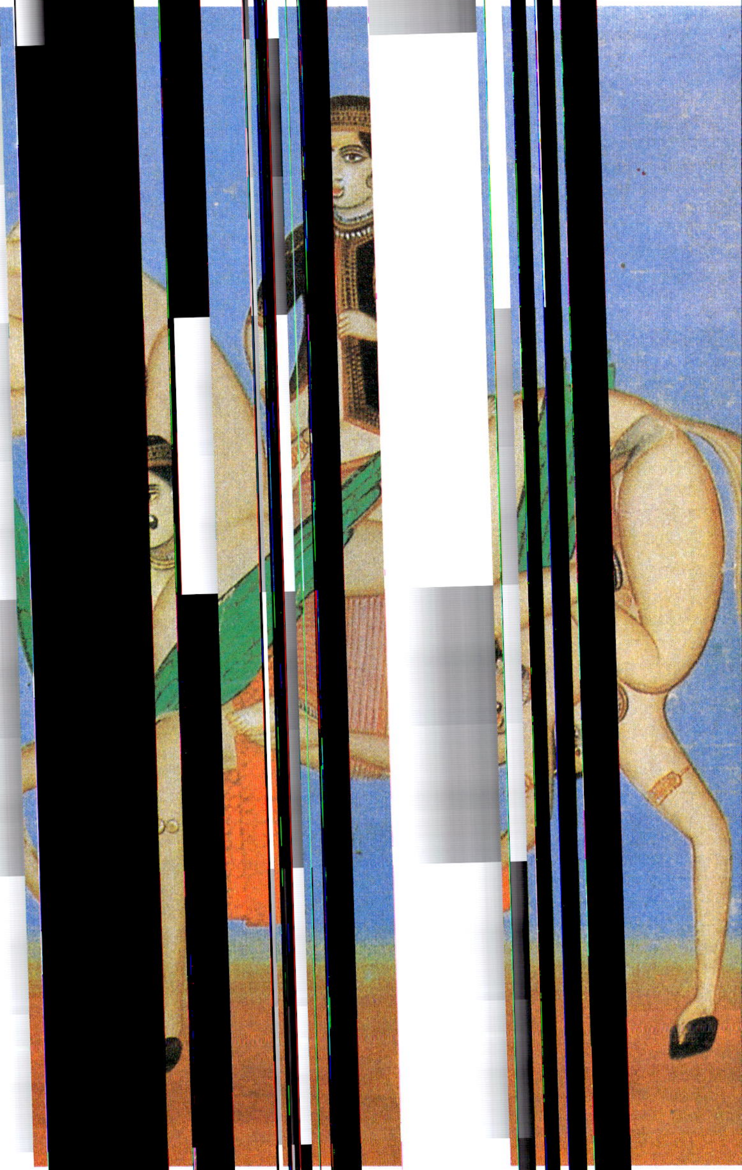

her gemeinsam vollzogen haben, sollten getrennt werden.

Worte und Symbole für die siebente Nacht

Der Führer spricht die tantrischen Worte:

AM ANFANG WAR EINER.
DANN WAREN ZWEI.
UND DIE ZWEI WAREN VIELE.
UND DIE VIELEN WURDEN ZUM EINEN.

Der Führer hält inne und sagt dann:

JEDER VON UNS KOMMT ALS EINER.
WIR WERDEN ZUM KREIS.
DER KREIS SIND DIE VIELEN.
DER KREIS IST DER EINE.

Der Führer hält erneut inne und hebt dann sein Glas. Die Begleiter heben ihr Glas. Dann sagt der Führer:

WEISS IST DIE KÄLTE DES EISES,
WEISS IST DIE HITZE DES FEUERS,
WEISS IST DAS LICHT
DES UNENDLICHEN.

Der Führer fährt fort:

DIESE NACHT IST DIE SIEBENTE NACHT,
DIE NACHT DER VIELEN,
DIE ZUM KREIS WERDEN.

DAS MANTRA DER WAHRNEHMUNG:
OMMM AHDI OMMM
DAS MANTRA DER KONTROLLE:
PAHHH SAHHH O-MAHMMM
DAS MANTRA DES ÜBERGANGS:
OMMM DAHHH AHH
DAS MANTRA DER KANALISIERUNG:
AHH NAHH YAHH TAUNNN.

Bevor die Rituale beginnen, wiederholen die Begleiter jedes Mantra laut, um ihr Gedächtnis aufzufrischen. Der Führer stellt das Yantra mit folgenden Worten vor:

DIESES YANTRA ZEIGT
DAS AUFBLÜHEN DES KREISES
SO WIE DER LOTUS BLÜHT!

Dann stellt der Führer das Yantra in die Mitte des Kreises, damit alle es betrachten und sich einprägen können.

Der Führer erklärt, daß die beiden Dreiecke die Blumenblätter der Lotusblüte sind. Aber tief im Innern des Kreises ist schon der Kern zu erkennen, der sich ebenfalls entfalten will.

Tantra ist der Makrokosmos, die ganze Entfaltung zum Unendlichen hin.

Die Zeremonie der siebenten Nacht kennt keine Demonstration wie die vorangegangenen sechs Nächte. Der Führer wird Teil des Kreises, und der Kreis ist vollständig.

Der Führer wiederholt die Worte:

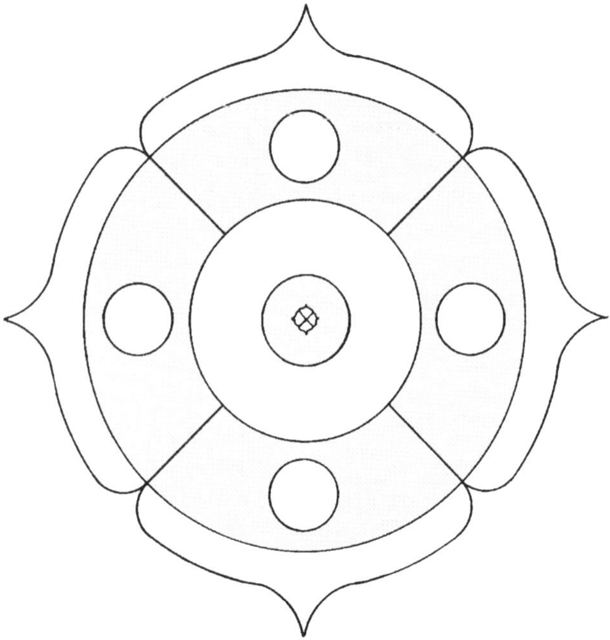

Yantra für die Zeremonie der siebenten Nacht

DIESE NACHT IST DIE SIEBENTE NACHT,
DIE NACHT DER VIELEN,
DIE ZUM KREIS WERDEN.

Das Ritual des Reigens

Das Ritual der siebenten Nacht wird vom gesamten Kreis begangen. Es wird erwartet, daß alle Mitglieder des Kreises mit den Einzelheiten des Rituals vertraut sind. Es müßte sich eigentlich erübrigen, daß der

[illegible]

und betrachtet diesen Mund als den Mund des Kreises.

Jeder Begleiter streckt den Zeigefinger aus und berührt damit den Zeigefinger des Partners, und jeder betrachtet den Zeigefinger als den Zeigefinger des Kreises.

Laßt alle Begleiter ihre Hände zurück in den Schoß legen und das Mantra der Wahrnehmung wiederholen.

Die Begleiter nehmen den Begleiterinnen jetzt ganz langsam das Gewand ab. Die Begleiterinnen bewegen sich nicht.

Wenn die Begleiter die Gewänder der Frauen haben zu Boden gleiten lassen, wiederholen sie dreimal das Mantra der Wahrnehmung.

Dann strecken sie die Hand aus und berühren mit den Fingerspitzen deren Stirn.

Sie wiederholen das Mantra der Wahrnehmung.

Langsam fahren sie mit den Fingerspitzen zu den Ohren des Partners, dann zu den Nasenflügeln und weiter nach unten zu den Mundwinkeln.

Sie wiederholen das Mantra der Wahrnehmung.

Die Männer fahren mit den Händen seitlich am Hals der Partnerin nach unten zur Mitte der Brust und dann nach außen zu den Brüsten, auf denen sie Spiralen beschreiben, die an den Brustwarzen enden.

Sie wiederholen das Mantra der Wahrnehmung.

Die Begleiter fahren mit den Fingern von den Brüsten der Frau zum Nabel, wo sie verweilen und das Mantra der Wahrnehmung sprechen. Dann gleiten sie mit den Fingern weiter nach unten zum oberen Rand der Schamhaare, verweilen erneut, wiederholen das Mantra der Wahrnehmung und wandern

Händen weiter, bis die Finger rechts und links der Basis des Penis liegen.

Die Frauen wiederholen das Mantra der Wahrnehmung und gleiten dann mit den Fingern behutsam den Penis entlang bis zur Eichel, wo sie verweilen und leicht drücken.

Beide Partner wiederholen laut das Mantra der Wahrnehmung, und die Frauen nehmen die Finger zurück und legen die Hände in den Schoß.

Beide Partner sitzen einen Augenblick ruhig da.

Wenn beide sich bereit fühlen, nicken sie sich zu.

Haben beide ihre Bereitschaft zu erkennen gegeben, stehen sie auf und legen das Gewand beiseite. Die Frau setzt sich an ihren Platz im Kreis zurück, während der Mann hinter ihr stehen bleibt.

Sind alle bereit, legen sich die Frauen mit gespreizten Beinen und ausgestreckten Armen auf den Rükken. Ist der Kreis groß genug, berühren sich die Hände der Frauen und sollten miteinander verschränkt werden, die rechte Handfläche nach oben, die linke nach unten.

Gleichgültig wie viele Frauen im Kreis sind, sie sollten es so einrichten, daß ihre gespreizten Beine sich berühren.

Diese Position lehnt sich an das Yantra der siebenten Zeremonie an und ist das Symbol der Blüte der Blume. Jede Frau ist eins der Blumenblätter, und die Blumenblätter bilden gemeinsam die volle Blüte.

Die Männer spenden der Blume Leben, die ihrerseits dann einen neuen Kreis ins Leben ruft.

Die Männer knien sich jetzt nieder, beugen sich vor, bringen ihre Lippen in die Nähe der Lippen des Partners und berühren sie mit der Zunge. Die Frauen

Ganz langsam senken sie den Körper und führen den Penis so tief wie möglich in die Scheide der Frau ein. Keiner der Partner bewegt sich, während beide still das Mantra der Wahrnehmung wiederholen.

Allmählich beginnt der Mann mit den Bewegungen des Beischlafs, und die Frau reagiert entsprechend. Erreicht einer der Partner die Grenze des Orgasmus, hält er inne und gibt dem anderen durch eine Berührung an der Schulter zu verstehen, ebenfalls zu unterbrechen. Beide wiederholen dann das Mantra der Kontrolle, und der Mann zieht sich langsam von der Frau zurück und setzt sich zurück auf die Fersen. Es ist wünschenswert, wenn auch nicht erforderlich, daß beide gleichzeitig die Grenze des Orgasmus erreichen. Erreicht ein Partner diesen Punkt, ist dies das Zeichen für den Mann, von der Frau abzulassen, selbst wenn der andere noch nicht an der Grenze zum Orgasmus war.

Einige Mitglieder haben zwar unter Umständen ein solches Maß an Beherrschung erlangt, daß sie ohne Orgasmus lange Zeit koitieren können, doch müssen sie sich bei der siebenten Zeremonie davon lossagen und sich zeitlich den anderen anpassen. Wir müssen uns vor Augen halten, daß gerade bei dieser Zeremonie der einzelne völlig mit der Gruppe verschmilzt, und jeder Begleiter nur ein Teil des Kreises ist. Wenn sich alle Männer von den Frauen zurückgezogen haben und wieder auf den Fersen sitzen, stehen sie auf und wenden den Frauen das Gesicht zu. Dann machen sie einen Schritt nach rechts, so daß sie zwischen den Beinen der Frau zu ihrer Rechten stehen.

Die Frauen bleiben auf dem Rücken liegen und be-

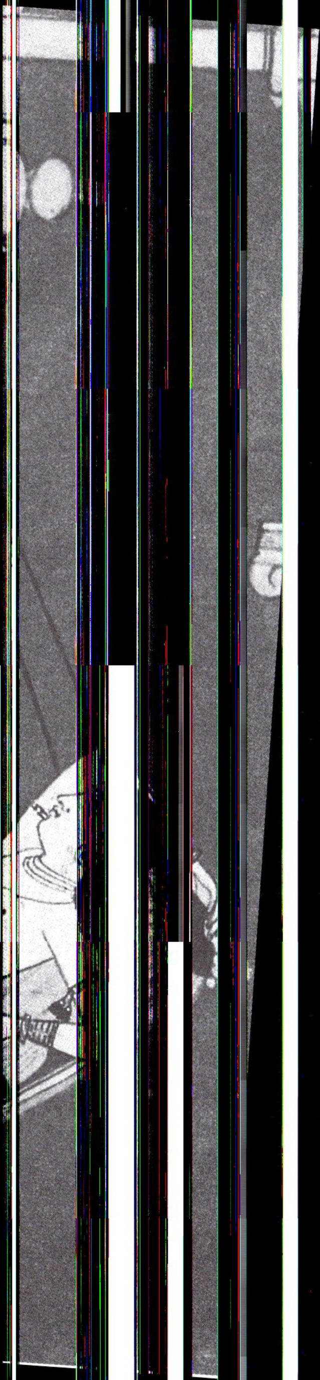

reiten sich darauf vor, den neuen Begleiter zu empfangen.

Die Männer knien sich hin und bringen ihren Körper in eine solche Stellung, daß sie den Penis in die Scheide der Frau einführen können.

Ganz langsam senken sie den Körper und führen den Penis so tief wie möglich in die Scheide der Frau ein. Keiner der Partner bewegt sich, während beide still das Mantra der Wahrnehmung wiederholen.

Allmählich beginnt der Mann mit den Bewegungen des Beischlafs, und die Frau reagiert entsprechend. Erreicht einer der Partner die Grenze des Orgasmus, hält er inne und gibt dem anderen durch Berühren der Schulter zu verstehen, ebenfalls zu unterbrechen.

Beide wiederholen dann das Mantra der Kontrolle, und der Mann zieht sich langsam von der Frau zurück und setzt sich auf die Fersen.

Haben sich alle Männer von den Frauen zurückgezogen und sitzen auf den Fersen, erheben sich alle und gehen zu der Frau rechts von ihnen.

So geht jeder Mann von einer Frau zur nächsten, und jede Frau empfängt jeden Mann, bis alle Frauen jeden Mann empfangen haben.

Ist der Mann wieder bei der Frau, mit der er das Ritual zuerst vollzogen hat, tritt er zur Seite, so daß sie aufstehen kann. Dann nimmt er ihren Platz ein und legt sich, die Füße zur Mitte des Kreises weisend, auf den Rücken. Die Beine werden nicht gespreizt, die Arme nicht ausgestreckt; er läßt die Beine vielmehr geschlossen und legt die Arme seitlich neben den Körper.

n Symbol er Staubgefäße der Blüte, chtung erfo gt durch ihn.

knien sich etzt am Kopf der Männer sich vor nd berühren mit den Lip- Zunge de Mund des Mannes. Die die Lipp und nehmen die Zunge

iehen die unge zurück, beugen sich berühren ie Brust des Mannes mit gsam besc reiben sie auf der rechten ale, und w nn sie die Brustwarze er- sie leicht ihr. Danach beschreiben auf der lin en Brust und saugen wie- r Brustwar e.

sich die auen zurück und setzen sen.

auen auf d n Fersen sitzen, erheben chseln de Platz. Diesmal knien sie er die Bein des männlichen Partners. ewegen si nicht.

iederholen as Mantra der Wahrneh- ich dann r und berühren mit der n Nabel d Partners. Langsam fah- unge durc das Schamhaar zur Basis verweile und still das Mantra der iederhole

die Frauen angsam mit der Zunge f, nehmen ie Eichel in den Mund tsam, bis r Mann stark erregt ist. ren in die ttlings kniende Position lerholen d Mantra der Wahrneh-

iederhole das Mantra der Wahrnehmung und, wenn notwendig, das Mantra der Kontrolle.

Haben alle Frauen wieder die kniende Position eingenommen, setzen sie sich rittlings über die Männer und lassen sich ganz langsam sinken, so daß der Penis des Mannes so tief wie möglich in sie eindringt.

Keiner der Partner bewegt sich, und beide wiederholen sie still das Mantra der Wahrnehmung.

Allmählich beginnt die Frau mit den Bewegungen des Beischlafs, und der Mann reagiert entsprechend.

Erreicht einer der Partner die Grenze des Orgasmus, hält er inne und gibt dem anderen durch Berühren der Schulter zu verstehen, ebenfalls aufzuhören. Beide wiederholen dann das Mantra der Kontrolle, und die Frau zieht sich langsam vom Mann zurück und nimmt wieder die rittlings kniende Position ein.

Die Frau, die ihren Orgasmus vielleicht besser steuern kann als der Mann, muß besonders darauf achten, sein Signal nicht zu übersehen und sich so zurückzuziehen, daß er nicht noch mehr gereizt wird. Wenn sich alle Frauen von den Männern zurückgezogen haben und wieder rittlings über ihnen knien, erheben sie sich und wenden den Männern das Gesicht zu. Dann machen sie einen Schritt nach rechts, bis sie breitbeinig über dem Mann zu ihrer Rechten stehen.

Die Männer bleiben auf dem Rücken liegen und bereiten sich darauf vor, die Frauen zu empfangen und zu durchdringen.

Die Frauen knien sich rittlings über die Beine der Männer und lassen sich langsam sinken, so daß der

des Mannes s e s wie möglich durch-
. Keiner der P rtn egt ch, und beide
rholen sie still as I der Wahrnehmung.
nählich beginnt die it d n Bewegungen
ischlafs, und d r M gier entsprechend.
icht einer der art Gre ze des Orgas-
nält er inne u d em nderen durch
en der Schulte zu eher ebenfalls auf-
n. Beide wied rho n s Mantra der
lle, und die rau sich angsam vom
zurück und him ede die rittlings
e Position ein.
n sich alle Frau en n M nnern zurück-
n haben und wied r ih en knien, er-
sie sich und gehe Ma n rechts von

ht jede Frau v n e Iann zum anderen,
der Mann em fän du chdringt jede
s alle Männer lle emp ingen haben.
die Frau zu hre rüng chen Partner
nehmen beid ih end Stellung im
ieder ein und bere ch a das Mantra
alisierung vor.
nschließenden Ritu pre en denen der
gangenen Näc te ren Ausnahme:
ente Zeremoni ve daß bei den Spei-
r jeden bedie . J ise muß also auf
igenen Teller grei den Diese stehen
Begleitern und we n ih en weiterge-
o daß jeder et as nt. eitergereicht
mer nach links.
Begleiter hat se n ei Wein las, aus dem
ndere trinken asse

Sind die Begleiter fertig, gehen sie auseinander.

Der Kreis besteht nicht mehr.

Man kann mit anderen Begleitern neue Kreise bilden, denn das Kanalisieren der gewaltigen vom Kreis erzeugten Kräfte sollte fortgesetzt werden.

Der Kreis des Tantra wird dabei neu erstehen.

Erläuterungen

Farbprogramme

Da Tantra die Sinne des Menschen anspricht, sind seine Rituale und Zeremonien so angelegt, daß sie soviel sinnliche Stimulation wie möglich gewähren, um die Erzeugung und Kontrolle der sexuellen Kräfte zu steigern. Aus diesem Grund sollte man im Zusammenhang mit den tantrischen Zeremonien alle Anregungen und Vorschriften beachten, die das Auge, das Ohr, den Tast-, den Geruchs- und den Geschmackssinn betreffen.

Immer wieder taucht die Frage der Kosten auf, und wir haben das berücksichtigt. Gewänder in verschiedenen Farben können gewaltig ins Geld gehen. Auch das Servieren unterschiedlicher Liköre ist für den Geldbeutel des einen oder anderen vielleicht zuviel. Und vielleicht verbietet es sich auch, Parfums, besondere Kerzen, ausgefallene Speisen und erlesene Weine zu verwenden.

Deshalb stehen zwei Farbprogramme zur Auswahl. Die folgende Aufzählung soll das Zusammenstellen erleichtern. Sie umfaßt das volle und das abgeänderte Farbprogramm und nennt auch die jeweilige symbolische Bedeutung. Ausführlichere Erklärungen zur Symbolik der einzelnen Farben findet der Leser in den Kapiteln über die jeweilige Zeremonie.

Volles Farbprogramm

Zeremonie	*Farbe*	*Symbolik*
1. Nacht	Grün	Wasser des Lebens – Anfang
2. Nacht	Blau	Himmel – Zur Sonne – Zum unendlichen Licht
3. Nacht	Violett	Rand des Alls – Verbindung mit dem Unendlichen
4. Nacht	Rot	Fernster Stern – Zentrum der Geburt
5. Nacht	Orange	Morgensonne – Abendsonne
6. Nacht	Gelb	Licht des Tages – Licht der Flamme
7. Nacht	Weiß	Licht des Unendlichen

Abgeändertes Farbprogramm

Zeremonie	*Farbe*	*Symbolik*
1. Nacht	Rot	Blut der Geburt des Universums
2. Nacht	Rot	Dämmerung – Zum unendlichen Licht
3. Nacht	Rot	Brennende Sonne – Reinste Kraft
4. Nacht	Rot	Fernster Stern – Zentrum der Geburt
5. Nacht	Rot	Strahlen des Sonnenaufgangs – Strahlen des Sonnenuntergangs
6. Nacht	Rot	Kern der Sonne – Kern des Feuers
7. Nacht	Weiß	Licht des Unendlichen

Speisen

Den Speisen kommen bei den Zeremonien des Tantra-Kreises zwei Bedeutungen zu. Die erste ist symbolischer Art und soll beim Übergang von der

welt draußen zu[illegible]neren Welt des Tantra
Diese Speisen [illegible]en bei der Willkom-
emonie zur Ein[illegible]mung gereicht und be-
us Fruchtstücke[illegible]r -scheiben. Die Früch-
rechen dem Farb[illegible]ramm und seiner Sym-

dienen die Früc[illegible]ls Nahrungsmittel und
bei dem Fest zu[illegible]zehr angeboten.
genden eine Zu[illegible]nenstellung von Früch-
gereicht werd[illegible]önnen. Es kann aber
le andere Fruc[illegible]nommen werden, die
reffenden Farbp[illegible]amm paßt, denn nicht
Frucht kommt e[illegible] an, sondern auf ihre

schluß an diese [illegible] folgt eine Zusammen-
von Speisen, di[illegible] für die Feste bei den
ien eigenen.

MUNG (VOLLES FAR[illegible]ROGRAMM)

Farbe	Frucht
Grün	Grüne Tr[illegible]ben, Feigen, Melone
Blau	Blaube[illegible] Pflaumen, blaue [illegible]en
Violett	Pflaum[illegible]unkle Trauben, dunkl[illegible]en
Rot	Erdbee[illegible]Kirschen, Himbeeren
Orange	Orang[illegible]irsiche, Aprikosen, Mandari[illegible]
Gelb	Banan[illegible]apefruit, Ananas
Weiß	Kokos[illegible]Äpfel, Birnen, Maulb[illegible]

EINSTIMMUNG (ABGEÄNDERTES FARBPROGRAMM)

Zeremonie	*Farbe*	*Frucht*
1.–6. Nacht	Rot	Rote Trauben, Erdbeeren, Kirschen, Himbeeren, rote Pflaumen, Granatäpfel, rote Grapefruit
7. Nacht	Weiß	Kokosnuß, Äpfel, Birnen, Maulbeeren

Fest

Für die während des Festes gereichten Speisen und Getränke ist kein Farbprogramm vorgeschrieben. Die folgende Auflistung sind Vorschläge für Speisen, die mit Zimmertemperatur aufgetragen und ohne Besteck gemäß den Anweisungen gegessen werden können. Die Liste ist in die drei Gruppen unterteilt, aus denen die Speisen für jede Zeremonie ausgewählt werden müssen.

Fleisch: Rindfleisch, Huhn, kalter Braten, Schinken, Lammfleisch, Aufschnitt, Pastete, Würstchen, Truthahn

Fische und Meeresfrüchte: Sardellen, Kaviar, Muscheln, Krabben, Flußaal, geräucherter Fisch, Hering, Hummer, Austern, Rogen, Lachs, Garnelen, Thunfisch

Getreideprodukte: Brot oder Toast, kleine Kuchen, Gebäck, Käsegebäck, Plätzchen, Cracker, Blätterteiggebäck, Krapfen, Eclairs, Früchtebrot, Löffelbiskuit, Petits Fours, Quiche, Sandwiches, Apfelstrudel, Fleischpastetchen, Törtchen

... die während der Tantra-Zeremonien ge-
... haben, w... d... Speisen, zwei Bedeu-
... e ist symbolischer Art und gilt für die
... stimmung. ... zweite Aufgabe besteht
... t zu dienen und gilt für die Zeit, in der
... nien das Fest gefeiert wird.

... mmen wird Likör empfohlen, weil er
... etränk ist, mit dem man die gesamte
... Farbprogramm nachvollziehen kann.
... geänderte Farbprogramm wird Wein
... n die Farben Rot und Weiß reichen aus.
... Fest empfohlene Getränk ist wieder
... und Art hängen vom Geschmack des
... der Begleiter und davon ab, wieviel
... will.

... r eine Aufzählung von Likören, die
... rbprogramm passen. Man kann selbst-
... uch jeden anderen passenden Likör

... s Farbprogramm)

	Likör
	Chartreuse, Crème de menthe,
	Absinth
	Blauer Curaçao
...t	Parfait Amour, Stonsdorfer, Prunelle
	Crème de noyau, Schlehenlikör
...ge	Orangefarbener Curaçao, Amaretto, Mandarine

Zeremonie	*Farbe*	*Likör*
6. Nacht	Gelb	Danziger Goldwasser, Crème de bananes, Izzara
7. Nacht	Weiß	Crème de cacao, Anisette, Kümmel, Cointreau

Gruppierung der Begleiter

Die folgenden Darstellungen sollen bei der Gruppierung der Begleiter zur fünften und sechsten Zeremonie helfen. Auf den ersten Blick erscheint es vielleicht einfach, was es aber nicht ist, denn es müssen unterschiedlich starke Begleitergruppen so aufgestellt werden, daß jeder Begleiter das gesamte Ritual erleben kann.

Nach Möglichkeit sollte ein Begleiter zwischen zwei Begleitern des anderen Geschlechts postiert sein, wenn das in den Ritualen verlangt wird. Das ist vielleicht nicht immer möglich, und es kann vorkommen, daß eine Gruppe nur aus zwei Begleitern unterschiedlichen Geschlechts besteht. Der Führer sollte jedoch alles versuchen, um die Konstellation Einer-zwischen-zweien zu verwirklichen. Jeder Begleiter sollte außerdem die Gelegenheit erhalten, ein Begleiter zwischen zweien zu sein.

In einigen Fällen verlangen die Rituale drei wechselnde Gruppierungen, wobei jedoch nicht jeder Begleiter der eine zwischen zweien sein kann. Vielleicht arrangiert der Führer dann eine vierte Anordnung, um das auszugleichen. Eine solche vierte Anordnung steht in vollem Einklang mit der grundlegenden Philosophie des Tantra-Kreises und kann eingeführt werden, wann immer es angebracht erscheint.

ie … Be…it… ungerade (sieben, neun, …), w… Füh… z…m Teil des Kreises, so daß …ne … Zah… erg…t. Im folgenden werden …isp… ger… r …eilnehmerzahl gebracht.

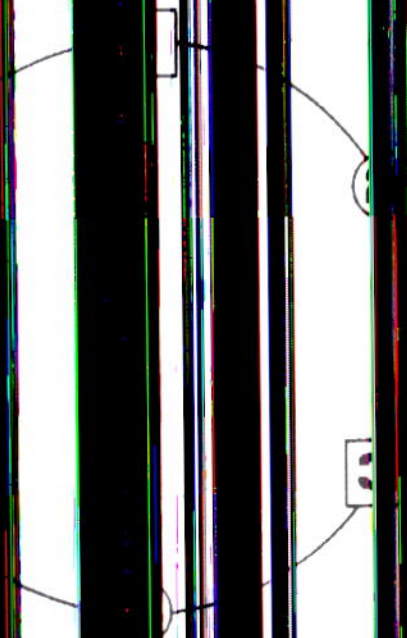

…iter
…gen

…weit … 1–4 … 6–5 …

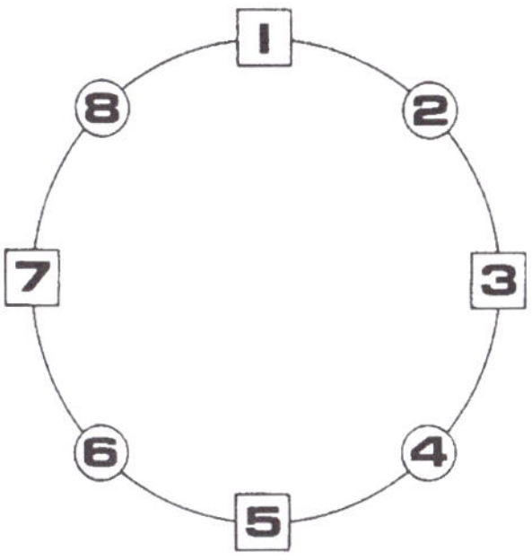

Acht Begleiter
Gruppierungen:

Erste	Zweite	Dritte	(Vierte)
1–3	8–3–4	2–1–6	2–7–8
4–5–6	5–6–7	5–8–7	1–4–3
7–8	2–1	3–4	5–6

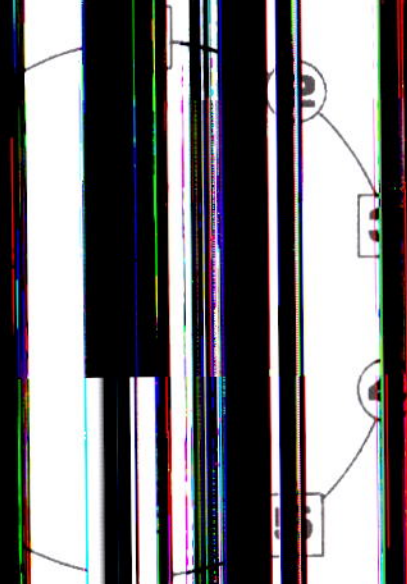

…ler
…gen:

…eite … …erte)
3–4 … 10–3
6–7 … 9–4
9–10 … 6–7

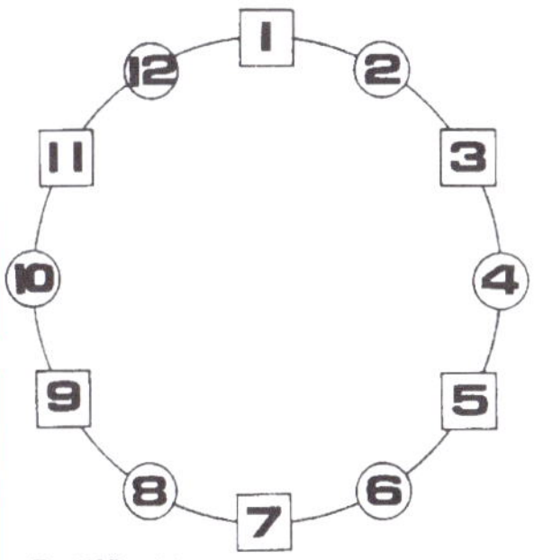

Zwölf Begleiter
Gruppierungen:

Erste	Zweite	Dritte
1–2–3	2–3–4	12–1–2
4–5–6	5–6–7	3–4–5
7–8–9	8–9–10	6–7–8
10–11–12	11–12–1	9–10–11

Literaturverzeichnis

Avalon, Arthur: *Tantra. A Translation from the Sanskrit,* London 1913.

Ayyar, A. S. P.: *Hitopadesa Stories and the Panchatantra,* Madras 1960.

Bendall, C.: ›Tantrákhyána. A Collection of Indian Tales‹, in *Journal of the Royal Asiatic Society,* Bd. 20, London 1888.

Dawa-Samdup, Kazi: *Shrichakrasmbhāra Tantra. The Buddhist Tantra,* London 1919.

Edgerton, Franklin: *The Panchatantra,* London 1965.

Garrett, John: *Tantra. The Legends of Tantra,* Bangalore 1865. Hertel, Johannes: *Tantrakhyayika: The Tantra. Legends and Rituals,* Boston 1915 (Harvard Oriental Series, Bd. 14).

Mudaliyar, Tandavaraya: *Tantra. Panchatantram. Interpretation of Rituals,* Madras 1891.

Nath Dutt, Manmatha: *Mahānirvāna Tantram. Interpretation of Tantric Doctrine and Ritual,* Kalkutta 1900.

Rambach, Pierre: *The Secret Message of Tantric Buddhism,* Genf 1979.

Rice, Stanley: *Indian Fables and Stories from the Panchatantra,* London 1924.

Ryder, Arthur W.: *Panchatantra,* Chicago 1925.

Sadagopachariar, M. C.: *The Third Story of Tantra. A Study of Tantric Meaning,* Madras 1889.

Sasparasi, P. J.: *Tantra: Text and Teaching,* Kalkutta 1901.

Snellgrove, D. L.: *Hevajra Tantra,* 2 Bde., London 1959.

Tantras, Recherches sur la symbolique et l'énergie de la parole dans certains textes tantriques, Paris 1963.

Winfred, S.: *Tamil. A Tantra Translation*, Madras 1873.

Im O. W. Barth Verlag erschien:

Mookerjee, Ajit/Khanna, Madhu: *Die Welt des Tantra in Bild und Deutung,* München 1978.

… des 18. und 19. Jahrhun-
… ur Verfügung:

… erlin:

… aus dem Verlagsarchiv des

HEYNE BÜCHER

Sexualität, Liebe und Partnerschaft

Erika Berger
Die Körpersprache der Erotik
08/9440

Alan P. und Donna Brauer
ESO - Extensiver Superorgasmus
Wie Sie und Ihr Partner höchste Erfüllung finden
08/9404

Michael & Dorothy Clark
Sexual Joy
Liebe, Erotik und Sexualität in der Partnerschaft
08/9345

Barbara DeAngelis
Happy together
Liebe beginnt im Kopf - der mentale Weg zu mehr Harmonie und sexueller Erfüllung
08/9431

Naura Hayden
Wie man eine Frau befriedigt
01/8735

Naura Hayden
Wie man ein guter Liebhaber wird
01/9052

Warwick Williams
Wenn die Liebe erlahmt
Potenzstörungen - psychische und körperliche Ursachen der Versagensängste
08/9446

Dr. Maurice Yaffe / Elisabeth Fenwick
Happy Sex für Sie
Mehr Spaß am Sex
08/9362

Dr. Maurice Yaffe / Elisabeth Fenwick
Happy Sex für Ihn
Mehr Spaß am Sex
08/9363

Wilhelm Heyne Verlag
München

…i… Sex…ität

…ch… T… as jeden v… eschäftigt!

Außerdem …c…

Sam Keen
Die Lust …d… …e
Leidensch… …l… …form
19/229

Sina-Aline …ei…
Lust an d… U… fung
19/193
Mut zur I… u…
19/212

…8

…ne Verla…
…hen

Sina-Aline Geissler

»Eine Frau braucht Mut, wenn sie sich zu ihrer Lust an der Unterwerfung bekennen will - und sei es nur in ihren erotischen Phantasien.«

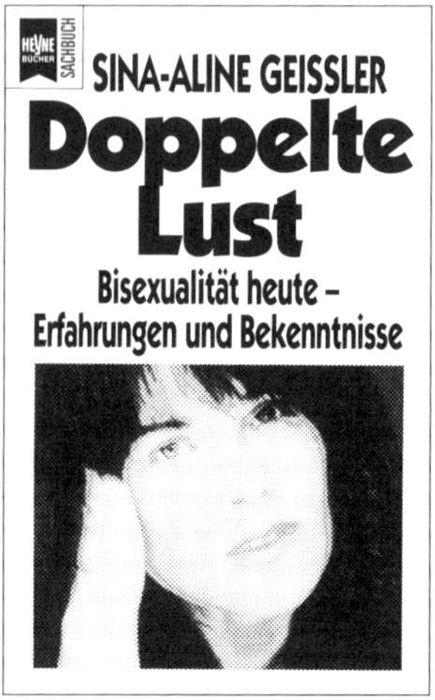

19/340

Weitere Titel von Sina-Aline Geissler im Heyne-Taschenbuch:

Lust an der Unterwerfung
Frauen bekennen sich zum Masochismus
19/193

Mut zur Demut
Erotische Phantasien von Frauen
19/212

Der Lolita-Komplex
Wenn ältere Männer junge Frauen lieben
19/261

Freundin oder Feindin
Rivalität zwischen Frauen
19/279

Wilhelm Heyne Verlag
München

…e Romane

…sinnliches Verlangen und verzeh-

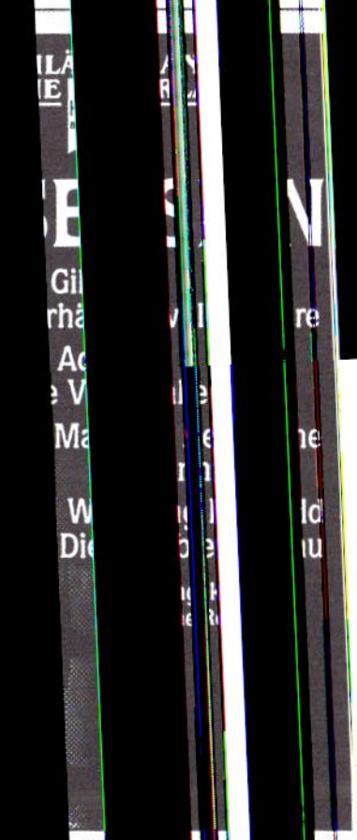

Außerdem erschienen:

Sinnlichkeit
50/31

Lust
50/40

Sex
50/50

Begierde
50/56

Leidenschaft
50/61

Super-Sex
50/67

…ne Verlag
…hen

HEYNE BÜCHER

Erotische Romane und Erzählungen

Aufregende literarische Entdeckungen von befreiender Offenheit, ausgezeichnet mit dem renommiertesten spanischen Literaturpreis für Erotik.

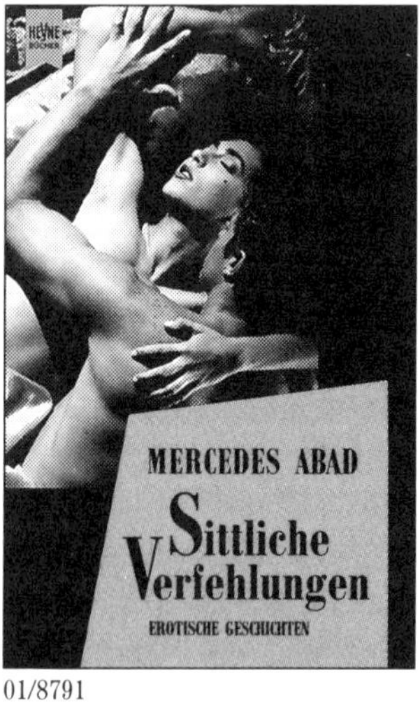

01/8791

Außerdem lieferbar:

Alicia Steimberg
Amatista
Roman
01/8761

Leopoldo Azancot
Verboten
Roman
01/8775

Wilhelm Heyne Verlag
München

Zu diesem Buch

Als sie schon weit über siebzig Jahre alt war, wurde sie für ihre neurologischen Forschungen mit dem Medizin-Nobelpreis ausgezeichnet. Mit neunundachtzig Jahren hat sie ein Buch geschrieben, das sich mit dem Alter und seinen Chancen auseinandersetzt. Sie erklärt, wie unser Gehirn auch im hohen Alter noch bestens funktionieren kann. Das Gehirn gleicht den natürlichen Verlust der Zellen durch bessere Nutzung der verbliebenen Zellen aus: Wenn wir im Alter intensiv leben, unseren Kopf trainieren und das tun, was uns Spaß macht, entstehen im Gehirn mehr Verästelungen und alternative Schaltkreise. Rita Levi Montalcini erzählt außerdem von berühmten Menschen, die diese These stützen, weil sie bis ins hohe Alter aktiv waren: Michelangelo, Galileo Galilei, David Ben Gurion, Bertrand Russell und Pablo Picasso.

Rita Levi Montalcini, geboren 1909 in Turin, studierte Medizin. Nach dem Krieg wurde sie als Professorin an die Washington University in St. Louis berufen. Dort lehrte sie fast dreißig Jahre. In dieser Zeit entdeckte sie das Protein, das das Nervenwachstum steuert. 1986 wurde sie dafür mit dem Nobelpreis ausgezeichnet. Sie schrieb zahlreiche Bücher und lebt heute in Rom.

Der Verlag steht den Inhabern der Rechte in bezug auf eventuell nicht ermittelte Bildquellen und Zitate zur Verfügung.

Abbildungen auf den Seite 87, 96, 110, 122 und 141: Archiv für Kunst und Geschichte, Berlin

Ungekürzte Taschenbuchausgabe
1. Auflage Januar 2001
2. Auflage Juli 2001
© 1998 Baldini & Castoldi International
Titel der italienischen Originalausgabe:
»L'asso nella manica a brandelli«
© der deutschsprachigen Ausgabe:
1999 Piper Verlag GmbH, München
Umschlag: Büro Hamburg
Stefanie Oberbeck, Katrin Hoffmann
Umschlagabbildung: Giovanni Giovannetti / Effigie s. n. c. agenzia
Satz: Satz für Satz. Barbara Reischmann, Leutkirch
Druck und Bindung: Clausen & Bosse, Leck
Printed in Germany   ISBN 3-492-23234-5

Inhalt

Für Paola,
*die »beim Malen … eine Form von Magie« zum Ausdruck bringt, »deren Ziel es ist, zwischen der Welt und uns zu vermitteln«.**

Rita

* Pablo Picasso, in: Françoise Gilot und Carlton Lake, *Leben mit Picasso.*

An aged man is but a paltry thing,
A tattered coat upon a stick, unless
Soul clap its hands and sing, and louder sing
For every tatter in its mortal dress …

Ein [illegible] Mann ist nur ein mindres Ding,
Ze[illegible] T[illegible]h an einem Stock, soweit
N[illegible] Se[illegible] Beifall klatsche, lauter sing
[illegible] Verschliß in ihrm sterblichen Kleid.

W. B. Yeats*

* W. B. Yeats, Werke I, Ausgewählte Gedichte, Neuwied und Berlin 1970, S. 157, Übertragung Werner Vordtriede.

[illegible]ung

[illegible]ch meine, d[illegible]ß das Schicksal die Hälfte unse-
[illegible]rer Handlun[illegible]en bestimmt, aber über die an-
[illegible]dere Hälfte l[illegible]ßt es uns selbst entscheiden.

Niccolò Machiavelli[1]

[illegible]al aller leben[illegible]n Organismen, ob sie nun [illegible]er Tierreich a[illegible]gehören, daß sie in ihrem [illegible]schnitt allmäh[illegible]ich, aber stetig dem Verfall [illegible] dieser kün[illegible]igt das Ende aller Lebens-

[illegible]nschlichen Spezies ist dieser alters- [illegible] allerdings sehr viel auffälliger und [illegible]atischere F[illegible]rmen an als bei den übri- [illegible]d zwar aus d[illegible]eierlei Gründen. [illegible]ängere Da[illegible]er unseres Lebens. Der [illegible]der Verschleiß unserer Organe, wie er [illegible]ßeren oder geringeren Maß besonders [illegible]chen Kompo[illegible]nten offenbart. Und der [illegible]Ablehnung a[illegible]er Menschen in unserer

[illegible]e, leidvolle Niedergang, dem wir als [illegible]ies ausgesetzt sind, wird von Jona- [illegible]apitel von *[illegible]ullivers Reisen* meister- [illegible]nem orientalischen Land leben auf [illegible]Geschöpfe, die von Geburt an ein Mal [illegible]braue tragen, das sie als Unsterb- [illegible]ennoch ver[illegible]äuft ihr Leben auf die [illegible]er sterblichen Lebewesen, und ihr [illegible]er Verfall, der erst mit achtzig Jah- [illegible]mer weiter zu, ohne daß der Tod diesem Schicksal wie bei allen übrigen Lebewesen ein Ende setzt. Der Autor beschreibt Erscheinungsbild und Verhalten dieser Menschen auf folgende Weise: »Wenn sie nun das achtzigste Jahr erreichten, das in diesem Land als äußerste Grenze des Lebens betrachtet werde, so zeigten sie nicht allein alle Torheiten und Schwächen anderer alter Leute, sondern noch viel mehr, die eine Folge der furchtbaren Aussicht, niemals zu sterben, seien. Sie wären nicht allein eigensinnig, verdrießlich, habgierig, mürrisch, eingebildet und geschwätzig, sondern auch der Freundschaft unfähig und unempfänglich für jede natürliche Zuneigung, die sich nie über ihre Enkel hinaus erstreckte. Neid und ohnmächtige Begierden sind ihre vorherrschenden Leidenschaften. Die Gegenstände aber, auf die sich ihr Neid hauptsächlich zu richten scheint, sind die Laster der jüngeren Leute und der Tod der alten. Wenn sie an die ersteren denken, so werden sie sich bewußt, daß sie von jeder Möglichkeit des Vergnügens ausgeschlossen sind, und wenn sie einen Leichenzug sehen, so klagen und murren sie, daß andere in einen Hafen der Ruhe eingegangen sind, den zu erreichen sie selbst niemals hoffen können ... Sie werden von allen Schichten des Volkes verachtet und gehaßt ... und die Frauen sahen noch scheußlicher aus als die Männer. Neben der üblichen Ungestaltheit hohen Alters zeigten sie im Verhältnis zur Zahl ihrer Jahre eine erhöhte Grausigkeit, die nicht zu beschreiben ist ...«[2]

Die schwerwiegenden Folgen des altersbedingten Verfalls nicht durch den Tod beenden zu können, wie es bei den Struldbrugs oder den Unsterblichen der Fall ist, wird von Swift als tragisches Schicksal geschildert. Und es soll den Menschen als Mahnung dienen, nicht nach einer Verlängerung ihres Lebens auf unbestimmte Zeit zu streben.

Die erschreckende Beschreibung des körperlichen Verfalls der Unsterblichen ließ den Autor wie auch seine Zeit-

sse glauben, daß diese E twicklung zum Negativen
di eistigen Fähigkeiten beträfe. Und diese Vorstel-
be rscht uns noch heute Es ist die landläufige Mei-
d sich die Senilität so vohl im körperlichen wie
im rebralen Bereich ab eichnet.
w ger dramatisch hab n Autoren aller Zeiten die
de gen beschrieben, d e beim Menschen in die-
as les Lebens vor sich gehen. Leopardi drückt
Fu t vor dem nahenden Alter auf folgende Weise

. W wird mir, wenn ich d s
te erhaßte Schwelle au
ch che zu vermeiden, di ser Wille nützen,
nn ese stummen Augen en Herzen
de und auch sich selbst lie Welt zeigen
d zukünftgen Tag, der noch viel bleierner ist
d v düsterer als der gege wärtige?
s a ngen mit diesen mei en Jahren?
s is it mir selbst?
eu verd ich das wohl un l oft,
n h ohne Trost, in die rgangenheit blicken.

sic iese pessimistische Sichtweise durch die
zu tätigen scheint, daß ie Fälle von geistigem
z Beispiel der Alzhei er Krankheit im Alter
zu hmen, dürfen wir n cht vergessen, daß es
u pathologische Form n handelt. Dies sind
ck haften, durch ein h hes Alter bedingten
ng
Tu s Cicero, der im er ten Jahrhundert vor
bt schilderte in seine Schrift *Cato Maior*
te Vorzüge und Nacht ile des Alters. Dabei
h ht nur auf die eigen persönliche Erfah-

rung, sondern hauptsächlich auf die des großen Cato, der fünfundachtzig Jahre alt wurde.

Das Alter sollte ebenso wie die vorhergehenden Phasen des Lebens gelebt werden. Keineswegs sollte bedauert werden, daß durch die Anzahl der Jahre unsere ehemaligen Vorzüge und Vorteile verloren gegangen sind: »Das Leben hat seine bestimmte Bahn, und es gibt nur einen Weg der Natur, und der ist einfach; und jeder Lebensabschnitt hat seine Zeit zugemessen bekommen: die Schwäche der Kinder, die Wildheit der Jugend, der Ernst des Mannesalters und die Reife des Greisenalters haben etwas Naturgemäßes, das zu seiner Zeit ergriffen sein will ... Nicht durch Kraft oder körperliche Behendigkeit und Schnelligkeit werden große Leistungen vollbracht, sondern durch besonnenen Rat, das Gewicht der Person, gereiftes Urteil: Eigenschaften, die im Alter nicht verlorenzugehen, sondern sogar noch zuzuwachsen pflegen.«[3]

Ciceros Behauptung ist um so erstaunlicher, als weder zu seinen Lebzeiten noch in den darauffolgenden Jahrhunderten bekannt war, daß der altersbedingte Verfall, von dem wir als Angehörige der menschlichen Spezies heimgesucht werden, zwar durchaus unser Aussehen beeinträchtigt, aber normalerweise nicht im gleichen Maße unser Gehirn betrifft – jenes Organ, das die geistigen Aktivitäten des Homo sapiens bestimmt.

Diese Fähigkeiten können sich auch noch in den späten Altersphasen des Lebens in einer völlig neuen Art und Weise manifestieren. Ein Phänomen, das paradox erscheinen mag und dennoch auf wissenschaftlichen Daten beruht, die nicht von der Hand zu weisen sind.

Die diesbezüglichen jüngsten Erkenntnisse bilden das zentrale Thema der vorliegenden Abhandlung. Dabei wird sich die Betrachtung im wesentlichen auf die Komponen-

…ns beschränken, die beim Menschen die …ten und Erkenntnisse bestimmen.

…n Geheimnis, wie die astronomisch hohe …ltungen im Gehirn, die unsere geistigen …uern, auch noch im hohen Alter wirkungs- …en können. Dieses Problem ist, wie unzäh- …ute noch völlig ungelöst, doch kann es als …hrung des Lebens durchaus noch faszinie-

ter: Theorien u d Strategien
Vergleich

Das Leben ... als ob man ein Bild malte, nicht als ob ... n eine Summe zöge.

O. Wendell Holmes Jr.[4]

ßen Mehrzahl der vo Geriatern geschriebenen
ird das Alter von ei m optimistischen Stand-
betrachtet. Dagegen etonen nur wenige Auto-
icht zu der oben g nannten Kategorie gehö-
egativen Aspekte un definieren das Alter in
simistischen Sinn od r geradezu als Katastro-
diesen Autoren rag n zwei bemerkenswerte
keiten hervor: Simo e de Beauvoir und Nor-
io.
iker der beklemmen en Schilderung des Ver-
erlicher und geistige Fähigkeiten ist der Text
ir. Sie beschreibt das lter nach dem üblichen
als »eine Art Gehe nnis, dessen man sich
über das zu sprecher sich nicht schickt«.
mfangreichen Abhan lung mit dem Titel *Das*
vor ihrem eigenen intritt in das Alter ge-
at, drückt sich die torin folgendermaßen
berwiegenden Mehr ahl jedoch erwarten die
s Alter in Traurigkeit der voller Auflehnung.
n noch mehr Widerw en ein als der Tod.«[5]
so pessimistische H ung nimmt Norberto
er, auf die Neunzig zu ehend, in seinem Buch
De senectute folgend Behauptung aufstellt:
alten Menschen ... i die Vergangenheit ...
Zukunft ist offen fü die Einbildungskraft,

und sie gehört dir nicht mehr. Die Welt der Vergangenheit dagegen ist die Welt, wo du dich mit Hilfe der Erinnerung in dich selbst zurückziehen kannst ... Der alte Mensch lebt von Erinnerungen und für die Erinnerungen ...«[6]

Im Gegensatz zu Bobbio bin ich der Ansicht, daß das Alter nicht in der Erinnerung an vergangene Zeiten gelebt werden sollte, sondern mit der Planung der eigenen Aktivitäten für die Zeit, die einem noch bleibt – sei es für einen Tag, einen Monat oder auch für Jahre. Und dabei sollten wir hoffen, noch all die Projekte realisieren zu können, die uns in jungen Jahren nicht möglich waren.

Einwände erheben kann man auch gegen Beauvoirs Behauptung, daß der alte Mensch seit jeher Gegenstand der Ablehnung von seiten der Gesellschaft gewesen sei. Dem steht die verbriefte Tatsache gegenüber, daß in verschiedenen Epochen und Ländern der alte Mensch zumindest in der patriarchalischen Familie als achtunggebietendes Oberhaupt und Zeuge für Kultur und Tradition angesehen wurde. Denn er gab die gelebte Erfahrung weiter und erfreute sich des Respekts und der Wertschätzung der Familienmitglieder. Sie bedienten sich seines Wissens bei all den Handlungen, die noch immer in der gleichen Weise ausgeführt wurden wie zu früheren Zeiten. Als solcher wurde der alte Mensch daher akzeptiert und war ein wesentlicher Bestandteil der Gesellschaft, der er angehörte.

Aus wieder anderen Gründen ist der alte Mensch auch in primitiven Kulturen oder Stammesverbänden, die oft beschönigend als Entwicklungskulturen bezeichnet werden, weder isoliert noch Objekt der Verachtung. Vielmehr bleibt er ein aktiver Teil der Gesellschaft, die von jedem ihrer Mitglieder verlangt, daß es vom frühesten Kindesalter bis ins hohe Alter bei der Bewältigung der schwierigen Aufgabe mitwirkt, die Forderungen des Alltags zu erfüllen. In einer solchen Gesellschaft bleibt keine Zeit, [illegible] die Probleme des Alters oder den Sinn der eige[illegible] Existenz nachzudenken.

[illegible] gegenwärtigen Epoche hat die reißende Geschwin[illegible] der schwindelerregenden wissenschaftlichen und [illegible]ogischen Entwicklung eine statische Gesellschaft [illegible] höchst dynamische verwandelt und den alten Men[illegible] an den Rand gedrängt, da er weder im Besitz des [illegible] Wissens noch jener Erfahrungen ist, die den neuen [illegible]ionen von Nutzen sind.

[illegible]o ist der Alptraum des Alters entstanden, nicht [illegible] der körperlichen Beschwerden, die es mit sich [illegible]ondern hauptsächlich aufgrund der Angst, von der [illegible]haft abgelehnt zu werden. Aus diesem Grund [illegible] viele den traurigen Versuch, das Alter mit Make-up [illegible]schen, worin sie von ausgeklügelten Werbespots [illegible]z werden.

[illegible]en der medizinischen Altersforschung empfehlen [illegible]mittel zu den Leiden, die alte Menschen heim[illegible] ein gesundes und sportliches Leben: »*Mens sana* [illegible] *sano*«.

[illegible] die Gesundheit in allen Abschnitten des Lebens [illegible]tige Rolle spielt – ganz besonders im letzten – [illegible]ese Trumpfkarte, die jedes menschliche Wesen [illegible]cht allein auf dem Wohlbefinden des Körpers. [illegible]st es auch vonnöten, über die Wirkungsmecha[illegible]s wundervollen Organs, das das Gehirn des [illegible]en darstellt, Bescheid zu wissen.

[illegible]ich ist es von grundlegender Bedeutung, wenn [illegible] Apparat oder eine Maschine auf die bestmög[illegible] einsetzen will, genau über ihren Aufbau, ihre [illegible]d Funktion Bescheid zu wissen.

[illegible]läo-neolithischen Zeit, in der sich die ersten [illegible] ihren Einbäumen und Flößen auf die Meere [illegible]sich an der Position der Gestirne orientierten, bis zu den Zeiten der See- und Raumfahrt und bis zum heutigen Tag, da wir Menschen uns einen Zugang zu den stratosphärischen Räumen erobert haben, sind wir in zunehmendem Maße auf die Hilfe ständig weiter entwickelter Instrumente angewiesen. Begonnen hat das alles bei dem »primitiven« Kompaß, dann kamen der Funkverkehr und das Radar mit all seinen elektronischen Instrumentarien, die die Raumfahrtsatelliten zur Bestimmung ihres Kurses benötigen.

An der Schwelle zum dritten Jahrtausend sollten sowohl Jugendliche als auch Erwachsene Zugang haben zu einer Reihe von Anleitungen für den angemessenen Gebrauch der kognitiven und emotionalen Leistungen, die das Gehirn erbringt. Grundlegend wichtig wird dieses Problem, wenn wir uns der letzten Phase unseres Lebens nähern, denn es ist ein Problem, mit dem sich in den kommenden Jahren eine immer größere Anzahl alter Menschen auseinandersetzen muß.

Das Ziel der hier vorliegenden Abhandlung ist es, die dazugehörigen Strukturen des Gehirns – wenn auch nur abrißartig – zu beschreiben: von der elementaren Grundeinheit, dem Neuron, bis zu den komplexen Strukturen der Hirnrinde, von denen alle geistigen Prozesse bestimmt werden.

Das Verständnis dieser Strukturen sowie ihrer Funktionen ist unerläßlich für die vernünftige Vorbereitung auf das kommende Alter. Beginnt jemand damit bereits in jungen Jahren, werden die gezeitigten Ergebnisse sogar noch wertvoller sein.

en im Labyrinth

das vordere Ende an d Tor des s, sobald sie dich dort ineinge- ben. Und gib acht, wer du den ickelst, daß du ihn nich zerreißt, dich entfernst ...[7]

e Ariadne, die Toch r des fen, der dazu verurte t war, en, in dem er dem M otau- Opfern zum Fraß vor wor- gab sie dem jungen elden ssen Hilfe er den Au gang

auf das hier Bezug g om- schlungen als das, wa von nzige Unterschied be teht t dazu bestimmt ist, um ern Orientierungshil zu irr der Wege und P de, irns bilden.

aß aus seinem Gehi – de und sein Vergnü n, verschiedenen ande n dasselbe Organ ist a h der Wahnvorstellun n und Nacht befallen u d und törichte Handlu ehirn erzeugt, wenn s er zu trocken oder v eigungen befallen ist.

Hippokrates hat vor dreiundzwanzig Jahrhunderten das Gehirn als Hauptursache für die »heiligen Gebrechen« oder die Geisteskrankheiten bezeichnet. Und seither wurden bis in die jüngste Zeit nicht viele Fortschritte erzielt, was die Identifizierung der Strukturen und Mechanismen betrifft, die für die kognitiven und emotionalen Handlungen des gesunden Individuums zuständig sind. Und noch weniger Forschritte konnten in der Ursachenforschung in bezug auf die Störungen der geistigen Funktionen erreicht werden.

In einer Zeit, in der der Mensch gelernt hatte, die Formen der Venus von Milo in Marmor zu hauen, und das Denken sich bis zu den scharfsinnigen Argumentationen der hellenistischen Philosophie und der östlichen Lehren entwickelte, wurde das Gehirn nicht mit diesen Leistungen in Verbindung gebracht. Vielmehr sah man es als eine Art Vorrichtung an, die den »Geist«, der angeblich direkt von Gott stammte und all diese großartigen, für übernatürlich gehaltenen Werke bewirkte, vor Hitze und anderen ähnlich schädlichen Umwelteinflüssen schützen sollte. Und daher ist es im Grunde nicht notwendig, bis in die Zeiten von Magna Graecia zurückzugehen, in der all diese Hypothesen formuliert wurden, die uns heute als Verirrungen des Denkens erscheinen.

Die Erkenntnisse über das Nervensystem schritten keineswegs in gradueller Form fort. Vielmehr verlief die Entwicklung in einer Art unterbrochenen Linie über verschiedene Etappen, bei denen nach langem Stillstand plötzlich ein Sprung nach vorn erfolgte. Dieser Prozeß ist dem nicht unähnlich, der bei der Erkenntnis und Formulierung universeller Gesetze stattfand, die Thomas Kuhn[8] als wissenschaftliche Revolutionen bezeichnet hat und die jahrhundertelang verwurzelte Überzeugungen erschütterten. Sie ließen die Struktur des kosmischen Sonnen-

Bekanntlich können mit den üblichen Färbetechniken, die bei pflanzlichen und tierischen Geweben angewandt werden und bereits zu Beginn des letzten Jahrhunderts von den Histologen entwickelt wurden, die Nervenzellen und -fasern, welche bei einer Sektion des Gehirns und des Rükkenmarks als ein dichtes Geflecht zellulär-fasriger Strukturen erscheinen, nicht selektiv eingefärbt werden. Der Grund dafür ist, daß ihre einzelnen Bestandteile nicht auszumachen sind. Daher mußten spezifische Techniken entwickelt werden, mit denen sich sowohl die Zellen wie auch die Fasern einzeln färben lassen. Dank der Entdeckung der Silberimprägnation, auch als schwarze Reaktion bekannt, konnten diese Anforderungen endlich erfüllt werden. Sie ist das Verdienst des Histologen Camillo Golgi aus Pavia.

Im Dezember 1906 fand anläßlich der Verleihung des Nobelpreises für Medizin an Golgi und den Spanier Ramón y Cajal eine Tagung statt. Dort leitete Golgi seinen Vortrag mit dem Titel *Teorie e Fatti* [Theorien und Fakten] damit ein, daß er erklärte, warum er die »Frage des Neurons« zum Thema gewählt hatte, »und dies zu einer Zeit geschieht, da von vielen Seiten behauptet wird, daß die Theorie im Schwinden begriffen ist. Trotz dieses Hinweises auf seinen Niedergang ist das Thema noch immer wichtig, ja hochaktuell, da Physiologen, Anatomen und Pathologen größtenteils noch der Theorie des Neurons verhaftet sind. Und kein Kliniker könnte sich als hinreichend zeitgemäß begreifen, wenn er diese Ideen nicht wie einen Glaubensartikel akzeptierte.«[9]

Auf den folgenden Seiten widerspricht Golgi scharf der Neuronentheorie und stellt fest: »In einer Zeit, in der die Ergebnisse der Schwarzfärbung gerade begannen, bekannt zu werden ..., kam die Auffassung auf, daß der Zellkörper mit seinen gesamten Fortsätzen einen eigenständigen elementaren Organismus darstelle, der mit den

nde[illegible] n[illegible]en s[illegible], sondern einfach an sie an-
gen[illegible] Di[illegible]ert[illegible] Einheit hat dann Waldeyer
en N[illegible]he[illegible]ebe[illegible]… In einem Bericht aus dem
hre[illegible]us: ›Das Nervensystem wird
n u[illegible]inh[illegible]ten gebildet, die anatomisch
d g[illegible]tis[illegible]der [illegible]abhängig sind (Neuronen).
e [illegible]ste[illegible] aus drei Teilen: der Zelle,
Fa[illegible]un[illegible]m Ende‹[10] … Mit Rücksicht
die[illegible]erv[illegible]netzes … habe ich sie als
Or[illegible]ei[illegible]n grundlegenden Anteil an
bes[illegible]des [illegible]ervensystems hat …«

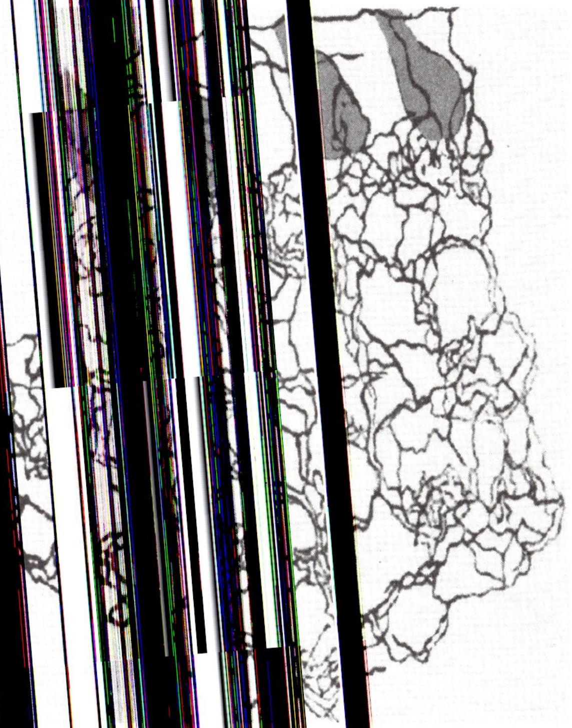

[illegible]epr[illegible]netz[illegible], wie es sich in der Kör-
[illegible] de[illegible]lgi, [illegible]o6)

Bei derselben feierlichen Sitzung stellte der große Histologe Ramón y Cajal eine gegensätzliche These auf. Sie stützte sich auf die Resultate seiner Forschungen, die er mit Hilfe einer Methode durchgeführt hatte, die Golgi entwickelt hatte.[11] Darin wurde unwiderlegbar die Gültigkeit der Neuronentheorie bewiesen, die in der Nervenzelle die elementare Einheit des Systems sah. Diese sei mit den anderen Neuronen nur durch angrenzende Nachbarschaft, nicht aber in einem ununterbrochenen Zusammenhang verbunden.

Die Neuronentheorie von Ramón y Cajal[12] und die von Golgi verfochtene Netztheorie waren Gegenstand hitziger Diskussionen, die bis in die ersten Jahrzehnte dieses Jahrhunderts andauerten. Sie ebbten erst ab, als die Beweise zugunsten der Neuronentheorie derart zwingend wurden, daß die gesamte Gemeinschaft der Wissenschaftler diese akzeptierte.

Wie der Biologe Abercrombie richtig bemerkt: »Die Bedeutung dieser Auseinandersetzung zwischen der Neuronentheorie, die erstmals von Waldeyer und His verfochten und von Ramón y Cajal bestätigt wurde, und der von Golgi vorgeschlagenen Netztheorie liegt nicht allein in der Schwierigkeit, die Grundstrukturen des Nervensystems zu erläutern. Sie hat – wie immer, wenn ein wissenschaftliches Problem der Gegenstand solch scharfer und hitzig geführter Debatten ist – tiefere Wurzeln. Die Bedeutung dieser Polemik rührt daher, daß hier zwei konträre Standpunkte verteidigt werden, deren Inhalt jeweils stark emotional geprägt ist. Während der eine behauptet, daß das Geheimnis des Organismus als Ganzes mit Sicherheit verlorengeht, wenn die einzelnen Bestandteile analysiert werden, hält der andere, streng atomistische, nur die Vorgehensweise für wirksam und vorteilhaft, bei der das zu untersuchende Objekt in seine einzelnen Bestandteile zer-

soll eine Analyse auf struktureller
Ebene erleichtert werden.«[13]
tdeckung einer neuen selektiven
die Nervenzellen mit Silber durch-
te auch noch weitere wesentliche
eses Systems.
vie er rückblickend in seiner Auto-
von größter Bedeutung für die Er-
Komponenten des Nervensystems
einer Entstehung (Neurogenese).
die er zurückgriff, ist, wie er sich
n zu vergleichen, die es ermög-
lfalt der Bäume und Sträucher in
analysieren, daß man einzelne
e gerade am Anfang ihres Wachs-
bekomme man auf diese Weise
, wie später einmal die tatsäch-
ldes aussehen wird.
an als die grundlegende Eigen-
betrachten kann. Es besteht aus
ionen, von denen jede einzelne
ktur und auch in ihrer funktio-
deren Populationen vollständig

den Aufbau und die Funktion
nismus zu erläutern, im Ver-
erteste elektronische Rechner
Kindergarten wirkt. Außer-
eit noch durch die Tatsache
nd die Nervenschaltungen in
ind, die aus einem fast un-
von Nervenfasern und wei-
werden mit dem allgemei-
ezeichnet und sind in einer

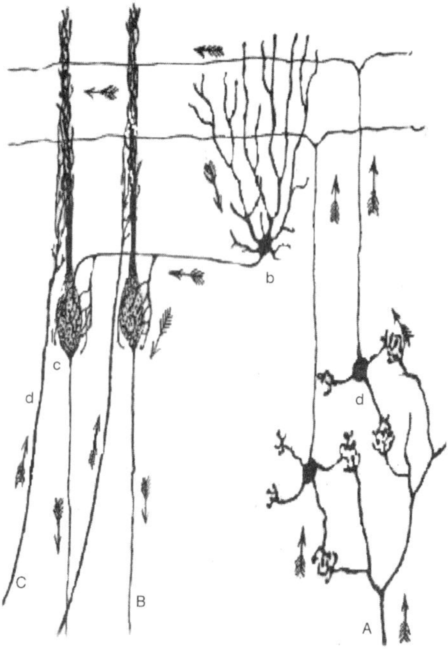

Abb. 2 – Verknüpfung zwischen Körnchenzellen und Purkinje-Zellen. Die Körnchenzellen sind kleine Nervenbestandteile mit verschiedenen feinen Dendriten, die in einer fingerförmigen Verzweigung enden (A)
(aus: S. R. y Cajal, *Struktur und Verbindung der Neuronen*, Nobel-Konferenz, 12. Dezember 1906)

Anzahl vorhanden, die etwa zehnmal höher liegt als die der Nervenzellen.

Die bedeutsamsten Erfolge, die in der zweiten Hälfte des Jahrhunderts erzielt wurden, traten alle zur gleichen Zeit in den verschiedenen Bereichen dieser Disziplin auf: von der Erforschung der Struktur und Funktion der einzelnen Nervenzelle bis hin zu den Untersuchungen zur Übermittlung der Botschaften auf den Nervenbahnen.

Ansicht, daß es mit den Methoden, die uns heute zur Verfügung stehen, sicher möglich sein werde, dieses Problem neu in Angriff zu nehmen. In einem Artikel des Jahres 1979 behauptet er: »Für den Menschen gibt es keine wichtigere wissenschaftliche Forschung als die über das Gehirn. Unsere Sicht des Universums ist eng damit verknüpft.« So stellt die Analyse der Gehirnfunktionen, wie Crick es ausdrückt, nicht nur die entscheidende Bedingung für die Erkenntnis des Universums dar, sondern ist auch der Schlüssel zu einem noch lebenswichtigeren Problem: dem Verständnis der geistigen Aktivitäten des Homo sapiens.

Die rhythmischen Kontraktionen im Mantel der Qualle, die langsamen, stereotypen Bewegungen einer Seeanemone, die Turnübungen eines Akrobaten, die musikalische Darbietung eines Klaviervirtuosen oder Streichinstrumentalisten stellen die Extreme einer unendlichen Reihe von motorischen Tätigkeiten dar. Und bei allen Organismen, gleichgültig, ob auf dem untersten phylogenetischen Niveau der Hohltiere oder dem außerordentlich komplexen Apparat des Nervensystems bei uns Menschen, wird dies von den Nervenschaltungen bewerkstelligt.

Die Neuronentätigkeiten sind diesen Funktionen übergeordnet. Sie manifestieren sich nicht in Bewegungen, sondern in Funktionen ganz anderer Natur – etwa der Entwicklung der Gedanken. Doch unterscheiden sie sich von den vorher genannten nicht durch ihre morphologische Grundlage, da sie gleichfalls aus Nervenzellen bestehen, die allerdings auf den höchsten Gehirnebenen angesiedelt sind. Die Eigenschaft solcher Zellen und Neuronenschaltungen in bestimmten Arealen der Hirnrinde wurde bis ins vergangene Jahrhundert als eine jüngere Errungenschaft in den Entwicklungsprozessen des Nervensystems angesehen, die außerdem nur bei den Vertretern der menschlichen Spezies vorkomme. Heute nimmt man jedoch allgemein an, daß sie auch bei allen übrigen Wirbeltieren zu finden ist – wenngleich in einer weit weniger komplexen Form als im Gehirn des Homo sapiens.

Im 19. Jahrhundert und in den ersten Jahrzehnten des 20. Jahrhunderts waren die Untersuchungen über den Geist und das Gehirn nach Methodik und Zielrichtung zwei völlig unterschiedlichen Bereichen zugeordnet: auf der einen Seite der Morphologie und Physiologie und auf der anderen der Psychologie.

Die Psychologie ignorierte die strukturellen und funktionalen Grundlagen des Gehirns. Man betrachtete dieses

Grundlage fehlt, die es uns erlauben könnte, uns damit auseinanderzusetzen.«[21] Die Hoffnung, in die verborgenen Mäander des Nervensystems eindringen zu können und die Basis zu finden, auf der sich die Beziehungen zwischen den zerebralen und geistigen Funktionen erklären lassen, ermutigte eine immer größere Anzahl von Experten aus anderen Bereichen, sich damit zu befassen.

Die bereits auf diesem Gebiet erzielten Ergebnisse sowie diejenigen, die antizipiert worden sind, lassen sich auf drei Faktoren zurückführen: 1. die Anwendung neuer Strategien, die sich auf die enge Zusammenarbeit von Wissenschaftlern verschiedener Forschungsbereiche stützen, 2. den Einsatz neuer Techniken und Methoden und 3. den Abbau aller Barrieren, die in der Vergangenheit die einzelnen Forschungsgebiete, die sich entweder der morphologischen Untersuchung des Nervensystems oder seiner physiologischen Funktion oder der Verhaltensforschung widmeten, gegeneinander abgeschottet hatten.

Eine der herausragendsten Entwicklungen in dieser Hinsicht ist eine Versuchsreihe, mit der die Abläufe erklärt werden, die bei der Entschlüsselung von Botschaften zusammenwirken, die über die Sinne wahrgenommen werden. Sie bilden die Grundlage für die Phänomene der Wahrnehmung.

Diese mit elektrophysiologischen Techniken durchgeführten Untersuchungen von S.W. Kuffler[22] und seinen Mitarbeitern und Schülern D. Hubel und T. Wiesel wurden unter Verwendung eines visuellen Modellsystems begonnen. Letzteres ist besser als jedes andere dazu geeignet, den Empfang und die Übertragung des Nervenimpulses von den am Rand befindlichen Organen zu den Zwischen- und Endstationen systematisch und genau zu analysieren. Im Unterschied zu ihren Vorgängern gingen Kuffler, Hubel und Wiesel dieses Problem nicht in seiner ungeheuren

vermögen zuständigen Zentren weiterzuleiten, sondern Informationen über den Kontrast zwischen den Zonen von Licht und Schatten, einen Kontrast, der seinerseits wiederum die Umrisse und Formen der Gegenstände hervorhebt, die in das Sichtfeld fallen.

Diesem ersten Vorgang, der durch die selektive Auflösung der Informationen bereits auf der ersten Station des Sehens, der Netzhaut, zustande kommt, folgen Prozesse ähnlicher Natur. Sie finden – wenn auch in weit größerem Ausmaß – auf der Ebene der Cortex-Stationen des Hinterhauptslappens (Lobus occipitalis) statt, der für die Rezeption der visuellen Sinneseindrücke zuständig ist.

Wie die von Hubel und Wiesel[23] durchgeführte Analyse hervorhebt, geht der sensorische Input auf jeder Station, von den untersten bis zu den höchsten Schichten des für das Sehen zuständigen Cortex weiteren Prozessen der selektiven Informationsauflösung entgegen. Das gipfelt in der Übermittlung eines vereinfachten, von der Sicht unseres Sehfeldes stark abstrahierten Bildes an die obersten, für die visuelle Wahrnehmung zuständigen Zentren des Cortex. Mit dem Nobelpreis, den Hubel und Wiesel 1981 erhielten (Kufflers Tod 1980 beraubte ihn dieser verdienten Anerkennung), wurde die außerordentliche Bedeutung ihrer Forschungsergebnisse anerkannt. Dank dieser Forschungen, die in den fünfziger Jahren durchgeführt wurden und immer noch weiter entwickelt werden, wurde es möglich, die ersten Buchstaben der verschlüsselten Sprache des visuellen Wahrnehmungssystems zu ermitteln und zu enträtseln.

Im übrigen sind diese Prozesse und die damit verbundenen Strukturen bei allen Säugetierarten gleich. Und obwohl sie für unsere Kenntnis der Hirnfunktionen einen grundlegenden Beitrag liefern, finden sie in der vorliegenden Abhandlung keine weitere Beachtung, da sie nicht zu

ti[illegible] ehören, die in den kognitiven
[illegible] nen des Homo sapiens zum
[illegible].

Ge[illegible]

V[illegible] g machen, wie das Nerven-
[illegible] ıan Kenntnisse über die ele-
[illegible] systems, das Neuron, und
[illegible] ismen, die die Nervenzellen
[illegible]

[illegible] drei große Kategorien: die
[illegible] und die assoziativen. Die
[illegible] it dem Begriff Rezeptoren
[illegible] en Empfang und die Um-
[illegible] n spezialisiert (Licht- und
[illegible] rmische, elektrische oder
[illegible] e Neuronen, die mit dem
[illegible] werden und in der zere-
[illegible] nd, empfangen den Ner-
[illegible] zu anderen Neuronenzel-
[illegible] anen und Geweben. Und
[illegible] uronen bezeichnet wer-
[illegible] Neuronen, welcher Art
[illegible] übte Funktion sein mag.
[illegible] ehirn der menschlichen
[illegible] t aller Nervenzellen dar,
[illegible] keine motorischen oder
[illegible].

[illegible] gen bei der niedrigsten
[illegible] sstufe, sind die Neuro-
[illegible] ie gesamte zerebrospi-
[illegible] Sie können auch Zell-

haufen bilden, die als Kerne oder als Laminae bezeichnet werden. Bei den Laminae, die charakteristisch für die Groß- und Kleinhirnrinde sind, sind die Neuronen wie Bäume an einem Spalier aufgereiht. Bei der neokortikalen Komponente der Hirnrinde sind sie bei den höheren Wirbeltieren in Säulen angeordnet.

Der enorme Selektionsdruck, dem der für die Denktätigkeit zuständige Bestandteil ausgesetzt war, bewirkte die Bildung von Falten im Hirnmantel, die als Gehirnwindungen bezeichnet werden. Dieser Prozeß vollzog sich, ohne eine übermäßige Vergrößerung des Schädelumfangs erforderlich zu machen, obwohl er eine beeindruckende Entwicklung der kognitiven Fähigkeiten des Menschen ermöglichte. Im Neocortex, also dem phylogenetisch jüngsten Teil des Gehirns, der sich beim Menschen fast über die Gesamtheit des Hirnmantels erstreckt, unterscheidet man sechs Schichten. Sie sind aus Laminae gebildet, die sich mit Nervenfasern und Nervenzellen abwechseln. Die säulenförmige Anordnung der Zellen der Hirnrinde sowie ihre Verteilung entlang der vertikalen Achse dieser Säulen aus interzellulären Synapsenverbindungen liegt der Ansicht zugrunde – die durch etliche physiologische Experimente bestätigt worden ist –, daß die operative Einheit des Neocortex von diesen Säulen repräsentiert wird.[24]

Die kognitiven Fähigkeiten der menschlichen Spezies – von unseren entferntesten Ahnen bis zum Homo sapiens –, die sich aus der Vermehrung der neokortikalen Windungen ergaben, haben in den Bestandteilen des Gehirns, die als Palaeocortex bekannt sind oder mehr allgemein als Lobus limbicus bezeichnet werden, keinen vergleichbaren Entwicklungsprozeß durchgemacht.

Im Jahr 1865 führte der französische Neuropathologe P. Broca[25] den Ausdruck »Lobus limbicus« ein, um den Komplex dieser Teile des Gehirns zu kennzeichnen.

… Eigenarten, die bei den
… festzustellen sind, ist ihre
…ung, die weit weniger aus-
…ortikalen Windungen. Deren
…f der Entwicklung von den
… Menschen explosionsartig
…ge Entfaltung der intellektu-
… sapiens im Vergleich zu den

…es Ausdrucks »Lobus limbi-
… Mc Lean vorgeschlagene Be-
…«.[26] Dieses System schließt
… sondern auch die Kerne und
…es Gehirns angeordnet sind
…haltkreise« verbunden sind,
…schiedenen Komponenten
…nder in Beziehung setzen.
…on dem amerikanischen
… Schaltkreis der Emotionen
… sehr alten Windungen –
… – und in subkortikalen
…wischenhirns angelegt ist,
…e auszeichnen. Und diese
…ung und Bekundung der

…elt für das Überleben des
…ine sehr wichtige Rolle.
…klärung für eine wohl-
… die Universalität und
…akter aller emotionalen
…heiden sich bei Indivi-
…len Zustand befinden –
…ten Evolutionsstufe der
…neinander.

In den Jahren nach der Aufstellung der Theorie der Emotion bestätigten Studien das von Papez vorgeschlagene Modell in seinen Hauptzügen. Sie hoben jedoch die Tatsache hervor, daß dieser Schaltkreis viel komplexer ist, als anfangs angenommen wurde, und nicht in einem Vakuum operiert, sondern seinerseits durch kortikale Schaltkreise von jüngerer Entwicklung sowie durch andere subkortikale Zentren kontrolliert wird, die ebenfalls eine sehr bedeutsame Funktion für das Verhalten haben.

Von großem Interesse ist ein Vergleich zwischen der raschen Entwicklung der technischen Fertigkeiten des Menschen und der Bewahrung der im wesentlichen erhaltenen emotionalen Impulse. Während sich die intellektuellen Fähigkeiten des Menschen rasch weiterentwickelten, hat das limbische Areal, dessen Aufgabe die Erhaltung des Individuums und der Spezies war, das anfangs gefährdete, zerbrechliche Geschöpf verteidigt und beschützt. Der Augenblick, da ein entfernter Vorfahr von uns von den Bäumen des Äquatordschungels herabstieg und sich in die Weiten der afrikanischen Savanne wagte, markierte in der Geschichte des Menschengeschlechts eine Tatsache, die von außerordentlicher Bedeutsamkeit war. Dieser Mensch (der Australopithecus) war in der Lage, sich rasch auf die verschiedenen Gefahren einzustellen, mit denen er konfrontiert wurde, indem er einen wilden Selbsterhaltungstrieb entwickelte. Der Gang auf zwei Beinen ermöglichte es ihm, seine oberen Gliedmaßen nicht mehr zur Fortbewegung, sondern für die Anfertigung von Werkzeugen zu benutzen. Das wiederum stellte ihn vor die Notwendigkeit, die geschaffenen Gegenstände zu benennen, und eröffnete ihm so die Möglichkeit, mit seinen Artgenossen zu kommunizieren.

So folgte auf die natürliche Evolution, die sich über Millionen von Jahren erstreckte, mit der Entdeckung der

... der geschriebenen Sprache die Ent-
...r.
...lich, daß die evolutionsbedingte Tren-
...ne erwähnten Bestandteile des Gehirns
... Situationen beitrug, die im Lauf der
... von der Norm abwichen, das heißt,
...gen der Technik wurden in den Dienst
... Impulse gestellt: Die zeitgenössi-
...uns, wie sehr die aggressiven, zerstö-
... der uns heute zur Verfügung stehen-
...rt werden. Daher garantiert uns die
...er die wissenschaftlich-technischen
...en, keineswegs deren gute, zivile
...n des Menschen. Ganz im Gegenteil,
... zwischen den Funktionen der neo-
... der limbischen Komponente wird,
...uch die Gefahr, daß die Fortschritte
...chnologie vorwiegend zu destrukti-
...rden. Der rasche Fortgang der Ent-
...wicklung weltweit zu einer nicht zu
...e, während der Fortschritt auf die
... großen Hoffnungen des Menschen

... der schwierigen Beziehung zwi-
... und emotionalen Impulsen wird
... bestimmt, wie in der heutigen
...ußig gesteuert wird. Informationen,
... sind inzwischen in der Überzahl.
... richtigen Information oder, bes-
...mation nimmt ständig zu, was in
... der Bevölkerung auch heftige
...ale Impulse hervorruft. Bei den
... verschiedensten Themenberei-
... mehr für die Wissenschaft. Das

menschliche Gehirn hat zwei überaus leistungsfähige Systeme, durch die es mit der Außenwelt in Kontakt tritt: das Seh- und das Hörvermögen. Die Empfänglichkeit für äußere Reize sowie die Neigung, der hypnotischen Wirkung ständig wiederholter Botschaften zu erliegen, bilden einen Mechanismus, von dem totalitäre Regime, die zu allen Zeiten die spontane Reaktion der Individuen ausgenutzt haben, geschickt Gebrauch machen: Das Geschrei der Menge, die von einem Diktator angestachelt wird, ist die bekannteste Demonstration einer Massenhypnose.

In den kulturell weiter fortgeschrittenen Gesellschaften wird der einzelne dazu angehalten, von seinen kritischen Fähigkeiten Gebrauch zu machen. Damit soll er vor dem Risiko geschützt werden, bei öffentlichen Kundgebungen ein Opfer des kollektiven Wahnsinns zu werden. Der Wert des Gebrauchs der Vernunft stellt die letzte Hoffnung der menschlichen Spezies und aller anderen lebenden Arten dar: »Die Menschen gebrauchen die Vernunft immer als letztes Mittel«, sagte der israelische Staatsmann Abba Eban.

Der grundlegende Wert des Gebrauchs der Vernunft ist die Botschaft, die es den neuen Generationen zu übermitteln gilt.

Die neurologischen Grundlagen von Lernen und Gedächtnis

Seit Mitte des letzten Jahrhunderts leisten die Neurobiologen ihren Beitrag oder, besser gesagt, vielfache Beiträge auf mehreren Ebenen gleichzeitig und mit Hilfe immer ausgefeilterer Techniken und greifen dabei auf die gleichen reduktionistischen Vorgehensweisen zurück, die auf anderen Gebieten der Biologie und insbesondere

M[illegible]ku[illegible]biologie einen[illegible] außerordentlichen Erfolg
en[illegible]

[illegible]ei [illegible]er[illegible]ktik haben die [illegible]eurobiologen, die sich für [illegible] Pr[illegible]em[illegible] der Differenzie[illegible]ng, der Struktur und der [illegible]ku[illegible]er[illegible]rvenzellen inte[illegible]ssierten sowie für die Ana-[illegible]n d[illegible] Ab[illegible]fe, die den Fu[illegible]tionen neuronaler Aggre-[illegible] ü[illegible]ge[illegible]net sind, insb[illegible]ndere derjenigen, die in [illegible]te[illegible] Zus[illegible]menhang mit [illegible]m Lernen stehen, die ein-[illegible]n [illegible]de[illegible] der dafür bes[illegible]ders geeigneten Organis-[illegible]ve[illegible]nd[illegible]. Das waren s[illegible]he, die sich wegen ihrer [illegible]ge[illegible]rö[illegible] ihres raschen [illegible]tpflanzungszyklusses und [illegible]inf[illegible]he[illegible]hrer Nervensc[illegible]ltungen und ihres Verhal-[illegible]laf[illegible]nb[illegible]en, wie zum Be[illegible]piel Würmer, einige Glie-[illegible]ße[illegible]er[illegible]thropoden und [illegible]ollusken aus dem Ozean.

[illegible] di[illegible]n [illegible]ensformen, d[illegible] für die Erforschung der [illegible]sc[illegible] G[illegible]ndlagen von [illegible]fbau und Funktion des [illegible]nsy[illegible]ms[illegible]erangezogen w[illegible]den sind, handelt es sich [illegible]rga[illegible]me[illegible] auf der unters[illegible]n Stufe der phylogeneti-[illegible] Sk[illegible] Be[illegible]hnen besteht d[illegible] gesamte System nur aus [illegible]en[illegible]nd[illegible] bis tausend [illegible]llen; dadurch läßt sich [illegible]en[illegible] v[illegible]ständige Abfolg[illegible] aller Prozesse der Fort-[illegible]ng[illegible]er[illegible]ifferenzierung [illegible]nd Funktion besonders [illegible]die[illegible].

[illegible]wi[illegible]e [illegible]denwurm, latei[illegible]sch *Caenorhabditis ele-* [illegible]*C.* [illegible]*ga*[illegible], der Seehase [illegible]*plysia* und die kleine [illegible]*Dr*[illegible]*hi*[illegible]*melanogaster* l[illegible]erten sehr interessante [illegible] fü[illegible]ie [illegible]forschung der [illegible]twicklung des Nerven-[illegible] vo[illegible]en[illegible]sten Teilung d[illegible] befruchteten Zelle bis [illegible] vo[illegible]us[illegible]wachsenen Org[illegible]ismus: ein Ziel, das bei [illegible]are[illegible]er[illegible]ederen und hö[illegible]ren Wirbeltiere, deren [illegible]yst[illegible] au[illegible]Milliarden Zell[illegible]heiten besteht, selbst-[illegible]lic[illegible]ien[illegible]s durchführba[illegible]äre.

[illegible]eu[illegible]hy[illegible]loge E. Kand[illegible][28] bediente sich der [illegible]un[illegible]f [illegible]uktureller und [illegible]hysiologischer Ebene die Grundlagen der Verhaltensphänomene zu studieren. Bei diesem Seehasen besteht das Nervensystem nur aus 20 000 Neuronen, die relativ groß sind. Wenn auf einen anderen Teil seines Organismus ein Reiz ausgeübt wird, reagiert er beispielsweise darauf, indem er die Kiemen zurückzieht, den Mantel oder die Rückenröhre in Falten legt. Wird dieser Reiz wiederholt ausgeübt und ist er nicht mit schädlichen Wirkungen verbunden, läßt die *Aplysia* ihn unbeachtet.

Diese Studien wurden vom Autor als typisch für den Prozeß des Einprägens dargelegt, da dieser nicht wie bei den Wirbeltieren in der Verarbeitung des Lernens durch komplexere Nervenstrukturen gründet. Bei den Wirbeltieren erfordert das Lernen die Mitwirkung sehr komplexer Strukturen, die auf der Ebene des Zentralnervensystems angesiedelt sind.

Der Neurophysiologe Eccles drückt dies auf folgende Weise aus: »So wunderbar das Nervensystem eines wirbellosen Tiers wie zum Beispiel des Blutegels, der *Aplysia* und der Krake auch sein mag, es wird niemals ein Modell sein, das an das menschliche Gehirn mit seinen konzeptionellen und kognitiven Möglichkeiten sowie seiner Fähigkeit zu Willen und Selbstbewußtsein heranreicht. Dennoch sind die Untersuchungen auf dieser Ebene von großer Bedeutung, denn die Kenntnis dieser grundlegenden Einheiten und ihrer einfachen Verbindungen untereinander trägt dazu bei, daß wir die Funktion der komplexeren Nervensysteme verstehen ...«[29]

Bei den höheren Organismen ist das Lernen, das heißt der Prozeß, mit dem man neues Wissen erwirbt, auf der Struktur- und Verhaltensebene auf das engste mit dem Gedächtnis verbunden, wodurch die erworbenen Kenntnisse bewahrt werden.

Auf Zell- und Molekularebene haben die Studien der

[illegible] Neurobiologie bewiesen, daß die Phänomene [illegible] (und zwar sowohl während des [illegible] als auch nach Abschluß der Ge- [illegible] morphologischen, biochemischen und [illegible] Veränderungen zu Lasten bestimmter Neu- [illegible] begleitet werden.

[illegible] Gedächtnis sind bei den Säugetieren und [illegible] bei den Primaten grundlegende Funktionen [illegible] erreichen ihren höchsten Ausdruck im [illegible] Homo sapiens.

[illegible] zweiten Hälfte des [illegible] Jahrhunderts wurden zwei [illegible] ermittelt, die bei der Lokalisierung des [illegible] entscheidende Funktion innehaben. [illegible] inneren Fläche des Lobus temporalis in [illegible] Hälften (Hemisphären) angesiedelt und [illegible] Bezeichnung *Hippokampus* und *Amygdala* [illegible] gehören zum limbischen System.

[illegible] bedeutet »Seepferdchen«, und Amygdala [illegible] Begriff, die aus der griechischen [illegible]

[illegible] des Gehirns, die für die Regulierung und [illegible] von Instinkt und Gefühl bestimmten Ver- [illegible] zuständig sind, und besonders die limbi- [illegible] Cortex spielen bei den Erinnerungsvor- [illegible] entscheidende Rolle.

[illegible] Experimenten ergab sich, daß nach [illegible] Entfernung des Hippokampus ein Ver- [illegible] bei den behandelten Tieren keines- [illegible] Dennoch besteht auch weiterhin [illegible] Nervenstrukturen, wie zum [illegible] Hippokampus, eine entscheidende Rolle bei [illegible] Abrufung der Erinnerungen spielen. [illegible] Verletzungen oder Verluste in diesen Arealen [illegible] Gedächtnisstörungen hervor.

Was geschieht, damit die Wahrnehmungen als Erinnerungen gespeichert werden? Obwohl der Hippokampus und die Amygdala einander ersetzen können, wenn man lernt, einen Gegenstand wiederzuerkennen, scheint der Hippokampus besonders wichtig beim Erlernen räumlicher Beziehungen zu sein, während die Amygdala diese Rolle bei den zeitlichen Beziehungen spielt.

Die Verbindungen zwischen der Amygdala und dem Hippokampus, aus denen mit großer Wahrscheinlichkeit die emotionalen Reaktionen erfolgen, ermöglichen, daß die Emotionen das Lernen beeinflussen, und zwar durch die Aktivierung der beidseitigen Verbindungen zwischen der Amygdala und den sensorischen Bahnen. Die Existenz solcher Verbindungen läßt begreifen, warum ein einziger Reiz, wie zum Beispiel der Duft einer Speise, ihr Aussehen oder ihr Geschmack Erinnerungen erneuern kann.

Man nimmt heute an, daß die Erinnerungen keinen bestimmten Sitz im Gehirn haben, sondern davon abhängen, daß weiträumige kortikale und subkortikale Areale in Aktion treten sowie eine Interaktion zwischen den Neuronenkarten stattfindet.

Das Gedächtnis, wie man es heute begreift, unterscheidet sich von dem klassischen Konzept, das dahin tendierte, es als ein Objekt für sich darzustellen, als eine im Geist angesiedelte Sache, eine Spur, eine Wiederholung ursprünglicher Erfahrungen, eine Fotografie, ein weiches Wachs, in dem die Eindrücke wie ein Siegel eingeprägt wurden.

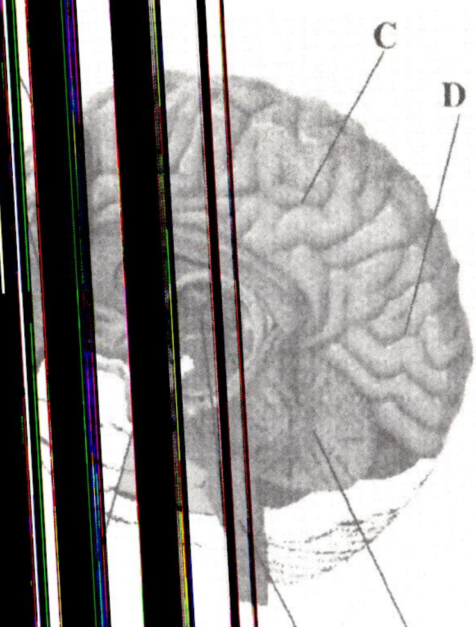
C
D
I
L

Cortex	[Hirnrinde] ist der äußerste Teil des Gehirns. Er besteht aus einer grauen Substanz, die nur wenige Millimeter dick ist und die Oberfläche der Hemisphären bedeckt.
Lobi temporali	[Schläfenlappen] sind den Funktionen des Hörens, Riechens und des Neurovegetativen übergeordnet.
Lobi frontali	[Stirnlappen] kontrollieren die Bewegungen und die Mechanismen, welche der Bildung der gesprochenen und geschriebenen Sprache zugrunde liegen.
Lobi parietali	[Scheitellappen] empfangen und verarbeiten die Informationen der Sinnesorgane (Geschmack und sensorische Reize).
Lobi occipitali	[Hinterhauptslappen] ermöglichen die visuelle Wahrnehmung.
Amygdala	ist für die emotionalen Äußerungen zuständig und steht in enger Verbindung mit anderen Hirnzentren des limbischen Systems.
Hippokampus	festigt die jüngsten Informationen, indem er das Kurzzeitgedächtnis ins Langzeitgedächtnis umwandelt.
Thalamus	[Hauptteil des Zwischenhirns] empfängt die Informationen, die von den fünf Sinnen herkommen und übermittelt sie an die jeweiligen Zentren des Cortex.
Limbisches System	ist allen Manifestationen übergeordnet, die für das Überleben des Individuums und der Spezies eine herausragende Rolle spielen (Affektivität, Sexualität und Aggressivität).
Kleinhirn	koordiniert die Aktivität des Muskelsystems und reguliert die Bewegungen der Gliedmaßen und des Körpers.

f lcher Ebene kommt die Fähigkeit zustande, die
rv impulse, die durch Millionen afferenter Fasern
sa nenströmen, in visu lle, akustische, taktile und
ak rische Wahrnehmung n umzuwandeln und in die
n che Palette emotione ler Zustände und kognitiver
ze zu übertragen, die us diesen Wahrnehmungen
pe werden? Welche B ziehung besteht zwischen
D ken, dem Gedächtni und den Hirnfunktionen?
Ob sich nun um eine v suelle Wahrnehmung han-
, reibt R.W. Sperry, »v ie zum Beispiel die Menge
ta chen oder in Bewegu g befindlichen Objekte, die
au einem Fenster betrac tet, oder um die lebendige
ne ng an eine früher e lebte Szene oder um eine
ch Täuschung, einen Tra m oder eine Halluzination,
eh gibt es wahrscheinli h keine Entsprechung der
ne n, erinnerten oder, wi im Fall der Halluzination,
rf denen dreidimensio alen Szene. In gewisser
w d die gesamte Szene r konstruiert, umgewandelt
r Sprache der Hemis häre n kodifiziert.«[30] Den
di r Sprache zu dechiff ieren, ist das begehrteste
es eurobiologen. Währ nd Sperry die heute am
te verfolgte chemische Richtung diskutiert und
po ese erwägt, daß dies Eigenschaften nicht das
g stimmter Neuronen d r Hirnrinde, sondern al-
rv zellen gemeinsam sei n, behauptet er: »Wir ha-
f e andere Karte gesetz und sind daher von der
se ng ausgegangen, daß die höchsten Funktionen
rv systems, wie zum B ispiel Lernen und Ge-
s, f der Ebene der Ge irnschaltungen stattfin-
d shalb ausschließlich dort erforscht werden
.«

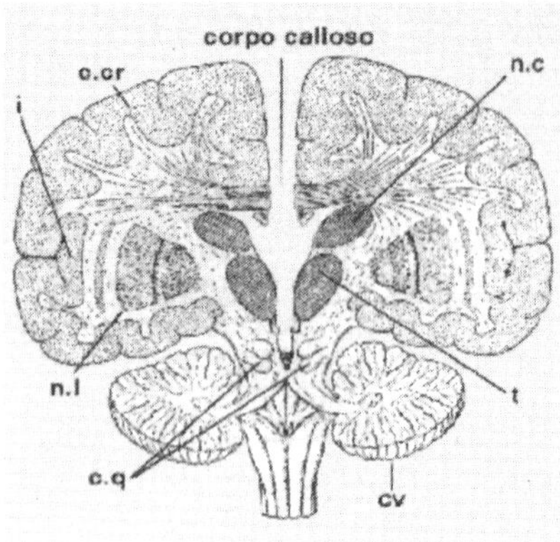

Abb. 4 – Das Diagramm veranschaulicht die Sektionen der Kommissurensysteme in den beiden Hemisphären des Gehirns, des Mittelhirns und des Kleinhirns, die von Sperry und Mitarbeitern an Katzen und Affen durchgeführt wurden. In der Mitte ist die Sektion des Corpus callosum (Balken) aufgezeigt, der auch als große Commissur bekannt ist.
c.cr = Hirnrinde (Cortex); c.q = Lamina quadrigemina (Mittelhirn); cv = Kleinhirn; i = Insula; n.c = Nukleus caudatus (Schwanzkern); n.l = Nukleus lentiformis (Linsenkern); t = Thalamus.

Nach dieser Auffassung ist keine Nervenzelle, inklusive die Zellen in der menschlichen Hirnrinde, zu Wahrnehmungen, emotionalen Reaktionen und zum Denken fähig. Alle diese Eigenschaften sind vielmehr eine Funktion, die aus dem gesamten kortikalen System und dessen neuronalen Systemen entsteht. Aus diesem Grunde kann nur die Analyse der Zellkomplexe und der Schaltungen, die sie miteinander verbinden, einen Beitrag zur Erforschung der geistigen Prozesse leisten.

Die Originalität, mit der Sperry seine Experimente in Angriff nimmt, sowie die Qualität der von ihm erzielten Ergebnisse sind von grundlegender Bedeutung. Zu Beginn

Forschungen stand die Beobachtung – eine der älte- auf dem Gebiet der Neuroanantomie –, daß die beiden isphären des Gehirns durch zahlreiche Bündel von venfasern miteinander verbunden sind. Das größte ihnen, das auch als »die große Kommissurenbahn« ichnet wird, ist der Corpus callosum, ein kräftiges nfaserbündel, das bei den Säugetieren die Gehirn- n miteinander verbindet und dessen Volumen, paral- der Vergrößerung des Umfangs der Hemisphären, t. Bei unserer Spezies besteht es aus zweihundert nen Fasern.

he Funktion hat diese große Kommissurenbahn?

Feststellung, daß die Resektion des Corpus callosum blick auf das Verhalten und die Nervenfunktionen re keine erkennbaren Veränderungen verursachte, zu Zweifeln darüber, ob sie in Wirklichkeit über- ine wichtige Funktion ausübte. Diese Hypothese in den vierziger Jahren bestätigt, als man aus welchen zufälligen Anlässen Autopsien an Verstor- vornahm und dabei das angeborene Fehlen des callosum entdeckte. Die Vergangenheit dieser en hatte nämlich keinerlei Anomalien in ihrem n oder irgendwelche nennenswerten intellektu- fizite zutage gebracht. Über die mysteriöse Funk- es großen Kommissurensystems scherzend, hatte e Physiologe McCulloch die Hypothese aufge- diene zu nichts anderem, als bei Individuen, die Pathologie litten, die epileptischen Anfälle von n Hemisphäre zur anderen weiterzuleiten. Und der der amerikanischen Psychologie, K. S. Lash- e 1950 eine noch weiter abweichende Meinung es System vertreten, als er ihm die mechanische zuschrieb, die beiden Hemisphären zusam- ten und sie davor zu bewahren, daß sie ihrem eigenen Gewicht nicht standhielten und sich dann zur Seite zu neigten.

In dieser Atmosphäre der Skepsis und Gleichgültigkeit, die sich im Zusammenhang mit der großen Kommissurenbahn entwickelte, begann Sperry, ihre Funktion mit experimentellen Methoden zu erforschen. Die wichtigste Tatsache, die aus diesen Untersuchungen resultierte, ist die, daß die große Kommissurenbahn die Informationen, die eine Hemisphäre erhält, sofort an die andere weiterleitet, und bei den Vorgängen, die zur Vereinheitlichung der Persönlichkeit des Individuums führen, eine wesentliche Rolle spielt. Diese Funktion gewinnt von den niedrigsten bis zu den höchsten Wirbeltieren immer mehr an Bedeutung. Auf der Stufe des Menschen eröffnet die Erforschung dieses Systems die Möglichkeit, das wichtigste und komplizierteste Problem auf dem Gebiet der Neurobiologie zu untersuchen: das Problem des Bewußtseins und des Geistes.

Die Resultate der Experimente leisteten zwar keinen Beitrag zu dem bisher ungelösten Problem der Natur des Engramms und seiner Lokalisierung, aber sie lieferten den ersten Beweis für eine Tatsache, die vor diesen Forschungen vollständig unbekannt war, daß nämlich beide Gehirnhälften wie zwei vollständig autonome Einheiten funktionieren können, die unabhängig voneinander dazu imstande sind wahrzunehmen, zu lernen und sich zu erinnern.

Die chirurgische Resektion der großen Kommissurenbahn und anderer interzerebraler kleinerer Kommissurenbahnen wie zum Beispiel der vorderen Bahn, die beim Menschen zwischen den beiden mittleren telenzephalischen Massen liegt, hat sich im Falle von Patienten, die an schweren Formen der Epilepsie litten, von großem therapeutischen Nutzen erwiesen. Die Epilepsie, eine Krankheit des Nervensystems, die in schweren Fällen bekannter-

äußerst dramatische Formen annehmen kann und
Krämpfen, Darmsymptomen und Bewußtseinsverlust
zeichnet ist, kann sehr wohl das Leben eines Men-
der an einer derartigen Anomalie leidet, in Gefahr
. Experimente, die an Affen durchgeführt wurden,
ewiesen, daß die epileptischen Störungen, die auf
Seite des Körpers begonnen hatten, sich infolge
ktion der großen Kommissurenbahn nicht auf die
erliegende Seite ausbreiteten. Man verlegte sich
i Patienten, die von einem schweren Epilepsiesyn-
fallen waren, auf die chirurgische Resektion der
ommissurenbahn. Die Ergebnisse eines solchen
führten nicht zu Beeinträchtigungen der intel-
Fähigkeiten, sondern eliminierten die Gefahr,
rankheit zum Verlust des Bewußtseins führte. Der
ed in den funktionalen Leistungen der beiden
misphären und der Rollen, die sie ausüben, ging
psychologischen Untersuchungen hervor, denen
en unterzogen wurden.

nschlichen Gehirn«, schreibt Sperry, »wird ein
such der Evolution ersichtlich, den Nachteilen
uwirken, die aus einer Duplikation der Hirnzen-
hren, die beide für die gleichen Funktionen der
ten des Körpers zuständig sind. Ist es notwen-
chte und eine linke Hemisphäre zu haben, um
oder Zorn, Traurigkeit oder Begeisterung zu
oder um zu wissen, ob ein bestimmtes Essen
eckt, etc.?«[32]

ären viele von uns damit zufrieden, wenn wir
inen einzigen Mechanismus verfügten, der
st, der möglichst in der kleineren Hirnhemi-
esiedelt wäre. Im Gegensatz zu den übrigen
und den subhumanen Primaten manifestiert
eduplikation beim Menschen durch die Late-

ralität der für das gesprochene und geschriebene Wort zuständigen Zentren. Sie sind beide in der dominanten Hemisphäre angesiedelt, die bei der Mehrheit die linke ist.

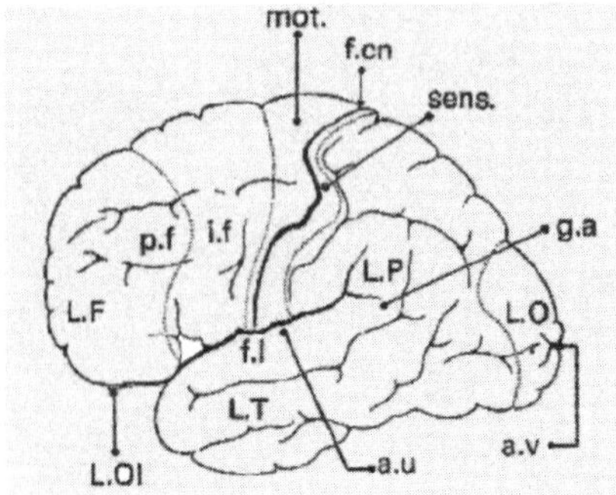

Abb. 5 – Seitenansicht der linken Hemisphäre des menschlichen Gehirns. Die Hauptfurchen sind mit kräftigeren Linien gekennzeichnet; die Grenzen der Hauptregionen sind mit gestrichelten Linien markiert.
a.u = Hörregion; a.v = Sehregion; f.cn = Sulcus centralis (zwischen der präzentralen motorischen und der postzentralen sensorischen Region); f.l = Sulcus lateralis; g.a = Gyrus angularis; i.f = Zwischenregion des Lobus frontalis; L.F = Lobus frontalis; L.O = Lobus occipitalis; L.OI = Lobus des Riechvermögens; L.P = Lobus parietalis; L.T = Lobus temporalis; mot. = motorische Zone; sens. = sensorische Zone; p.f = präfrontale Region des Lobus frontalis.
(aus: J.I. Herrick, *The Evolution of Human Nature*, University Press, 1956)

Aus den erfolgten Experimenten hat sich ergeben, daß die rechte Hemisphäre in vielerlei Hinsicht ähnlich wie die linke strukturiert ist. Zwar fehlt ihr die Fähigkeit, mit Hilfe der Sprache zu kommunizieren, aber sie weist bei der Wahrnehmung von räumlichen Beziehungen höhere Fähigkeiten auf als die dominante Hemisphäre.[33]

Ergebnisse und au h jünge-
viduen mit intakte Gehirn
tionen von Schrift u d Spra-
r dominanten link n Hemi-
zept einer komple entären
dern). Die rechte H rnhemi-
chen Wahrnehmung der lin-
Fähigkeit, den sens rischen
Hörens und des körp rlichen
zu verarbeiten, ans att alles
zu müssen.

net sich, wie gesag , bei all
en aus, die mathem tische,
Talente erfordern. D agegen
prägtere »holistisch e«, also
bedient sich bei de Verar-
rmationen einer dir kteren
linke Hemisphäre.

Untersuchungen sta mmen,
nten Gehirnhälften durch-
bestätigt und betrå htlich
m intakten Gehirn Letz-
niken durchgeführt die es
d akustischen Infor matio-
n getrennt aufzuzei hnen.
der Unterschied zw schen
eboren ist oder sich wäh-
rnreifung, die beim Men-
Lebensjahrzehnts a fhört,
Schlußfolgerungen ehen
ese. Es ist nicht n r be-
Individuen üblicher veise
rscht, sondern daß s im
hzentren, die in der rech-

ten Hemisphäre angesiedelt sind, hinsichtlich von Wort oder Schrift zu keinerlei Defizit kommt, wenn die Verletzung während der ersten beiden Lebensjahre stattgefunden hat.

Dieser Befund verdankt sich nicht der Regenerierung der verletzten Zentren, sondern der stellvertretenden Tätigkeit der in der rechten Hemisphäre vorhandenen Zentren. Wenn die Verletzung zwischen dem zweiten und zehnten Lebensjahr eintritt, findet die Wiederherstellung nur partiell statt und ist in späteren Zeitabschnitten überhaupt nicht mehr möglich. In den seltenen Fällen der Agenesie des Corpus callosum, das heißt bei angeborenem Fehlen der großen Kommissurenbahn, entwickeln sowohl die rechte als auch die linke Hemisphäre zu gleichen Teilen die Fähigkeit zur Sprache.

Sperry stellte die Hypothese auf, daß die dominante, also die linke Hirnhemisphäre die Entwicklung der rechten Hälfte durch hemmende Mechanismen unterdrückt.

Diese Untersuchungen haben bewiesen, daß die Fähigkeiten des Lernens und andere, wie beispielsweise die des Erinnerns, in den beiden Hemisphären angesiedelt sind und über die neokortikalen Kommissuren von der einen zur anderen Hirnhälfte übertragen werden. Dabei spielt die große Kommissurenbahn oder Corpus callosum die vorrangigste und wichtigste Rolle.

In welcher Form ist die Information kodifiziert, wie wird sie übermittelt und von den empfangenden Stationen entschlüsselt? Werden dabei begrenzte Areale herangezogen oder solche, die über den gesamten Neocortex verteilt sind? Wo und in welcher Form ist das Gedächtnis angesiedelt, und wie funktioniert der Mechanismus des Gedächtnisses selbst?

Die Analyse war und ist auch gegenwärtig Gegenstand immer gründlicherer Untersuchungen, die sich neuer,

war nicht-invasiver Techniken bedienen, welche ıern heute zur Verfügung stehen.

nale Plastizität

gan des Gehirns führt außerordentlich zahlreiche onen aus.

solche funktionale Vielfalt erfordert eine Organi- die vielfältig und präzise in der Struktur, aber flexi- l anpassungsfähig in den Antworten ist. Dies ist ındlegender Bedeutung, da das Nervensystem das st, das für die Ausarbeitung der geeignetsten Vor- weisen zuständig ist, um die funktionale Unver- it des Organismus zu erhalten, obwohl ein stän- Vechsel sowohl in den inneren wie auch äußeren ıngen stattfindet.

Funktionen werden immer dann wichtig, wenn vensystem der Notwendigkeit einer funktionalen ınisation entsprechen muß, die sich aus Änderun- ibt, die traumatischen, metabolischen oder vas- Ursprungs sind.

das Phänomen, das als »Plastizität« bekannt ist, e feststehende Eigenschaft der lebenden Materie t sie doch im Falle des Nervensystems den größten l realisiert sich auf allen Ebenen, von der subzel- is zur Ebene des Verhaltens.

astischen Eigenschaften des zentralen Nerven- ind in all seinen Komponenten enthalten, von der ren Einheit, dem Neuron, zu den Schaltungen, chiedene Abschnitte des zerebrospinalen Ner- lexes über kürzere oder längere Entfernungen ler verbinden, bis hin zu den Kernen und den n Einheiten der oberen Gehirnzentren.

Bis vor wenigen Jahrzehnten stimmten die Erforscher des Nervensystems damit überein, was Ramón y Cajal Anfang des Jahrhunderts behauptet hatte: »... die Nervenbahnen sind festgelegt, abgeschlossen und nicht veränderbar. Alles kann sterben, nichts kann regeneriert werden ...« Dieses Dogma zerbrach jedoch, als der Beweis erbracht wurde, daß die Komponenten des peripheren und des zentralen Nervensystems nicht auf irreversible Art und Weise im genetischen Programm fixiert sind. Vielmehr passen sie sich den Umweltreizen von beträchtlicher Tragweite an, und zwar nicht nur am Anfang ihrer Entwicklung, bei abgeschlossener Differenzierung, sondern auch – und das ist ein noch bemerkenswerteres Phänomen – in der Altersphase.

Diese Eigenschaft ist bei der menschlichen Spezies von größter Bedeutung, ob es sich nun um die Wiederherstellung der körperlichen Funktionen oder derjenigen handelt, die die Grundlage für die geistigen Aktivitäten bilden.

Zwei typische Beispiele der neuronalen Plastizität lieferten die folgenden Experimente, die auf völlig unterschiedlichen Gebieten durchgeführt wurden.

Das zeitlich erste Experiment führte zu der Entdeckung der Wirkung, die ein Proteinmolekül, bekannt auch als Nerve Growth Factor (NGF), in den peripheren Nervenzellen hervorruft, die für den Einfluß des NGF empfänglich sind. Dieser beschleunigt einerseits die Differenzierungsprozesse und leitet andererseits den normalen Verlauf der Nervenfasern dieser Zellen zu den Anhäufungszonen um, die vom NGF-Faktor künstlich produziert werden.

Das zweite Beispiel zeigt die Wichtigkeit der Funktion in der Bestimmung des normalen Verlaufs der Nervenfasern in frühen Entwicklungsperioden. Bei neugeborenen Kätzchen bewirkt das kurzzeitige Verschließen eines Auges den irreversiblen Verlust des Sehvermögens des nicht

Auges. Histolog che Studien erläuterten den
r diesen Verlust, e auf dem hier abgebildeten
n veranschaulicht ird.
eiden Beispiele igen, wie die Kapazität der
ern bei Organism , die sich in der Entwicklung
auf die Anfangsze der Neurogenese beschränkt

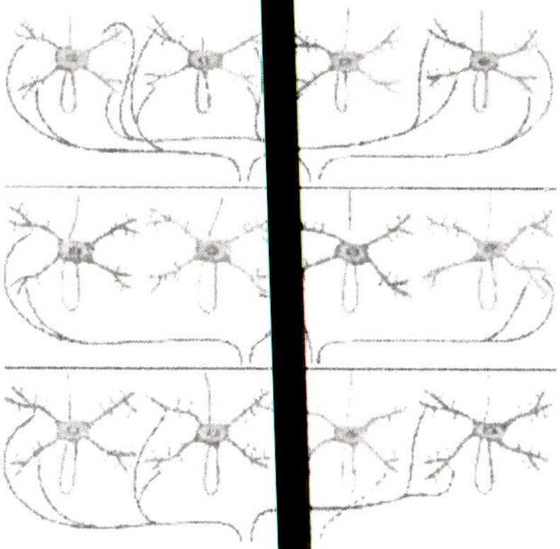

Reorganisation der erbindungen zwischen Neuro-
d der Entwicklung hrt zu Variationen der Okular-
ie Farben untersch den die Wege der Signale, die
denen Augen eintre en. Bei einer eine Woche alten
erhalten viele Neur nen Signale aus beiden Augen.
ze normal aufgezog wird (Mitte), trennen sich die
er der seitlichen N lei geniculati[34] in Reihen, die
einzigen Auge ent rechen. Wenn ein Auge abge-
nten), stellt ein Gro eil der Neuronen Kontakte mit
lindern der Nuclei eniculati her, die von aus dem
stammenden Signa n betroffen sind, und schließ-
von diesem einen A ge beantwortet werden.
P. Siekevitz, *La plas ità del cervello*, Mailand 1992,

Wenn im Zentralnervensystem eine partielle Läsion der Neuronenschaltungen stattfindet, sterben die beschädigten Zellen ab, und das vorher von diesen Zellen innervierte, das heißt mit Nerven und Nervenreizen versehene Gewebe befindet sich nun in einem Zustand der partiellen Denervierung. In dieser Situation senden die unverletzten Neuronen, die sich in der Umgebung der degenerierten Zellen befinden, aus ihren Achsenzylindern neue Nervenfortsätze aus, die auf das denervierte Gewebe zusteuern. Sie nehmen die freien synaptischen Areale ein und stellen dabei stufenweise die Aktivität der Schaltung wieder her. Dieser Prozeß der Wiederherstellung oder besser der Reparatur entfaltet sich in der Anfangsphase der postnatalen und jugendlichen Entwicklung zu höchster Stufe und wird in den folgenden Phasen dann zunehmend schwächer. Aber er bleibt auch im Stadium des Erwachsenseins bestehen und hält selbst in der Altersphase an, wenngleich er sich weniger dramatisch gebärdet als in den Anfangsphasen der Neurogenese.

Im vergangenen Jahrhundert sah man das Phänomen der Plastizität auf die Verästelung der Dendriten beschränkt. Das ist eine Struktur, die nicht festgefügt ist, sondern die Verkürzung der einzelnen Dendriten zuläßt, und zwar unter physiologischen Bedingungen wie dem Schlaf, dem Winterschlaf und der plötzlichen Absenkung der Umwelttemperatur sowie bei anderen Veränderungen, die wie jene des oben erwähnten Phänomens sowohl im Gehirn eines Erwachsenen wie auch eines Greises stattfinden. Über Beispiele des entgegengesetzten Phänomens, etwa einer möglichen Zunahme der Länge in den Verästelungen der Dendriten, wurde nicht berichtet. Die Eigenschaft der Dendriten, ihr baumartiges Wachstum größer auszudehnen, ist in jüngerer Zeit von einigen Forschern der Universität Rochester bewiesen worden. Ein Artikel von D. J. Selkoe darauf Bezug: »In d r Funktion der Synapsen kann ivität die Anzahl sow e die Lokalisierung der Synap- bst verändern … es heint, daß das Gehirn auch im Alter in der Lage i , die Verbindungen zwischen en dynamisch umzu estalten. Allerdings konnte die nalität der Dendrite , die im Alter in Erscheinung noch nicht bestimm verden. Über die Veränderun- Anzahl und Struktur es Zellkörpers und der Neuri- aus können die Ne onen äußerst überraschende rungen in ihrer inn en Architektur erfahren …«[35]

ss und T. Lømo bew esen 1973 in ihrem Labor in orwegen, daß die Ne onen des Hippokampus über enswerte plastische Eigenschaften verfügen. Die olte Tätigkeit von A tionspotentialen auf synapti- ene löst eine Zunah e der interaktiven Kraft zwi- rä- und postsynaptis en Komponenten aus. Diese ung wurde von den Autoren mit der Abkürzung ichnet (Long Term otentiation). Es handelt sich n Prozeß, der die G undlage für die Phänomene ens und des Gedäch nisses bildet.

iterer Beweis für di neuronale Plastizität wurde rer Zeit mit nicht-i asiven Techniken auch bei n erbracht. Die Orga isation der Zellen im Cortex Verteilung auf ver hiedene Teile des Gehirns, rischen oder motor chen Arealen entsprechen, t infolge des Gebrau hs und Nichtgebrauchs der annten Funktionen ner Modifizierung.

Areale werden topo raphisch dargestellt durch nisation, die mit d n Begriff Karte bezeichnet ell, somatisch-sens isch und auditiv).

ormationen, die aus er räumlichen Anordnung nen Bereiche des Co tex gewonnen werden, las- ähnlich wie bei e er geographischen Karte, eaulinien darsteller

Eine Karte besteht aus einer Reihe von untereinander verbundenen Neuronengruppen, die auf bestimmte elementare Kategorien in der visuell erfaßbaren Welt, wie zum Beispiel Bewegungen und Farben, selektiv reagieren. Da das Gehirn sensorische Botschaften fast augenblicklich in Wahrnehmungen verwandelt, erfordert die Bildung von Karten die gemeinsame Teilnahme von Hunderten von Neuronengruppen. Einige der Kategorisierungen oder Aufnahmen finden in einzelnen Zonen der Hirnrinde statt, die anatomisch festgelegt sind. Beispielsweise verfügt das visuelle System über dreißig Karten, die unter anderem der Darstellung von Farben, Bewegungen, Formen etc. vorbehalten sind.

Die Organisation dieser Karten hängt normalerweise von der Anordnung der neuronalen Verbindungen ab, die von den peripheren Verbindungen zu den synaptischen und von dort zu den darauffolgenden Zielorten geht.

F. Benedetti bringt dies folgendermaßen zum Ausdruck: »Was die Mechanismen angeht, die den Veränderungen zugrunde liegen ... scheint es mittlerweile sicher, daß diese Veränderungen nicht nur auf kortikaler Ebene vor sich gehen, sondern auch auf der Ebene verschiedener subkortikaler Kerne. Die Neuorganisation im Cortex spiegelt wohl diese Veränderungen wider, die stattfinden, bevor die sensorischen Projektionen den Cortex selbst erreichen. Sowohl die strukturellen als auch die funktionellen Grundlagen dieser Veränderungen sind nicht bekannt, aber es erscheint sicher, daß in der Entwicklungsphase und im Erwachsenenstadium unterschiedliche Mechanismen zum Tragen kommen. Während der Entwicklung scheint nämlich die drastische Neuorganisation der Nervenschaltungen von der Einbeziehung neuer Nervenbahnen und -enden bedingt zu sein. Beim Erwachsenen dagegen lassen die Schnelligkeit (nur wenige Stunden) und die eit der Verände ngen vermuten, daß bereits le stille Neuronen haltungen lediglich aktiviert Oder man denkt d ei an sehr kleine strukturelle ungen.«[36]

ronale Plastizität ftet zwar nicht das Geheim- griffspaars Gehir Geist, läßt es aber noch faszi- erscheinen, wen es auch immer schwerer zu st.

Hardware und S ftware

ntdeckung der K mmunikation traten bei der hen Spezies durc ie Verwendung von gespro- d geschriebenen ymbolen einige Merkmale Tätigkeiten zut e, die als ausschließliches r Angehörigen u erer Spezies betrachtet wer- och hat man übe viele Jahrhunderte niemals ie strukturellen G ndlagen unseres Geistes zu , da man seinen rsprung immer dem Über- zugeschrieben h .

angige Ziel des utigen Forschers, das man s Problem Numm eins der Neurobiologie be- ann, ist, eine Er ärung der Beziehungen zu zwischen Gehirn d Geist bestehen.

ndung neuer Te niken, die sehr viel höher sind als die, die u in früherer Zeit zur Verfü- n, sowie der Zus mmenschluß all der Diszi- lie Erforschung d Gehirns (Neurologie) und ens (kognitive Ps hologie) zum Ziel haben, n es, das Paar Ge n–Geist in Begriffe zu fas- Untersuchung z gänglicher sind als in der n Zeit. Diese Ent cklungen, bei denen auch ige Computer ei esetzt wurden, haben es uns auch gestattet, Bilder aus dem Gehirn zu empfangen. Dadurch erhielten wir erstmals die Möglichkeit, die Natur der im Gehirn ablaufenden Prozesse zu analysieren, vor allem jene, die den Vorgang des Denkens widerspiegeln. Diese neuen Mittel der Untersuchung erlauben nicht nur die visuelle Darstellung und Erforschung geistiger Aktivitäten wie Wahrnehmung, Erinnerung, motorische Kontrolle und Emotionen, sondern sie bieten darüber hinaus dem Forscher zwei Vorteile: Der erste ist die Lokalisierung all jener Gehirnareale, in denen diese Tätigkeiten stattfinden. Und der zweite erlaubt es ihm, die Dynamik und die tatsächliche Zeit der geistigen Prozesse festzustellen, die während solcher Tätigkeiten wie Lesen oder auch anderer Beschäftigungen höherer Ordnung – wie philosophisches Denken, mathematisches Rechnen oder alle Formen kreativer Tätigkeit – ablaufen.

Einer der bekanntesten Neurobiologen der letzten Jahrzehnte, G. M. Edelman, erforschte die Prozesse, die im Gehirn des Homo sapiens bei der Entfaltung kognitiver Tätigkeiten stattfinden, die man dem Phänomen Geist zuschreibt: »Zu den höheren Hirnfunktionen gehören als grundlegende Einheit Wahrnehmungskategorisierung, Gedächtnis und Lernen. (Zwar werden diese Funktionen zur Erleichterung der Betrachtung oft je für sich gesehen; man sollte aber bedenken, daß sie untrennbare Aspekte einer gemeinsamen geistigen Leistung sind.)«[37]

In einem früheren Text behandelt der Autor die Beziehungen zwischen den Ereignissen im Gehirn und der bewußten Erfahrung und legt eine biologische Theorie des Geistes vor, die er »neuronalen Darwinismus« nennt oder »Theorie der Selektion neuronaler Gruppen« (TSNG).[38]

Das Nervensystem habe die schwierige Aufgabe, die gesamte Lebenserfahrung auf der Grundlage einer »somatischen Selektion« (im Darwinschen Sinne) zu klassifizie-

zu kategorisieren. S sei derjenigen nicht unähn-
im Lauf von Million Jahren bei den Organismen
ten ist, werde aber uch durch das bedingt, was
m Individuum im I eren des Gehirns während
esamten Lebens stat efunden hat. Edelman hebt
en der Selektion her r, die sich im Nervensystem
n – die eine im Lauf er fötalen Entwicklung und
re als Folge der Erf hrung. Während der fötalen
ung wird ein einzig rtiges Muster für das Neu-
z gebildet, und nu infolge seiner postnatalen
g übt das Kind ein n starken oder schwachen
uf die Bestandteile d ses Netzes und der vorhan-
rbindungen aus, ode es bildet sogar andere, voll-
neue.

ahrung ist demnac nicht, wie man allgemein
passiver Natur. Sie esteht auch nicht aus einer
g von Eindrücken od r sensorischen Daten, son-
t aktiv und wird von nfang an vom Organismus
.

ve Erfahrung selekti rt oder formt aus der kom-
Verbindung ein neu s Muster von Neuronen-

o Boncinelli besch eibt das in seinem Buch
i geni [Auf der Jag nach Genies] folgender-
. unser Gehirn entw kelt sich das ganze Leben
das ganze Leben lan sind wir imstande, Neues
Gleichzeitig ist je ch auch gewiß, daß die
sse in den allererst Jahren unseres Daseins
irn entscheidend p ägen. Ein menschliches
man daran hinde bereits von den ersten
n an stimulierende d bedeutsame Erfahrun-
hen, mag zwar ein hirn haben, aber keinen
gesagt, unser Geis ist unser Gehirn, wie es
Jahren unserer Exis nz gebildet hat ...«[39]

Demnach ist der Geist als Eigenschaft des Gehirns nichts anderes als eine Komponente, durch die im Menschen die ungeheuer hohe Anzahl neuronaler Schaltungen zur Bildung des höheren Bewußtseins führt (wie das geschieht, ist noch nicht bekannt), das sich im wesentlichen im Selbst-Bewußtsein äußert.

Wie erfolgt nun diese Verbindung zwischen Gehirn, Geist und Verhalten?

Edelman führt hier ein Konzept von bemerkenswerter Relevanz ein: das Konzept von der Funktion der Karten und der reziproken Schaltkreise.

Die Welt ist nicht so angelegt, wie sie uns durch unsere Wahrnehmung der Gegenstände erscheint, denn wir müssen sie durch unsere Kategorisierungen erschaffen.

Die Wahrnehmung erschafft, während wir uns bewegen; unsere Sinnesorgane entnehmen der Welt Proben und erschaffen Karten im Gehirn. Jede Wahrnehmung ist ein kreaktiver Akt. Auf neurologischer Ebene findet ein Überleben des Tüchtigsten statt, das heißt eine selektive Verstärkung derjenigen Karten, die den Wahrnehmungen entsprechen, welche am erfolgreichsten sind in dem Sinne, daß sie sich in bezug auf die Gestaltung der Realität als die nützlichsten und effizientesten herausgestellt haben.

Der Autor stellt fest, die perzeptive Verallgemeinerung sei nicht statisch, sondern dynamisch und hänge von der aktiven und unaufhörlichen Orchestrierung einer Unmenge von Details ab, die wir der riesigen Anzahl von Verbindungen zwischen den verschiedenen Karten zu verdanken haben, die durch mehrere Hundert Millionen von Fasern zustande kommen.

Das Ausmaß an Verbindungen bildet das, was Edelman als reziproke Kopplung bezeichnet und das die ständige Kommunikation zwischen denselben Karten bedeutet.

…e im Geist zu konstruieren, …neuronalen Schaltungen ab, …gnalaustausch zwischen den …en. Auf der einen Seite des …edächtnis für solche Kate- …Licht, und auf der anderen …ntaufnahmen, die die Wahr- …Moment einer Kategorie …n.

…t zwischen zwei oder mehr …ehmung des Gegenstands …s konstruierte Gebilde kei- …n die Outputs der unzähli- …opplung« verbunden sind, …hrnehmungen gegenseitig …ner höheren Ebenen kon- …ngt Karten seiner eigenen …ategorisiert seine eigene

…nehmungskarten ist die …laustausch ergibt und die …ntwicklung markiert. Sie …ußtseins und des Geistes

…n mit einem Orchester …Musiker die Musik auf …retiert: Ein jeder spielt …bei gleichzeitig von den …eise es findet eine kol- …t.

…en Verhaltens mit dem- …eltiere vertritt Edelman …eines primären Bewußt- …n bezeichnet: »… der

Zustand, in dem man sich der Dinge in der Welt geistig bewußt ist – also in der Gegenwart geistige Bilder hat. Aber dazu gehört kein Gefühl für Vergangenheit und Zukunft.«

Im Gegensatz dazu gehöre zum Bewußtsein höherer Ordnung, in dessen Besitz nach Ansicht des Autors nur die Menschen sind, »daß ein denkendes Subjekt die eigenen Handlungen oder Gefühle erkennt. Es enthält ein Modell des Personalen, und zwar nicht nur in der Gegenwart, sondern auch in Vergangenheit und Zukunft.« Die morphologische Grundlage dieses Bewußtseins geht mit dem Erwerb eines neuen Typs von Gedächtnis einher, und zwar »mit dem Ergebnis, daß die Vorstellung von sich selbst, von der Vergangenheit und der Zukunft mit dem primären Bewußtsein verbunden werden kann. Und somit wird das Bewußtsein des Bewußtseins möglich.«

Das höhere Bewußtsein erwächst aus dem primären Bewußtsein, ergänzt es, aber ersetzt es nicht. Und es hängt von der evolutionären Entwicklung der Sprache ab, denn mit der Evolution der Sprache, der Symbole und des kulturellen Austauschs begann auch die Fähigkeit zu Verallgemeinerung und Reflexion, so daß es schließlich möglich war, ein Bewußtsein von sich selbst zu erreichen und damit ein Ich in der Welt zu sein. Das höhere Bewußtsein befreit uns von der Sklaverei des Hier und Jetzt, es erlaubt uns zu reflektieren, unsere Gefühle zu analysieren, aus der Kultur und Geschichte zu schöpfen und eine neue evolutionäre und geistige Ordnung zu erreichen.

Der strukturelle Nährboden des primären Bewußtseins besteht aus dem Hirnstamm, der mit dem limbisch-hedonischen System verbunden ist, das heißt jenem System, das unser affektives und sexuelles Verhalten bestimmt. Darin sind Muster des Verteidigungsverhaltens enthalten, die zu dem umfangreichen Netz von Verbindungen mit

Organe des Körpers mit dem endokrinen System und dem autonomen Nervensystem führen.

Strukturelle Nährboden des höheren Bewußtseins ist das thalamokortikale System, das aus vielen Kernen besteht, die über sensorische und zerebrale Signale mit dem Cortex verbunden sind und mit ihm gemeinsam arbeiten. Das Bewußtsein sei eine Form der Bewußtheit, aber ein Prozeß und keine Substanz, stellt G. M. Edelman fest: »Es ist persönlich (es gehört zu einem Individuum oder ist ihm zugehörig), veränderlich und doch gleich, es hat mit Dingen zu tun, die von ihm unabhängig sind, und es ist in bezug auf die Zeit selektiv, das heißt, es erschöpft nicht alle Aspekte der Dinge, mit denen es sich beschäftigt.« Was sich im Bewußtsein befindet, war nach Edelman der Gegenstand der Reflexion über früheres oder späteres Verhalten. Das Bewußtsein ist demnach also ein Wissen von den Dingen oder den Ereignissen und ist mit [illegible]sätzlichkeit oder Absicht verbunden.

Wie kann man überhaupt erklären, wie sich der Geist in den Mitgliedern der menschlichen Spezies äußert? Und zwar auf der Grundlage von Modellen, die nicht auf einen computergesteuerten [illegible]satz zurückgreifen?

Edelman ist nicht der Ansicht, daß der menschliche Geist mit der Softwareverarbeitung eines digitalen Computers (wie Turing, Vorläufer der Informatik und Schöpfer des Modells eines Rechners) verglichen werden könne. Eingehende komplexe Struktur und die biologische Individualität des menschlichen Gehirns entzögen die Möglichkeit, dieses Organ mit der Datenverarbeitung von Maschinen zu vergleichen, die offensichtlich instrumentale Prozesse aufweist.

Der Autor lehnte zwar das klassische Modell der künstlichen Intelligenz ab, griff aber dennoch auf Supercomputer zurück, mit deren Hilfe die Hirnfunktionen simuliert werden können und die er vorher mit ähnlichen Eigenschaften ausgestattet hatte, wie sie das biologische Gehirn besitzt. Die Manufakte, die in diesem letzten Jahrzehnt ausgearbeitet wurden, nannte man Darwin I, II, III und IV. Einbezogen war ein »noetisches« Verhalten, das weder einprogrammiert noch roboterhaft war, sondern auf einem selektiven System als Grundlage für eine primäre Wertegruppe basierte.

Trotz der Resultate, die durch die ständige Vervollkommnung immer raffinierterer Automaten erzielt wurde, äußert Edelman Zweifel, ob es überhaupt möglich sei, ein mit Bewußtsein ausgestattetes Artefakt zu bauen. Obwohl er keine Zweifel an einer eventuellen Lösung des Rätsels Gehirn-Geist hat, stellt er fest: »... die praktischen Probleme, welche die ›Herstellung‹ von Bewußtsein höherer Ordnung betreffen, liegen so weit außerhalb unserer Reichweite, daß wir uns zur Zeit gar nicht mit ihnen zu beschäftigen brauchen.«

5. Kreativität als Korollar (K = K)

Wenn man unter Kunst das versteht, was gemeinhin als Malerei, Literatur, Architektur und Musik bezeichnet wird, dann ist sie die Vermittlerin und Versöhnerin zwischen Natur und Mensch. Dann verkörpert sie die Macht, die Natur zu vermenschlichen und die Gedanken und Leidenschaften des Menschen allem einzuflößen, was Gegenstand seiner Betrachtung ist.

Samuel Taylor Coleridge[41]

Mit der Entdeckung, daß die Nervenschaltungen die Eigenschaft besitzen, die ihnen von den sensorischen Systemen in sehr abstrakter Form übermittelten Botschaften an die für ihre Verarbeitung zuständigen zerebralen Zentren weiterzuleiten, ist – wie der bekannte Neurobiologe Gunther Stent[42] darlegt – die Hypothese in sich zusammengefallen, daß die Kreativität, die auf wissenschaftlichem Gebiet in der Fähigkeit deutlich wird, neue Phänomene und Gesetze universeller Natur zu entdecken, sich von derjenigen unterscheide, die sich in Kunstwerken offenbart.

Die Kreativität ist das wesentliche Merkmal der Gehirntätigkeiten des Homo sapiens. Von den unzähligen Werken, die unser kulturelles Erbe bilden, bietet sich vor allem die wissenschaftliche Entdeckung mehr als jede andere Manifestation der Kreativität dazu an, die für ihre Entwicklung zuständigen Abläufe im Gehirn zu analysieren. Wenn auch kein Zweifel daran bestehen kann, daß dieselben Mechanismen in die Kreativität auf künstlerischem Gebiet sowie auf allen anderen Gebieten menschlicher Tätigkeit einbezogen sind, waren doch die Prozesse, die sich in der wissenschaftlichen Entdeckung offenbaren, mehr als alles andere Gegenstand der Analyse. Wegen seiner Arbeitsgewohnheiten, die er sich an den Labortischen oder am Schreibtisch erworben hat, ist der Wissenschaftler bei seiner Tätigkeit noch mehr als der Künstler zugleich Akteur und Beobachter. Seine Arbeit kann bereits von ihrem ersten Erscheinen an eine ähnliche Vollkommenheit zeigen wie Minerva, als sie dem Haupt des Jupiter entsprang, oder ihre Unvollkommenheit, die die lange Mühe des schöpferischen Aktes verrät. Ein wesentlicher Unterschied zwischen der wissenschaftlichen Entdeckung und den Kunstwerken besteht darin, daß letztere das Ergebnis der schöpferischen Arbeit eines einzelnen Menschen sind. Es wäre nicht vorstellbar, daß eine Kantate von Bach, ein Gemälde von Raffael oder Dantes *Göttliche Komödie* verändert oder erweitert würden. Im Gegensatz dazu hat die wissenschaftliche Entdeckung zwar ihren Ursprung in der glücklichen Intuition eines einzelnen, wird aber sofort zu einem kollegialen Werk, das nach und nach vertieft und erweitert wird, wenn die Forschungen zu neuen Erkenntnissen führen.

Ein anderer Aspekt der Kreativität ist die Ähnlichkeit des Schöpferischen, das sich in der wissenschaftlichen Entdeckung und im künstlerischen Schaffen entfaltet. Da die kreative Fähigkeit nicht auf diese beiden Gebiete beschränkt ist, sondern ebenfalls in unzähligen anderen Tätigkeiten des Menschen deutlich wird, folgt daraus, daß wissenschaftliche Entdeckungen und künstlerische Werke, obwohl sie nur zwei Aspekte der Kreativität darstellen, mehr als alles übrige Schaffen des Menschen Gegenstand von Analysen waren.

Der große Mathematiker Jules-Henri Poincaré schrieb:

ht aus Daten wie ein Haus aus Stei-
ung von Daten stellt ebensowenig
ie ein Haufen Steine ein Haus.«[43]
er ebenso einprägsam versuchte
ßte Wissenschaftler unserer Zeit,
nossen und der Nachwelt in auto-
ngen und Gesprächen mit Schü-
erklären, wie es seinem Gehirn
n zu entwickeln, die all jene, die
von Raum und Zeit, Energie und
nd allgemein anerkannt waren,
n. Und das nicht aufgrund von
htung oder Berechnung abgelei-
n, wie Einstein selbst in einem
n Philosophen Karl Popper, er-
»reinen Spiels der Erfindung«.
er gewohnten Bescheidenheit
Theorie, daß die Entdeckung
gen Sammelns und der Verar-
ist, sondern der Intuition ent-

Einstein ebenfalls festgestellt
lichen Hingabe an den For-
Er schrieb seine Aufstellung
atsache zu, daß er sich sein
ende Haltung bewahrt habe,
Begriffen wie Raum und Zeit
ße Mehrheit seiner Mitmen-
lich ansehe.
r fünf Jahren die beständige
in eine bestimmte Richtung,
des Kompasses, fasziniert
age die Existenz von Kräf-
berprüfung noch entzogen.

Diese Haltung, die ihm bis zu seinem Lebensende blieb, war die Triebfeder seiner außergewöhnlichen kreativen Fähigkeit. Ein Nonkonformist in seinem Denken und Leben, den auch die zahlreichen Ehren, die man ihm erwies, nicht korrumpieren konnten, war er nach seiner eigenen Definition zugleich ungläubig und tief religiös im Sinne Spinozas. In seiner wissenschaftlichen Arbeit gleichzeitig revolutionär und konservativ, wurde er zu einem Symbol für die höchsten Leistungen, zu denen der Homo sapiens imstande ist – auch wenn er sie nur recht selten in die Tat umsetzt.

In seinem Falle hielt dieses Verhalten ein ganzes Leben lang an, von der Jugend bis ins hohe Alter. Der Tod ereilte ihn mit sechsundsiebzig Jahren, als er völlig von den Bemühungen in Anspruch genommen war, die einheitliche Theorie der Bereiche Elektrodynamik und Gravitation zu festigen, die licht- und dornenvolle Krönung seiner letzten Jahre.

Sowohl die wissenschaftliche Entdeckung als auch das Kunstwerk sind offensichtlich ein Produkt, das in dem großartigen Komplex neuronaler, neokortikaler Systeme und Schaltungen verwirklicht wird, die bei den Angehörigen unserer Spezies so hoch entwickelt sind.

In vollkommener Unkenntnis jener Mechanismen, die für die Formulierung des Denkens zuständig sind, das wiederum die Voraussetzung für alle kreative Betätigung ist (wenn man nur die menschliche Spezies berücksichtigt), hat die Philosophie zu allen Zeiten Hypothesen aufgestellt, die an anderen und oftmals diametral entgegengesetzten Auffassungen orientiert waren, was die Beziehungen angeht, die zwischen den Individuen und der Außenwelt bestehen und die wir durch die Botschaften empfangen, welche von den sensorischen Systemen ans Gehirn geleitet werden.

ophische Konzep-
ehren gemeinsam
er Erkenntnis die
hen und die Prä-
en. Im Grundsatz
n, die uns zeitlich
rt, die den Positi-
lismus vertraten.
ichtungen waren
omte sowie Karl
chied und deut-
n diese philoso-
Objekte an, die
hrnehmen, und
sie von unseren
und verarbeitet

ner seiner jüng-
ünsten und der
ung. Ihre Ziele
Methoden eine
ch des Wissen-
t eine Form zu
onfigurationen
ler verbunden
g waren. Und
ben: von dem
uf andere Art

, die Gunther
riftsteller und
r Gewohnheit
s vom Stand-
s zu betrach-

ten, und das heißt als eine Aufgabe, die sich der Feststellung der Gesetze und Erscheinungsformen der Welt widmet, die uns umgibt, unabhängig von unserer eigenen Existenz und unserer Fähigkeit, zu einer Erkenntnis über sie zu gelangen.

So verstanden, stellen die Forschung im allgemeinen und die wissenschaftlichen Entdeckungen im besonderen, wie die der Phänomene und grundlegenden Gesetze der trägen und lebendigen Materie durch Wissenschaftler wie Newton, Einstein, Fermi und andere Spitzenvertreter der wissenschaftlichen Gemeinschaft, keine einzigartige, unwiederholbare Tatsache dar. Mit der Zeit werden andere Forscher die gleichen Hypothesen formuliert haben und zu den gleichen Entdeckungen gelangt sein. Im Unterschied zum Wissenschaftler wird der Künstler – ob es sich nun um Musiker vom Format eines Bach oder Beethoven handelt, um Bildhauer und Maler wie Michelangelo, Raffael oder Picasso und um Dichter wie Dante und Shakespeare und alle übrigen – entsprechend der idealistischen Konzeption gesehen, nach der die Realität der uns umgebenden Welt nicht außerhalb der Spiegelung in unserem Denken existiert. Der Künstler erschafft daher im Unterschied zum Wissenschaftler sein Werk aus dem Nichts, er »erfindet« es und wird nicht von dem trügerischen Schein inspiriert, der ihm von seinen Sinnen vermittelt wird. In dieser Hinsicht unterscheidet sich das Schaffen des Künstlers grundsätzlich von dem des Wissenschaftlers.

Die Kreativität – so ist zumindest die allgemeine Ansicht – erreicht den Höhepunkt ihres Ausdrucks in der Zeit, in der die Hirntätigkeiten am vollsten entwickelt sind, vermindert sich in den folgenden Jahrzehnten und nimmt praktisch fortschreitend im Greisenalter ab, kann sich aber in dieser letzten Lebensphase in einer neuen Form manifestieren.

se Eigenschaft der ge stig-zerebralen Tätigkeiten be-
nkt sich nicht nur au außergewöhnliche Persönlich-
ı wie die, die in den päteren Kapiteln beschrieben
n. Vielmehr ist sie a en Angehörigen der mensch-
ı Spezies gemeinsam, enen durch günstige Umwelt-
gungen ermöglicht ird, ihre Fähigkeiten zu ver-
chen, und die nicht darin behindert werden. Die
s auf dem Gebiet de Musik und der Mathematik
ıken ihre außerorde lichen kreativen Fähigkeiten
esitz ihrer genetisch rogrammierten Schaltungen.
nie wird man gebore , aber man wird kein Mozart,
n oder Einstein. Typ sches Beispiel für ein gebo-
Genie war Ramanuj n, ein junger Inder, der dem
nten Mathematiker .H. Hardy einen Brief ge-
hatte. Dem Brief b gelegt war ein Manuskript,
Lösung verschied ner Theoreme enthielt, die
bei der ersten Lektür als völlig »abenteuerlich und
stisch« erschien. Na h einiger Überlegung und
er Prüfung dessen, as ihm der junge Mann ge-
en hatte, der aus nem unbekannten Dorf in
stammte und kein rlei mathematische Ausbil-
esaß, war Hardy übe zeugt, daß Ramanujan kein
ter, sondern ein G ie war. Hardy berief den
Mann nach Englan , dem hohe Ehrungen für
ırschungen zuteil wu den. Eines Tages, als Hardy
dem Krankenhaus suchte, in dem der Inder
te er, um ein Gespr ch anzuknüpfen, daß ihm
nmer des Taxis, das ihn hergebracht habe, die
ziemlich abgeschma kt erscheine. Ramanujan
ı zur Antwort: »Nic doch, Hardy, nicht doch!
eine sehr interessan Zahl, nämlich die klein-
ich als Summe zwei r Kubikzahlen ausdrücken

ollte der junge Mathe atiker, der einige Zeit später in sein Dorf zurückkehrte, im Alter von dreiunddreißig Jahren sterben.

Unter normalen Bedingungen werden die geistigen Fähigkeiten, und dabei auch die Kreativität, auf allen Gebieten des menschlichen Wissens durch den ständigen Gebrauch der Hirnfunktionen sowie durch das unaufhörliche Interesse an allem, was uns in der organischen oder anorganischen Welt umgibt, weiter gesteigert. Und dies gilt besonders für die Auseinandersetzung mit Themen, die mit der Verbesserung der Lebensqualität auf globaler Ebene zu tun haben – in einem so kritischen Moment, wie er sich an der Schwelle zum dritten Jahrtausend abzeichnet.

Eine weitere Entwicklung bahnt sich an in der Reflexion über die Beziehungen zwischen Wissenschaft, Technik und Familie in der modernen Gesellschaft, die darauf abzielt, die vorhandenen Ressourcen wie auch die Verantwortung des einzelnen in einer sich ständig verändernden Welt bewußt auszuwerten. Diese Reflexion muß darauf gerichtet sein, eine Politik der modernen Erziehung zu fördern, in der die traditionellen Kriterien und Methoden des Lernens für eine bessere Entwicklung der menschlichen Kreativität verändert werden durch eine geeignete Bildung und die kulturelle Vorbereitung der jungen Menschen auf den Umgang mit den aktuellen Veränderungen.

…ug… …untergang …r

…gemacht habe, ist nur der erste …m langen Weg.

Pablo Picasso, 1972

…ell… …on Michelangelo, Galilei, …en… …Picasso kann sicher ihrem …Sc… …t werden, doch rückt sie …ch… …malerweise nicht beachtet …m… …ist auch in weit fortge…m… …le von Möglichkeiten aus…die… …ger sind als das, was man …igt… …eiten des Alters zu begeg…ge… …ten Lebensphase die Ner…ng… …trategien, die in den funk…od… …ms selbst enthalten sind.

…h… …ersönlichkeiten haben in …nd… …enschheitsgeschichte ge…eid… …hmreichen Zeit der italie…en… …bedeutendste Repräsen…no… …ichelangelo steht für die …re… …nn der modernen Wissen…rit… …rei lebten in der unruhig…ns… …20. Jahrhundert.

…sch… …waren, auf denen sich ihr …ntf… …edlich ihr Umfeld und die …di… …aren bei allen das Engage…Mu… …ät, die ihr ganzes Wirken …hr… …e Gaben sind auch in der …se… …unverändert geblieben.

Die vielen, die noch weit vom Greisenalter entfernt sind und sich vor dem Eintritt in diesen Lebensabschnitt fürchten, erinnere ich an die Empfehlung des Dichters T.S. Eliot:

... Nachdenken fordern, zur Voraussicht mahnen;
So will ich dir des Alters Schätze zeigen
Zur Krönung deines lebenslangen Strebens ...[45]

... Aber wer unter den Toten und den Lebenden die Palme trägt und alle übersteigt und überstrahlt, ist Michelangelo Buonarroti; er nimmt nicht nur in einer dieser Künste [Architektur, Bildhauerei, Malerei] den ersten Rang ein, sondern in allen dreien zugleich.[46]

Giorgio Vasari

nrenaissance erreichte oder überstieg das Durch-
er des Menschen selten fünfzig Jahre. Im Falle
elos erstreckte sich der Lebensweg über die
hnlich lange Zeit von neunundachtzig Jahren.
t hat viele Könige und nur einen Michelangelo«,
eb Aretino diesen Mann, den er für den größten
ler Zeiten hielt.

Jüngling, begann Michelangelo im Jahr 1485
tlerische Laufbahn und wurde Schüler in der
Ghirlandaios. Doch hielt ihn der noch für zu
n in die Kunst der Malerei einzuführen.

nzo il Magnifico Ghirlandaio aufforderte, ihm
linge für seine neue Bildhauerwerkstatt zu
och bevor der von Michelangelos Vater für drei
zeichnete Lehrlingsvertrag auslief, kam Ghir-
ser Aufforderung nach: Unter keinen Umstän-
er, daß Michelangelo die Gelegenheit verpaßte,
er Kunst zu vervollkommnen, für die er schon
beinen an eine besondere Berufung gezeigt

e Michelangelo begeisterte sich nicht nur für
nen Skulpturen, die den »Garten« der Medici in
nmückten, sondern auch für die Malerei der

beiden großen Meister Giotto und Masaccio. Aus dieser Zeit stammen auch einige seiner eigenen Werke wie zum Beispiel die *Madonna an der Treppe* (1491) und die *Kentaurenschlacht* (1492), die von der römischen Kunst inspiriert wurden.

Als Michelangelo achtzehn Jahre alt ist, stirbt Lorenzo di Medici, und er steht er ohne Vertrag da. Er verläßt den Palazzo Mediceo und begibt sich in das Kloster Santo Spirito. Dort vertieft er seine anatomischen Studien, indem er die herrschenden Gesetze umgeht, welche die Sezierung von Leichen verbieten. Er übte diese Praxis mit einer Innenschau in einem fast religiösen Sinne aus und kam auf diese Weise zur Erkenntnis einer künstlerischen Realität, die vorher undenkbar schien und bis zu diesem Zeitpunkt auch noch niemals verwirklicht worden war.

Mit dem Überfall auf Florenz durch die Franzosen unter dem Oberbefehl von Karl VIII. ist Michelangelo 1494 gezwungen, die Stadt zu verlassen; er flieht zunächst nach Venedig und dann nach Bologna. Von hier aus begibt er sich 1496 erstmals nach Rom. Aus dieser jugendlichen Phase stammen Werke wie die *Pietà* (die in einer Kapelle von Sankt Peter im Vatikan steht) und der bronzene *David*, zu dem ihm die Florentiner Signoria im Frühjahr 1501 den Auftrag erteilt hatte. Sie hatte Michelangelo im Namen der republikanischen Regierung eingeladen, wieder nach Florenz zurückzukehren. Papst Julius II., der von dem außergewöhnlichen Talent des Künstlers erfahren hatte, beauftragte ihn 1505, eine Skulptur für sein Grabmal zu schaffen.

Der Freund Giorgio Vasari, auch er ein berühmter Maler und Autor des bekannten Buchs *Vite* [Lebensläufe], schreibt über Michelangelo:

ohl mit dem Pinsel s auch mit dem Meißel hat
Werke geschaffen, ie nahezu unnachahmlich
nd er hat ihnen so el Kunst, Anmut und eine
nte Lebendigkeit ge eben, daß er, mit Verlaub,
n Meister übertroff und besiegt hat. Denn er
d es, bei aller Schw igkeit die Dinge mit leich-
d zu formen, so da sie nicht unter Mühen ent-
zu sein scheinen. och der, der seine Werke
chnet, wird diese ühe finden, wenn er sie
hmen versucht.[47]

io Vasari zum Aus uck bringt, vermitteln alle
helangelos, sowoh ler Bildhauerei als auch der
len Eindruck, als ien sie das Produkt eines
n Talents. Doch s ıd sie in Wirklichkeit das
ines hart durchlitt ıen Kampfes mit der Mate-
rkstoffs, der sich a ch in seinem mürrischen,
n Charakter wide spiegelt. Aus der maleri-
eit dieses Zeitabsc nitts stammen die beiden
Werke: der *Tondo oni* mit der Darstellung der
milie, der sich in d ı Uffizien in Florenz befin-
s Fresko in der Six nischen Kapelle, das Papst
508 bei ihm in A ftrag gab. 1512 wurde es
vollendet, nachdei die Unstimmigkeiten bei-
len waren, die dad ch entstanden waren, daß
lo niemals einen ffiziellen Auftrag für das
al erhalten hatte.
chmückung der R ckwand der Sixtinischen
rde 1541 vollendet und zwar zusammen mit
igen Werk des *Jüng ten Gerichts*, in dem mehr
dert Figuren ersch nen. Aus der Gesamtheit
treten die kreativ Kraft und Genialität des
eutlich hervor.
Brief seines *Episto rio* aus dieser Zeit beant-

wortet Michelangelo die Frage, die ihm Benedetto Varchi in bezug auf den Wert der Bildhauerei und der Malerei stellte, folgendermaßen:

> *... Ich sage, die Malerei scheint mir dann am besten gelungen, wenn sie sich so weit wie möglich dem Relief annähert. Doch ist das Relief um so weniger gelungen, je mehr es sich der Malerei annähert... Ich verstehe Bildhauerei als etwas, das man durch Herausmeißeln erzielt; was man durch Hinzusetzen erzielt, gleicht der Malerei. Da jedoch das eine wie das andere, also Bildhauerei und Malerei, aus demselben Geist entsteht, kann man beide aufs trefflichste verbinden und viel Disputieren beiseite lassen ...*

Seiner Auffassung nach ist die Skulptur etwas, das man »mittels Wegnehmens« schafft, also durch Meißelhiebe aus einem Steinblock heraustreten läßt, so daß der Geist erkennen kann, daß der Marmor Leben annimmt. Trotz seiner außerordentlichen künstlerischen Begabung, die sich bei ihm bereits von Jugend an gezeigt hatte und ihm größte Anerkennung und höchste Ehrungen einbrachte, neigte Michelangelo, obwohl er sich seines Talents bewußt war, keineswegs zu einer Überschätzung seiner außergewöhnlichen Gaben.

In einem Sonett, das er 1552 seinem Freund Vasari sendet, mißt er der künstlerischen Tätigkeit, die er ausübt, keinen Wert bei und hält es für sehr viel wichtiger, sein Denken der Verehrung des Schöpfers zu widmen. Er bringt sogar eine sehr negative und pessimistische Einschätzung seines künstlerischen Werks zum Ausdruck:

> *Auf wildem Meer im morschen Kahn gediehen*
> *Zum allgemeinen Port ist schon mein Leben,*

in, um volle Rechenschaft zu geben
jede gut und böse Tat, wir ziehen;
nd all die liebevollen Phantasien,
sich dem Götzendienst der Kunst ergeben,
, wie voll Irrsal scheint mir nun ihr Streben –
n Wahn ist, wofür wir hienieden glühen!
ie nun, Gedanken ihr, zu meinem Fehle
Schaden froh einst, wenn zwiefält'ger Tod
nah, ein sichrer und ein drohender, schreitet?
in Malen stillt noch Meißeln mehr die Seele,
lieht zu jenem liebevollen Gott,
ns am Kreuz die Arm' entgegenbreitet.[48]

er Gedichte ist von einem Gefühl des tiefen geprägt, der als Sühne für das menschliche Han- erhalten zu verstehen ist. Die *Rime* [Sonette] stel- ements es bezeichnet, »ein Selbstbildnis des phy- istigen und moralischen Menschen und seines dar«.

Brief an den Freund Vasari vom 23. Februar elangelo war bereits dreiundachtzig Jahre alt – einen tiefen Gram über den Verlust eines ihm wordenen Mitarbeiters:

iorgio, lieber Freund. Das Schreiben fällt mir och nur um Euch zu antworten, werde ich et- n. Ihr wißt, wie Urbino gestorben ist, was mir als große Gnade Gottes erschienen ist, aber rerseits schweren Schaden und unendlichen zugefügt hat. Gnade war es, daß er, der mich n Leben lebendig hielt, mich durch seinen Tod t, nicht mit Bedauern zu sterben, sondern den ehnen.

e ihn sechsundzwanzig Jahre zum Freund

und erlebte ihn immer als reell und treu. Und jetzt, da ich ihn zu meiner Stütze und meinem Ruhepol im Alter gemacht hatte und auf ihn hoffte, ist er mir entschwunden: Mir ist keine andere Hoffnung geblieben, als ihn im Paradiese wiederzusehen. Und in all diesem hat mir Gott, der Herr, mit dem glücklichen Tod, den er ihm bereitet hat, ein Zeichen gegeben: Mehr als sein eigenes Sterben bedauerte er, daß ich, überhäuft von Sorgen und lebend, in dieser verräterischen Welt von ihm zurückgelassen wurde. Denn das meiste von mir ist schon vertrocknet, und mir bleibt nichts als ein unendliches Elend ...[49]

Auf dem Meister lasten also nicht nur die Wechselfälle des Lebens und die Einsamkeit, die er nach dem Verlust der Menschen, die ihm am nächsten standen, erleben mußte, sondern auch der Gedanke an den Tod, der in den letzten Jahren in ihm immer stärker wurde und sich mit einer mystisch-religiösen Neigung verband.

Die intensive schöpferische Tätigkeit, die Michelangelo von seinen Jugendjahren bis ins Erwachsenenalter, also sein ganzes Leben lang, ausgeübt hat, nimmt im Greisenalter nicht ab. Doch wird er zunehmend von heftigen, chronischen Schmerzen gequält, die ein Nierensteinleiden verursacht und die die Medizin seiner Zeit noch nicht zu lindern vermag. Auf diese Beschwerden weist er in jedem Brief aus dieser Zeit hin:

Ich bin alt, und der Tod hat mir die Gedanken meiner Jugend genommen: Und wer nicht weiß, was das Alter ist, übe viel Geduld, denn es holt ihn ein, noch ehe er es vermutet.

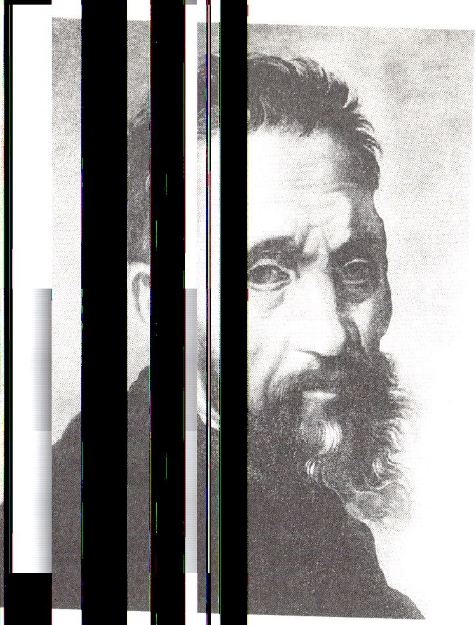

m pe … scheren Sicht des Lebens
em eit … tt seine außerordentliche
t n n … lhauerei, sondern auch in
en rk zu Ausdruck – einer Arbeit,
ran an … Phasen seines Lebens nie-
att

Ja s … lließt er einen Vertrag für
ta in … b, und am 5. August wird
für n … Kirche Santa Maria degli
nd n … mber stellt er das große
ie … ankt Peter fertig.
us er … tiker unserer Zeit, Giulio
sch bt … angelos architektonische

elo … ner Konzeption der Kunst
tek k … nderscheinung, sondern

einen notwendigen Bestandteil dar. In einem Leben, in dem jeder Augenblick in Tapferkeit gelebt wurde, gab es keine Erfahrungen, die stärker waren als die anderen, alles war gewollt. Zeitgenossen und Nachwelt irrten, wenn sie das architektonische und das dichterische Werk nur als marginale Betätigungen ansahen, von denen die eine vielleicht eine Pflichtübung, die andere einen erholsamen Zeitvertreib darstellte. Falls Michelangelo selbst überhaupt etwas an der Kunst liebte, der er sich sein ganzes Leben lang aufgrund eines inneren Imperativs widmete, gab er vielleicht der Bildhauerei, vielleicht auch der Malerei den Vorzug. Die Architektur war nicht sein Gebiet. Aber für ihn zählte weit mehr die geistige und religiöse Verpflichtung. Und Tatsache ist, daß er als alter Mann ahnte, er müsse nun alles aufgeben, um sich nur noch der Architektur zu widmen. Die Berühmtheit hatte ihm die Zeit genommen, die er gebraucht hätte, um Gott zu betrachten, und für ihn stellte der Dombau von Sankt Peter diese Kontemplation dar... Die Architektur war die letzte Gestaltung seiner Auffassung von der Kunst, wobei es nicht von Bedeutung war, über wie viele Entbehrungen er dorthin gelangt war. Denn wie konnte die Hinterlassenschaft eines großen Gläubigen schließlich etwas anderes sein als eine Berufung zur Entbehrung. Er war von Natur aus hellsichtig und besonnen, er tat nie etwas, das er nicht tun wollte, auch wenn er anschließend schwor, er hätte das, was er selbst beschlossen hatte, gezwungenermaßen getan. Als er den Tode nahe fühlte, faßte er den Entschluß, von nun an auf eine Beschäftigung mit der Architektur zu verzichten, wie er vorher darauf verzichtet hatte, sich noch weiter der Bildhauerei und Malerei zu widmen.«[50]

Michelangelos Kreativität in dieser letzten Phase seiner Laufbahn beschränkte sich nicht nur auf die angeführte architektonische Arbeit, sondern drückte sich in einer völ-

und anderen Weise aus als in seinen Jugend-
in der Zeit der vollen Reife. So verherrlichten
esten Werke die Schönheit des menschlichen
ıd Körpers sowie die Einzigartigkeit seiner ein-
men. Diametral entgegengesetzt entwickelte
dhauerkunst, die er im letzten Abschnitt seines
ler Skulptur der *Pietà Rondanini* realisierte, an
sechs Tage vor seinem Tod arbeitete und die
t blieb. Das Leiden der beiden Figuren spiegelt
nur im Ausdruck der Gesichter wider, son-
n der Darstellung der beiden Körper: in dem
ıristus und der weiblichen Figur (Muttergot-
ria Magdalena), die den leblosen Körper um-
hält. In dieser Skulptur scheinen sich die
die Einsamkeit und die Müdigkeit der Jahre
geln, die ihn immer melancholischer werden

er neueren Interpretation von De Tolnay ist
die Verwirklichung eines neuen Sinnes:
ıltat selbst vom Künstler sehnlichst herbeige-
läßt vermuten, daß der alte Buonarroti hier die
Renaissance-Ästhetik verwirft. Sie hatte die
er Formen gefordert, die bis dahin auch für ihn
dende Bedingung für ein wirkliches Kunst-
tellt hatte. Ohne jede Rücksicht auf die Mei-
tgenössischen Kunstkenner und sein eigenes
es Credo verleugnend, wandte er sich ohne
rupel dem ›Unvollendeten‹ zu, das seinen
nen mehr entsprach.«[51]

Rondanini, so bezeugen es die an Vasari
n Briefe, ist noch in Arbeit, als Antonio del
zum Geschenk erhält.

ruar 1564 diktiert er seinen letzten Willen: die
t, den Körper der Erde und seine irdischen

Güter an die Erben. Zwei Tage später stirbt er in seinem römischen Haus am Macel dei Corvi, wenige Wochen vor seinem neunzigsten Geburtstag.

Der große Kunstkritiker Argan schreibt zu seinem Gedenken:

»Bildhauer, Maler, Architekt (und Dichter), verfolgte er sein ganzes Leben lang eine Kunst, die eine Synthese der einzelnen Techniken sein und in ihrer Überschreitung die reine Zeichnung, die Idee verwirklichen sollte. Obwohl es sich in klar abgegrenzte Phasen und Zyklen aufteilen läßt, erscheint Michelangelos gesamtes Werk in einem Zusammenhang: Jedes einzelne Werk nimmt die Erfahrungen der vorangegangenen wieder auf, arbeitet sie weiter aus und übertrifft sie. Erstmals ist die Kunst gleichgesetzt mit der Existenz des Künstlers selbst: Als Existenz ist sie eine Erfahrung, die sich vollzieht und erst mit der Vollendung dieser Existenz, mit dem Tod, als vollzogen gelten kann. Deshalb ist der Gedanke an den Tod in seinem ganzen Werk immer präsent ...«[52]

Am Todestag Michelangelos wurde ein anderes italienisches Genie geboren – Galileo Galilei.

[illegible] (1564–1642)

[illegible] ickt sich zwar für den Wis-
[illegible] nicht für die Ideen, die er
[illegible] die zu verteidigen er die
[illegible]

Jacques Monod[53]

[illegible] die wissenschaftlichen [illegible] der äußeren Welt und [illegible] Natur zu erhalten. Gali- [illegible] n einer modernen wis- [illegible] twicklung dar. G. Edel- [illegible] Interview: »Mit Galilei [illegible] die moderne Zeit auf [illegible] Natur entfernt. Galileis [illegible] sich aus der Kritik des [illegible] das Universum als ein [illegible] kt. Aufgabe des galilei- [illegible] ungen durchzuführen [illegible] das sich weder an Pro- [illegible] chlichen Zielen orien- [illegible] ngen und unveränder- [illegible] estellte These bestäti- [illegible] weise funktioniert bei [illegible] arten Wissenschaften [illegible] der Heisenbergschen [illegible] uantenmechanik, hat [illegible] and. Und so bleibt das

[illegible] abe der *Opere*, hrsg. v. [illegible] und nachgedruckt 1968, [illegible] rd der Band angegeben, [illegible]

letzte Ziel der Physik ein galileisches: die Beschreibung unveränderter Gesetze.«[54]

Galileis wissenschaftliche Neugier wurde bereits in jugendlichen Jahren geweckt, wie er fast sechzig Jahre später rückblickend in seinem Buch *Il saggiatore* [Der Prüfer mit der Goldwage] beschreibt. Er erinnert sich darin, wie er als Dreizehnjähriger einen Kometen mit großer Aufmerksamkeit beobachtete und dabei bereits die bedeutsamsten Eigenschaften des Phänomens erfaßte.

Im Alter von siebzehn Jahren entschloß er sich dann zum Studium der Medizin und studierte von 1581 bis 1585 an der Universität von Pisa. Sein Vater hatte ihn zu dieser Wahl gedrängt, nicht um einen in der Familie traditionell ausgeübten Beruf zu wiederholen, sondern weil er meinte, damit könnten die höchsten Einkünfte erzielt und der Bedürftigkeit der Familie entgegengewirkt werden.

Nach vier Jahren verließ er ohne Promotion die Universität und begann seine mathematischen Studien bei Ostilio Ricci. Von der Lektüre des Archimedes beeinflußt, beschäftigte er sich mit der Schwingungsdauer des Fadenpendels und schickte eine Kopie seiner Manuskripte an die herausragendsten Mathematiker der damaligen Zeit. Während er sich im Dom zu Pisa aufhielt, beobachtete Galilei einen an der Decke hängenden Kronleuchter und bemerkte, daß seine Schwingungen von einem Ende zum anderen immer die gleiche Zeit benötigten, auch wenn im folgenden die Schwingungen geringer wurden. Um die Zeit der Schwingungen zu messen, zählte er die eigenen Pulsschläge. Mit einem Freund wiederholte er dieses Experiment und band dazu zwei kleine Kugeln an zwei Fäden von genau der gleichen Länge – und beide zählten dieselbe Anzahl von Schwingungen. So entdeckte Galilei das Gesetz des Isochronismus, also die Gleichheit der Zeit bei kleinen Schwingungen.

sa im Amt eines Professors
n dieser Zeit auch literari-
riost.
nur als Dozent auf den Ge-
ik aus, sondern erfüllte zur
eines Erziehers. Er führte
und vertrat als geduldiger
d hat die Macht, Wissen-
Schlußfolgerung festzule-
nn, ist, die Meinungen und
daß dieses mehr geglaubt

ydrostatische Waage, eine
Dichte von festen Gegen-
Zur gleichen Zeit bestieg
den Beweis für folgende
gleicher stofflicher Sub-
m Gewicht aus einer gro-
sie für den Fall ungefähr
zu hatte Aristoteles beob-
Material, aber von unter-
Geschwindigkeit fielen,
gen Gewicht war.
ft *De Motu* [Über die Be-
nent zwar nicht tatsäch-
och zu dieser Schlußfol-
atte er die Gewichte eine
sen und daraus abgelei-
nicht mit dem Gewicht
ffassung des Aristoteles
agte, daß die Bewegung
ebenden Luft aufrecht-
te vielmehr, ein Körper
virtù impressa« [die ihm

innewohnende Wirkungskraft] bewegt werden, und er habe verstanden, was dieser Antrieb sei.[55]

Darüber hinaus behauptete er in demselben Buch, daß in Abwesenheit der direkten Einwirkung einer Kraft die Bewegung von der Grundlage unterhalten werde, auf der sie zustande komme.

Im Jahre 1592 erhielt er einen Lehrstuhl an der Universität Padua und blieb dort achtzehn Jahre. Dieser Zeitabschnitt war wissenschaftlich äußerst produktiv. Einerseits gelang es ihm, sowohl seine in Pisa begonnenen Studien über die Bewegung zu vervollkommnen, andererseits arbeitete er die astronomischen Konzepte aus und trat dabei in immer entschiedenerer Weise für das kopernikanische System zur Beweglichkeit der Erde ein. Ferner entwarf er eine wasserbetriebene Pumpe und ein Luftthermoskop (Vorläufer des Thermometers). Im Jahre 1597 konstruierte Galilei ein Instrument, das als »geometrischer und militärischer Kompaß« bezeichnet wurde und dazu diente, mathematische und geometrische Berechnungen auf dieselbe Weise zu lösen wie mit einem rudimentären Rechenstab. Der eigentliche Rechenschieber wurde dann im zweiten Jahrzehnt des 18. Jahrhunderts auf der Basis logarithmisch verschiebbarer Skalen eingeführt.

Als sich Galilei 1609 in Venedig befand, erfuhr er von der Konstruktion eines optischen Geräts durch den Flamen Lippershey, das Gegenstände, die sich in einiger Entfernung vom Auge befanden, derart vergrößerte, daß man meinte, sie aus der Nähe zu sehen. Daraus leitete er die folgende Überlegung ab: »Dieses Instrument besteht entweder aus einem einzigen Glas oder aus mehr als einem. Daß es aus einem einzigen besteht, ist nicht möglich, denn entweder ist seine Gestalt konvex, also in der Mitte dicker als an den Enden, oder konkav, also in der Mitte dünner; oder es ist zwischen parallelen Oberflächen eingeschlossen, aber die-

nicht durch Ver-
verkleinert
zeigt sie aber
also reicht ein
zieren ... Des-
experimentie-
anderen be-
Glases, und
ierte also ein
eines Blei-
Teleskop,
wurde.
ischen Glas-
das er dem
Und erstaunt
Kirchtürmen
Giacomo von
an der Col-
aussteigen ...
zelheiten in

nicht er-
gab Galilei
zur Ver-

die Kriegs-
Entfernung
des Feindes
vor er uns
schätzen
die Flucht
vor allem
Himmels-

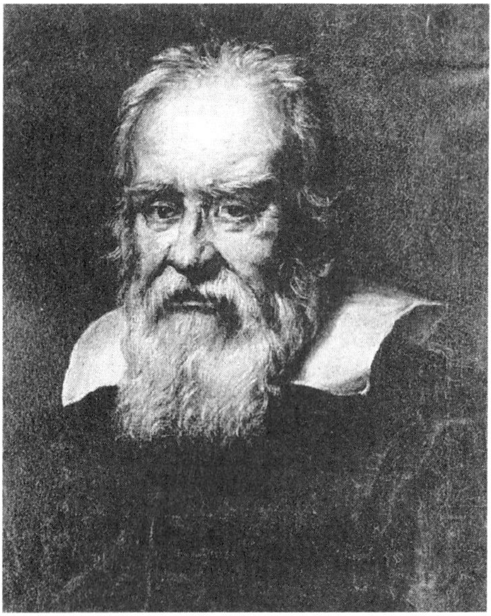

Galilei entdeckte, daß die Milchstraße aus unzähligen Sternen besteht, und als er den Mond beobachtete, beschrieb er ihn im *Sidereus Nuncius* folgendermaßen: »Viele der Erhebungen sind in jeder Hinsicht unseren steilsten und schroffsten Bergen ähnlich, und dazwischen kann man unbegrenzte Ebenen sehen, die Hunderte von Meilen lang sind.«

Das Werk *Sidereus* richtete sich an alle Universitäten Europas und enthielt einen detaillierten wissenschaftlichen Rechenschaftsbericht über die letzten astronomischen Beobachtungen. Und trotz einer ungeheuren Menge numerischer Angaben gelang es Galilei in jeder Beschreibung, die Einbildungskraft seines Lesers durch die Kraft der poetischen, »ja sogar lyrischen« Form anzusprechen, wie Italo Calvino feststellte. Er nannte ihn »den größten Schriftsteller der italienischen Literatur« und er-

die Sprache »nicht wie ein
mit einer ständigen expres-

eit des polnischen Astrono-
r behauptete, daß die Plane-
on der katholischen Kirche
e der damaligen Zeit vertrat
Erde das Zentrum des Welt-
sie drehe.)
derts war die Serenissima
er reichsten Staaten Euro-
er den venezianischen Ade-
e zu machen, darunter Gio-
wenige Jahre jünger war als
zig Jahren ein bedeutendes
m höchsten Rat der Regie-
beiden entstanden Zunei-
ch dem frühen Tod Sagre-
er der Figuren des *Dialogo*
l mondo [Gespräch über
ernikanische Weltsystem]
oni matematiche intorno a
gen und Beweisführun-
veige].
er, trotz erbitterter Ausein-
n Orazio Grassi, den *Sag-*
lles Problem behandelte:
am Himmel sowie einen
kompetenten Persönlich-
as in den Himmelsphä-
lichen Wohlwollens oder
.
Werk, das in Form eines
ied der Accademia Nazio-

nale dei Lincei, von zwei weiteren Akademiemitgliedern, Giovanni Faber und Francesco Stelluti, geschrieben war, stimmten diese sein Lob an:

Nicht nur die glücklichen Strahlen
deiner Stirn bringen die Tugend zum Ausdruck,
die du ihnen mit deiner Klarheit gibst,
sondern dieses schöne Licht,
das du in deinem Geiste trägst,
gewährt dir die Sicht über die
Grenzen des Möglichen hinaus.

Der für die Dichtung der damaligen Zeit typische emphatische Ton drückte die Bewunderung für seine Fähigkeit aus, das Universum rings um sich zu ergründen, und für die Schärfe seines außergewöhnlichen Denkvermögens.

Das Buch war Papst Urban VIII. (Maffeo Barberini) gewidmet, dessen Gunst Galilei genossen hatte, als dieser noch Kardinal war. Als er sich im Frühling 1624 nach Rom begab, sprach ihm der Papst nicht nur höchstes Lob aus, sondern sicherte ihm auch eine Pension und die Garantie zu, daß die kopernikanische Theorie zwar »tollkühn«, aber nicht »ketzerisch« sei.

Sieben Jahre nach der Niederschrift des *Saggiatore*, im Jahr 1630, schrieb er auf ständigen Wunsch von seiten der wissenschaftlichen Welt wie auch der aristokratischen Gesellschaft – die in der Wissenschaft einen angenehmen Zeitvertreib sah – den *Dialogo sopra i due massimi sistemi del mondo*. Während der Ausarbeitung dieses Werkes gab es viele Unterbrechungen, die vor allem durch seine schwache Gesundheit bedingt waren. Aber obwohl er die Arbeit am *Dialogo* – der ursprünglich den Titel *Del flusso e riflusso* [Vom Fluß und Rückfluß] tragen sollte – immer wieder unterbrach, wurde das Werk schließlich

[illegible] garantiert [illegible] edetto [illegible] tschaft se[illegible] aters, [illegible] cro Palaz[illegible] m die [illegible] währen.

[illegible] e des Kol[illegible] s der [illegible] nd, mach[illegible] den [illegible] ützen, so[illegible] ihm [illegible] eits bei de[illegible] heri- [illegible] n. Galilei [illegible] sich [illegible] chenbehö[illegible] nzu- [illegible] mit dem [illegible] merk [illegible] gegeben« [illegible] Pater [illegible] verstarb [illegible] lötz- [illegible] ncei dies[illegible] rkes [illegible] da von [illegible] der [illegible] ßer wurd[illegible] ußte [illegible] n lassen, [illegible] r er [illegible]

[illegible] ung des [illegible] s zu [illegible] daß Ko[illegible] kus' [illegible] keiten se[illegible] so [illegible] fest, daß [illegible] ier- [illegible] en größ[illegible] elt- [illegible] s koperni[illegible] he, [illegible] e natürlic[illegible] nd [illegible] ne wie fü[illegible] an- [illegible] sich fest[illegible] zu [illegible] ruar 1932 [illegible] lo- [illegible] *go.*

[illegible] *o* bildet [illegible] e- [illegible] von ihnen [illegible] en [illegible] war dem [illegible] a- [illegible] ehrten, u[illegible] m [illegible] ines Schi[illegible] nters. Die dritte Figur ist ein Philosoph mit Namen Simplicio (bereits sein Name konnte an einen Menschen von bescheidener Intelligenz denken lassen), ein Kommentator des Aristoteles aus der Antike, der die anerkannte Autorität verteidigt. In dem *Dialogo* unterhalten sich die drei Personen nicht nur über das, was Galilei erforscht und herausgefunden hat, sondern es werden die Resultate von vierzig Jahren Forschung über die Bewegung diskutiert. Die Abfassung in Form eines Gesprächs gab ihm die Möglichkeit, gegensätzliche Standpunkte zu vertreten. Papst Urban VIII. sah sich in der Rolle des Simplicio verkörpert, der intellektuell die kläglichste Figur abgibt, und war der Ansicht – eine These, die auch andere vertraten –, Galilei habe ihn dem Spott ausgesetzt.

Die große Divergenz in den Ansichten von Wissenschaft und Theologie kam im Jahr 1633 in der Forderung der Kirche zum Ausdruck, Galilei solle der heliozentrischen Sicht, die er im *Dialogo* dargelegt hatte, abschwören. So bahnte sich der vielleicht schwerwiegendste Konflikt zwischen den Traditionen der Kirche und der Freiheit des wissenschaftlichen Denkens an.

Kurze Zeit später erhielt Galilei vom Papst die Aufforderung, sich nach Rom zu begeben. Aber obwohl ihm Venedig politisches Asyl angeboten hatte, bat ihn Galilei wegen seiner angegriffenen Gesundheit und der Gefahr der Pest, die in der Toskana ausgebrochen war, um Aufschub. Der Papst gab ihm zur Antwort, daß er, sobald er genesen sei, in Ketten nach Rom geführt werde. Daraufhin beschloß Galilei, die Konsequenzen auf sich zu nehmen, und reiste nach Rom. Sagredo, der um seinen Freund besorgt war, schrieb ihm einen Brief, in dem er seine Befürchtungen zum Ausdruck brachte, und beschwor ihn, doch in Venedig zu bleiben: »... hier habt Ihr die Macht über diejenigen, welche die anderen kommandieren und regieren, und müßt Euch

ich mit meinen eigenen Händen berühre, schwöre, daß ich all das, was die Heilige Katholische und Apostolische Kirche hochhält, predigt und lehrt, immer geglaubt habe, jetzt glaube und mit Gottes Hilfe für alle Zukunft glauben werde … Mit aufrichtigem Herzen und nicht geheucheltem Glauben schwöre ich deshalb ab, verdamme und verabscheue ich die oben genannten Irrtümer und Ketzereien und im allgemeinen jeden anderen Irrtum, jedwede Ketzerei und Sektiererei, die sich gegen die Heilige Kirche stellen; und ich schwöre, daß ich in der Zukunft niemals mehr mündlich oder schriftlich dergestalt Dinge sagen, noch ihnen anhängen werde, für die man solchen Verdacht gegen mich hegen könnte.«

Die Worte, die der alte Galilei dann murmelte, als er dabei war, mit zitternden Händen seinen Widerruf zu unterzeichnen, gingen in die Geschichte ein: »Und sie bewegt sich doch.«

Galileis Verurteilung wird erst dreihundertfünfzig Jahre später zurückgenommen, als im Jahr 1992 Papst Johannes Paul II. erklärte, es habe sich »um ein tragisches und wechselseitiges Unverständnis zwischen dem Wissenschaftler aus Pisa und den Richtern der Inquisition« gehandelt.

Und der große englische Mathematiker A. N. Whitehead drückt es folgendermaßen aus: »Bereits die Art, in der die Verfolgung überliefert wurde, die Galilei erlitten hatte, ist ein Preis für den ruhigen Beginn einer der tiefgehendsten Revolutionen im Denken, die die Menschheit je erlebt hat.«

Nach dem Prozeß milderte das Heilige Offizium die amtlich festgelegte Gefängnisstrafe ab und gab ihm die Erlaubnis, sich als Gast des Erzbischofs Ascanio Piccolomini in die Verbannung nach Siena zu begeben. Dieser nahm ihn in seinem erzbischöflichen Palast auf und organisierte für

stän[illegible]e Besuche« de[illegible] herausragendsten Persönlich-
n de[illegible]adt und auch d[illegible]er wissenschaftlichen Welt, die
hre[illegible]wunderung für Galilei zum Ausdruck brach-
as w[illegible]l durch die Pre[illegible]sionen bezeugt, die seine Geg-
eite[illegible]usübten, weil [illegible]ie der Ansicht waren, daß die
ngte[illegible]trafe durchaus nicht angemessen sei. Der
ste[illegible] A. Battistini b[illegible]eschreibt den großen Meister
enig[illegible]andere Männe[illegible] der Wissenschaft hatten das
ma[illegible]lileis, das sich sowohl im Einfluß auf seine
r w[illegible]auch *e contrar is* im erbitterten Haß seiner
ze[illegible]. Diese hatte[illegible] sich tatsächlich – und das
lei[illegible]gene Einschät[illegible]ung – eine sehr viel härtere
ung[illegible]r ihn gewün[illegible]cht … Jedoch hatten ihre
e ei[illegible] ähnlich beleb[illegible]enden Effekt wie die Solida-
ne[illegible]hänger, da di[illegible] Wissenschaft nicht von der
osig[illegible]t dieses Manne[illegible] losgelöst werden konnte.«[57]
qui[illegible]on stimmte be[illegible]eistert zu, als Galilei darum
ei[illegible] anderen Ort [illegible]uzuweisen, da er der vielen
r m[illegible]e war und sich von den Begegnungen mit
nh[illegible]ern und Bewun[illegible]derern zurückziehen wollte.
ntl[illegible] Grund für die[illegible]se Bitte war jedoch Galileis
in[illegible]n Sommerhau[illegible] zu ziehen, von wo aus er
de[illegible]chter besuche[illegible]n konnte, die in das Kloster
o e[illegible]treten waren. [illegible]ie waren dort im Alter von
Ja[illegible]n eingetreten u[illegible]d hatten unter den Namen
r M[illegible]a Celeste und Schwester Arcangela die
lüb[illegible]abgelegt. Von [illegible]rcetri aus machte er sich
n R[illegible]en eines Maul[illegible]sels auf den Weg zu seinen
de[illegible] es nicht erlau[illegible]t war, das Kloster zu ver-
e ä[illegible]e Tochter, Sch[illegible]wester Maria Celeste, war
rte[illegible]bling, und aus den später aufgefundenen
ih[illegible] Vater wird die emotionale Bindung zwi-
en e[illegible]htlich: »So übe[illegible]raschend und unerwartet
ie [illegible]e Pein Eurer H[illegible]ochwohlgeboren erreicht,

daß es meine Seele mit höchstem Schmerz durchbohrt hat, von dem Entschluß zu hören, der endlich über das Buch wie auch über die Person Eurer Hochwohlgeboren gefaßt wurde ... Liebster Herr Vater, jetzt ist es an der Zeit, sich mehr denn je jener Klugheit zu befleißigen, die Euch der Herr gewährt hat, und diese Schläge mit jener Seelenstärke zu tragen, die Eure Religion, Euer Beruf und Alter erfordern.«

Galilei fand in den Worten seiner Tochter viel Trost – nicht allein, weil er sich dem Willen der Geistlichen gebeugt hatte, sondern auch weil er der Ansicht war, daß seine Ideen richtig waren.

Kurze Zeit nach dem Umzug ihres Vaters nach Arcetri stirbt Schwester Maria Celeste, deren Gesundheit aufgrund des beschwerlichen Klosterlebens mehr als anfällig war, im Alter von dreiunddreißig Jahren und läßt ihn »in höchster Betrübnis« zurück. Galilei reagierte auf dieses neue Unglück mit der Wiederaufnahme seiner Arbeit.

Zwei Jahre nach dem Tod seiner Tochter stellte er *Zwei neue Wissenszweige* fertig, das man als das erste Werk der modernen Physik bezeichnete.

Der berühmte Physiker G. Toraldo di Francia schreibt in einer kürzlich erschienenen Abhandlung über die wissenschaftlichen Beiträge des Wissenschaftlers: »Galilei gebührt das unschätzbare Verdienst, die erste große Vereinheitlichung herbeigeführt zu haben ... er begriff, daß die Himmelskörper und -erscheinungen vollkommen mit allem übereinstimmen, was sie umgibt ... Es war eine herrliche und kühne Vereinheitlichung ... Bekanntlich waren die Himmel als etwas völlig anderes, im Vergleich zu den niedrigen Phänomenen hier unten auf der Erde beinahe Göttliches angesehen worden. So war beispielsweise die Sonne ein vollkommenes Gestirn und durfte auf keinen Fall die Flecken aufweisen, die Galilei behauptete,

Problem, daß Bewegung in Abwesenheit von Kraft undenkbar sei, eine präzise Antwort geliefert. Als noch bedeutender stellte sich die neue Studie über die Naturphänomene dar, die ihn dazu brachte, das Trägheitsgesetz zu formulieren. Es besteht darin, sich die Bewegung eines Körpers vorzustellen, auf den keinerlei Kraft einwirkt und der daher frei von jeder Art Reibung sein sollte.

Aufgrund der starken Kontrolle, die in Italien von den kirchlichen Behörden auf die Wissenschaft ausgeübt wurde, wurden Galileis nachfolgende Entdeckungen im Ausland publiziert.

Den bei Galilei allmählich beginnenden und später vollständigen Verlust des Sehvermögens führt man heute auf ein Glaukom zurück, und zwar anhand der Symptome, die er in Briefen an seine Freunde selbst klar beschreibt: »Galileo, Euer teurer Freund und Diener ist seit einem Monat völlig blind geworden, was sich auch nicht mehr heilen läßt. Stell dir nur vor, ich muß damit rechnen, daß dieser Himmel, diese Welt und dieses Universum, von dem ich mit meinen wunderbaren Betrachtungen mehr gesehen habe als es im allgemeinen die Wissenden aller vergangenen Jahrhunderte getan haben, sich jetzt verkleinert haben und so geschrumpft sind, daß sie nicht mehr größer sind als der Platz, den meine Person einnimmt.«

Einige Jahre zuvor hatte er in einem Brief geschrieben: »Wenn ich die Welt betrachte, die von unseren Sinnen erfaßt wird, kann ich überhaupt nicht sagen, ob sie groß oder klein ist: Ich sage vielmehr, daß sie sehr groß ist im Vergleich mit der Welt der Regenwürmer und anderer Würmer, die keine anderen Mittel haben als den Tastsinn, um sie zu messen, und die sie daher nicht größer schätzen können als den Platz, den sie einnehmen. Und mir scheint, daß die von unseren Sinnen erfaßte Welt im Vergleich mit dem Universum nicht so klein sein kann wie die Welt der

der unsr n. Was nun das be-
die Sinne naus erfassen kann,
n und mei Geist nicht damit zu-
s begrenzt er als unbegrenzt zu

er die Erla nis, den italienischen
orricelli zu ch kommen zu lassen.
vollständi n Erblindung starb er,
das achtu siebzigste Lebensjahr
les Dräng s seiner Anhänger und
rche Santa oce zu Grabe zu tragen,
n VIII., Gal diese letzte Ehre zu er-
hundert sp r wurde sein Leichnam
irche über hrt.

Bertrand Russell (1872–1970)

> *... Klirrte sein Gelächter zwischen den Teetassen ...*
> *Sein Gelächter war unterseeisch und tief*
> *Wie das vom alten Mann der See,*
> *Verborgen unter Koralleninseln ...*
> *Als sein trocken-hitziger Diskurs den Nachmittag verschlang.*
>
> Thomas S. Eliot[59]

So beschreibt der Dichter T. S. Eliot Russell, dessen Schüler er in Harvard war, in der Gestalt des Mr. Apollinax. Russell, dem es völlig gleichgültig war, wie ihn Freunde oder Feinde sahen, hielt es für weitaus wichtiger, die entscheidenden Beweggründe zum Ausdruck zu bringen, die seinen langen Weg bestimmt hatten: »Drei einfache, doch übermächtige Leidenschaften haben mein Leben beherrscht: das Verlangen nach Liebe, der Drang nach Erkenntnis und ein unerträgliches Mitgefühl für die Leiden der Menschheit.«

Einen völlig anderen Gesichtspunkt präsentiert uns A. Wood, wenn er B. Russell und seine Beiträge auf den Gebieten der Mathematik, der Logik und der Philosophie, der Politik und dem Pazifismus würdigt: »Bertrand Russell ist ein Philosoph ohne Philosophie. Dieses Charakteristikum könnte auch beschrieben werden, wenn man sagte, daß Russell ein Philosoph aller Philosophien sei ... Russells Werk umfaßt so viele unterschiedliche Themen, daß wahrscheinlich kein einziger lebender Mensch, der einigermaßen erschöpfende Kenntnis von diesem Werk besäße, darüber einen angemessenen Essay schreiben könnte, ausgenommen natürlich Russell selbst ...«[60]

Derselbe Autor macht geltend, er habe sich absichtlich

rsp inge und die Entwicklung
eh ndeln und sich nicht mit
efa sen, die von anderen Auto-
Di e Beschränkung rührt von
ss s Werk eine derartige Breite
fü einen einzelnen Autor kaum
, s hen ganzen philosophischen
fo erlichen Kompetenz darzu-

n Russells war sein völlig unor-
an e von ihm aufgegriffenen The-
ra daß in *The Principles of Mathe-*
pi l den »Eigennamen, Adjektiven
is nd in der *Introduction to Mathe-*
ch gar zwei Kapitel mit dem Artikel

de er sich den Problemen zu stellen
yt n Strachey mit der Funktionsweise
gl hen. Dieser Vergleich bezog sich
ei Theorien einerseits tiefgründig zu
le rseits gleichzeitig Meinungen dar-
ut chem Widerspruch zu den vorher
rie standen. Dadurch brachte er die
su tilen Kommentare seiner Kritiker,
lys eren wollten, zum Verstummen. »Ich
G wißheit«, schrieb Russell, »und zwar
ei wie die Menschen nach dem religiö-
be .«[62]
ar Woods heißt es: »Ich glaube, daß die
Mo ation, die das gesamte Werk Russells
ne fast religiöse Leidenschaft für eine
eit s die menschliche war, vom mensch-
nd on der Existenz des Menschen selbst

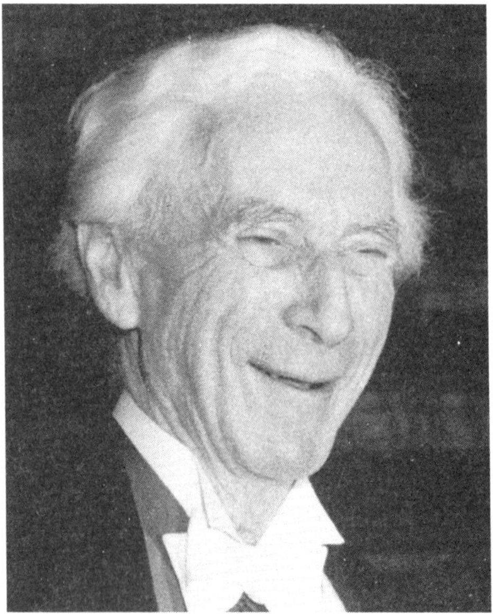

Mit dem gleichem Respekt bearbeitet Russell völlig gegensätzliche Theorien, wie zum Beispiel die Mathematik oder den Mystizismus, den er in der Tiefe seiner so rationalen Seele ebenfalls vollkommen akzeptiert hatte. In einem Brief aus dem Jahr 1918 schrieb er: »Ich habe mir immer gewünscht, die eine oder andere Rechtfertigung für all die Emotionen zu finden, die von jenen Entitäten inspiriert sind, die sich außerhalb des menschlichen Lebens befinden und Gefühle von ehrfürchtigem Respekt zu verdienen scheinen … der Sternenhimmel … die Weite des wissenschaftlichen Universums … das Gebäude der objektiven Wahrheit, das sich, wie die Mathematik, nicht auf eine reine Beschreibung des kontingenten Universums beschränkt.«

In seinem Buch *Mysticism and Logic*[63] definiert Russell die »mystische Intuition« als ein enthülltes Geheimnis,

unsere Tage einen sehr großen Einfluß auf seine Zeitgenossen.«[64]

Im Laufe der Zeit verlagerten sich Russells Interessen immer mehr auf Gebiete, von denen er sich stärker angezogen fühlte als von der Kultur. In einer Aristokratenfamilie in Rasencroft in Wales geboren, wird er im Alter von zwei Jahren Waise und der Familie seines Großvaters väterlicherseits, Lord John Russell, des ersten Earl Russell und zweimaligen Premierministers, anvertraut. Wie sich Russell in *The Autobiography of Bertrand Russell* erinnert, verlebte er eine einsame, aber durchaus nicht unglückliche Kindheit. Im Unterschied zu seinem Bruder wird er nicht zur Schule geschickt, sondern von Gouvernanten und Hauslehrern erzogen. Er interessiert sich für Naturwissenschaft, in die er im Alter von elf Jahren von seinem Bruder eingeführt wird, der ihn mit der Entdeckung der Geometrie des Euklid vertraut macht. Mit achtzehn Jahren erhält er ein Stipendium am Trinity College in Cambridge und macht bei dem Mathematiker A.N. Whitehead Examen. Als junger Mann widmete er sich zehn Jahre lang dem Beruf eines Mathematikers auf hohem Niveau, doch im Laufe dieser Tätigkeit wechselte er zunehmend von der Mathematik zur Philosophie. Diese Tendenz gewann mehr und mehr die Oberhand, hinzu kamen die im gleichen Zeitraum stattfindenden politisch-sozialen Veränderungen, die nichts mehr mit den Verhältnissen in seiner Jugend zu tun hatten. Im Jahr 1894 heiratete er Alys Pearsall Smith, von der er sich 1921 wieder scheiden ließ.

Während seines ganzen Lebens hält seine Kreativität unverändert an, ebenso das Engagement, mit dem er sich in gut siebzig Büchern äußert.

Russells Philosophie der Mathematik nimmt eine entscheidende Wende, als er bei einem Kongreß in Paris den

ewige platonische Welt begonnen, in der die Mathematik in einer Schönheit erstrahlte, die ähnlich der Vollendung in den letzten Gesängen des *Paradieses* war. Ich bin zu dem Schluß gelangt, daß die ewige Welt irrelevant ist und die Mathematik die Kunst ist, dasselbe mit anderen Worten zu sagen.«[66]

Aus Russells verkürzten Prinzipien resultiert einwandfrei eine Weltanschauung, die versucht, zwischen Humes radikalem Empirismus[67] und Leibniz' rationalistischem Formalismus eine Verbindung zu knüpfen und beide in Einklang zu bringen. Alle sinnlichen Daten haben den gleichen Wert; es existieren keine »Sinnestäuschungen«. Obwohl jedes Subjekt seine eigene Betrachtungsweise hat und eine besondere eigene Welt darstellt, die durch den Wandel der »subjektiven Zustände« wandelbar ist, ist es durchaus legitim, von einem gemeinsamen objektiven Raum und einem geordneten Universum zu sprechen. Denn neben der subjektiven existiert auch eine allgemeinere Betrachtungsweise, mit der all die unzähligen individuellen koordiniert sind. Der äußerste Subjektivismus scheint sich mit der Überzeugung zu verbinden, daß im Universum eine strenge kausale Verkettung herrscht. Auf diesem Wechselspiel aus empiristischen und rationalistischen Motiven basiert Russells Moral. Die Ethik gründet sich nicht auf absolute Vorschriften, und die Aussage, dies sei etwas Gutes, bedeutet nur, daß dieses Etwas »mir gefällt«. Das Gute und das Böse lassen sich auf rein persönliche subjektive Einschätzungen zurückführen. Dennoch schließt die Eroberung des Glücks, die das höchste Ziel des moralischen Leben ist, die Fähigkeit, nach unseren Wünschen zu handeln, nicht nur aus, sondern schließt sie ein, wenn diese Wünsche dahingehend erweitert und rationalisiert werden, daß die »positiven« Leidenschaften verstärkt und im Gegensatz zu jenen, die Unglück

[illegible]

falt und Freiheit der individuellen Initiative zu ersticken drohen. Die wissenschaftliche Technik kann ein gefährliches Instrument sein, mit dem es möglich wird, das Material »Mensch« ohne jeden Respekt für seine Gefühle noch für all das, was sein tägliches Leben farbiger macht und belebt, zu manipulieren.

In vielen Essays bringt er seine ethischen und sozialen Anschauungen zum Ausdruck, die noch an eine ontologische Sicht[69] der moralischen Werte gebunden ist. In anderen Schriften, die auf empiristischen Ideen basieren, unterscheidet Russell deutlich zwischen faktischen Urteilen und Werturteilen: Letztere fallen aus dem Zuständigkeitsbereich der Wissenschaft heraus. Russell führt jede menschliche Aktivität auf den von der Suche nach Liebe und Glück bestimmten Antrieb und Wunsch zurück. Diese Ziele stoßen auf ihre Negation in den absoluten Werten, in Dogmatismus und Fanatismus, die er im politischen Umfeld wie auch im religiösen Bereich unermüdlich bekämpfte.

Mit der Erforschung der Logik verbindet Russell gleichzeitig ein intensives militant-pazifistisches Engagement, das ihn 1916 die Position eines Lecturers kostete, die er in Cambridge innehatte, und das ihm im Jahr 1918 sechs Monate Gefängnis für seine pazifistischen Aktivitäten einbrachte. Während seiner Haft schrieb er *Introduction to Mathematical Philosophy*, und von diesem Zeitpunkt an sollte die Beschäftigung mit der Philosophie neben sein soziales und politisches Engagement treten.

Von 1927 an lehrt er an verschiedenen amerikanischen Universitäten und eröffnet zusammen mit seiner zweiten Frau, Dora Black, eine experimentelle Schule in Beacon Hill, nahe bei Petersfield. Im selben Zeitraum schreibt er, aus finanziellen Gründen dazu genötigt, zahlreiche pädagogische Essays. Aufgrund seiner liberalen und antikon-

Während dieser Phase seines Lebens erwirbt er sich durch seinen kraftvollen Antikommunismus und sein Eintreten für die Verteidigung der Freiheit ein hohes »Ansehen«. Schließlich erhalten seine literarischen Verdienste dann 1950 mit der Verleihung des Nobelpreises die höchste Anerkennung.

In den *Sceptical Essays* behauptet der Philosoph: »Unterwürfigkeit und Angst machen aus den Menschen kriechende Würmer. Nur eine gute Portion Skepsis wird den Schleier zerreißen können, unter dem diese Wahrheiten vor uns verborgen sind. Wenn die zerrissen sind, können wir damit beginnen, eine neue Moral aufzubauen, die nicht auf Haß oder Zwang basiert, sondern auf dem Wunsch nach einem erfüllten Leben und auf der Überzeugung, daß, sobald der Wahnsinn des Hasses geheilt sein wird, uns die anderen menschlichen Wesen eine Hilfe und kein Hindernis mehr sind.«[72]

Die schwindelerregende Entwicklung des Wettrüstens mit der Gefahr eines Atomkrieges veranlaßte ihn dazu, seine Haltung in der internationalen Politik neu zu überdenken. Russell legte seinen Antikommunismus ab und schlug eine pazifistische Haltung sowie eine unilaterale Abrüstung ohne Bedingungen vor. Sein weiterer Vorschlag war eine Weltregierung, und in überaus lebhaften Beiträgen nahm er fortwährend zu den politischen und moralischen Problemen Stellung. Immer stärker interessiert er sich für diese Themen und fördert einen konsequenten, unerschütterlichen Kampf zur Verteidigung des Weltfriedens. In Rom hält er 1955 einen Vortrag gegen den Gebrauch von Atomwaffen, und er verliest vor Vertretern der internationalen Presse die Appelle, die von großen Wissenschaftlern, darunter Albert Einstein, unterzeichnet worden sind: »Wir müssen auf andere Weise zu denken beginnen, wenn wir wollen, daß die Menschheit gerettet

essen, vor allem im höheren Alter, Elemente von größter Bedeutung für das Glück sind. Je unpersönlicher die Interessen sind und je weiter sie sich über das eigene Leben hinaus erstrecken, desto weniger wichtig wird die Idee, daß das Leben bald enden könnte. Ich glaube, daß dies ein sehr wichtiges Element des Glücks im Alter ist ... Weder Elend noch Wahnsinn scheinen mir ein unvermeidlicher Teil im Schicksal und der Bestimmung des Menschen zu sein, und ich bin überzeugt davon, daß Intelligenz, Geduld sowie Eloquenz früher oder später die Menschheit von den Qualen befreien können, die sie sich selbst auferlegt hat – sofern sie sich in der Zwischenzeit nicht selbst ausrottet. Auf der Grundlage dieser Überzeugungen habe ich immer über ein gewisses Maß an Optimismus verfügt, obwohl mit dem Älterwerden mein Optimismus besonnener geworden ist ... Doch kann ich im übrigen nicht mit denen übereinstimmen, die der fatalistischen Meinung sind, daß der Mensch zum Unglück geboren sei ... Ich habe gelebt und dabei eine persönliche und soziale Vision verfolgt. Die persönliche: lieben, was edel ist, was schön, was freundlich ist, und dabei anerkennen, daß bestimmte Momente von starker Inspiration durchaus Weisheit verleihen können ... Die soziale: in der Phantasie die Gesellschaft sehen, die geschaffen werden muß, in der sich die Individuen frei entwickeln und Haß, Gier und Neid vergehen, da diese Leidenschaften durch nichts mehr genährt werden. An diese Dinge glaube ich, und die Ereignisse mit den begangenen Fehlern haben meinen Glauben nicht erschüttert.«[74]

Am 2. Februar 1970 starb im Alter von achtundneunzig Jahren in Penrhyndendraeth in Wales »ein scharfsinniger und unvoreingenommener Denker, dessen Einfluß auf die Kultur des 20. Jahrhunderts vielleicht tiefer war als der jedes anderen«.[75]

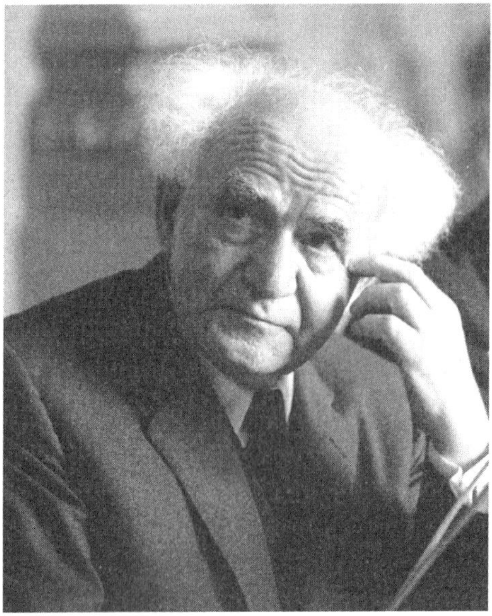

»... Unser Verhältnis zu den Arabern muß mmer von der Menschlichkeit getragen werden ... Wir haben auf der einen Seite konkrete politische und soziale Probleme vor uns und auf der anderen eine große Lebensregel. Wir haben als erste unmittelbare Aufgabe das brüderliche Zusammenleben zweier Völker vor uns ... wenn wir danach streben, menschlicher, lebendiger zu sein, werden wir das richtige Verhältnis zum Menschen und zu den Völkern im allgemeinen und zu den Arabern im besonderen finden.«

Um das zionistische Ideal zu verwirklichen, begann Ben Gurion die *Alija* in Palästina nach verschiedenen Mißgeschicken und Gefahren, zusammen mit einigen Dutzend Männern und Frauen, als einfacher *Chalutz*[79]: Sie rodeten den felsigen Boden für den Bau eines neuen Kibbuz[80] und führten dann diese Arbeit auch in anderen Gebieten fort. In seinem letzten Lebensabschnitt erinnert er sich an die

e glückliche,
bten in fünf
aren knapp.
isten, einem
der vierzig
bernahm er
ut (Einheit)
er mit »Ben
men David
»der Sohn
Großvater
öwe«. Also
rhunderte
ns in Palä-
.

ästinenser
anzuneh-
die Kon-
Staat für
g der he-

Ben Zwi
zu erler-
ch-palä-
n. Wirt-
n ihren
Juristi-
sie spä-
rnten.
sollten
n Zen-

nannt
it an-

deren Gefährten als Freiwillige für die Befreiung Palästinas von den Türken zu kämpfen. Im Jahre 1915 wurden sie verhaftet und zur ständigen Verbannung aus Palästina verurteilt. Sie schifften sich nach Amerika ein, ließen sich in Brooklyn nieder und schrieben dort zwei Bücher: eines, das dem Andenken der bei der Verteidigung der jüdischen Dörfer Gefallenen gewidmet war, das andere ein Handbuch für Palästina. Zwei Jahre später heiratete Ben Gurion Paula, eine Krankenschwester des jüdischen Krankenhauses, die ihm drei Kinder schenkte: Geula, geboren in Amerika, Amos, in London geboren, und Renana (»die Frohlockende«), die 1930 in Palästina das Licht der Welt erblickte.

Im Jahre 1920 wurde die Allgemeine Jüdisch-Palästinensische Arbeitergewerkschaft oder *Histadruth* gegründet, und Ben Gurion zu ihrem ersten Generalsekretär gewählt. Anfänglich umfaßte die Gewerkschaft etwa tausend Mitglieder, während heute die Mitgliederzahl drei Viertel der Bevölkerung umfaßt. Diese Vereinigung hatte und hat auch noch heute die Aufgabe, die Rechte der Arbeiter zu schützen und zu verteidigen.

Ein weiterer wichtiger Tätigkeitsbereich entwickelte sich in derselben Zeit: die *Haganah*, eine Organisation, die sich aus Zivilisten jeder sozialen Schicht zusammensetzte. Ihre Mitglieder wurden insgeheim im Gebrauch von Waffen ausgebildet, um bei etwaigen Zusammenstößen mit Arabern die jüdischen Dörfer und Straßen zu schützen und zu verteidigen. Ben Gurion erklärt die Notwendigkeit der Ausbildung für die Haganah folgendermaßen: »...Wäre unsere Verteidigungsfähigkeit weggefallen, wäre es uns niemals gelungen, neue Gebiete zu erschließen. Uns drohte ein machtvoller Angriff der arabischen Streitkräfte, mehr noch als in den vorangegangenen Jahren. Kaum war in einer abgelegenen Gegend ein neuer

… rt angeg … ffen …
… Tage … ele … wenn
… zu ve … en. Es
… eidigung … rgani-
… s Manda … gesetz
… im Verbo … enen
… deal … auch
… en, war … s vor
… Selbstver … auen
… eigenen Land
… bhängig … ar.«
… ere … ei … un-
… tie … om … der
… nden … wa … um
… buz … u le … en.
… Italien … uf-
… Zionismu … zu
… llen und Z … el-
… Ben Gu … on
… igen zu … r-
… Enzo … Ser … i
… ewegung … n
… d Ben Gu … -
… ung (sh …
… d die Au …
… indem d …
… rror … ve …
… r Soldat i …
… jüdischen …
… aufnehmen …
… Gurions …
… , die ihn
… sagte er

zu einem Freund: »Sag Ben Gurion und den Kameraden, sie sollen nicht versuchen, mich wieder nach Hause zurück zu holen und von meiner Aufgabe abzubringen ...«

Von 1935 bis 1948 wurde Ben Gurion im Alter von dreiundvierzig Jahren Präsident der *Jewish Agency* in Jerusalem und offizieller Leiter der palästinensischen Zionistischen Weltorganisation (ZWO), die vierhunderttausend Mitglieder hatte.

Die britische Regierung veröffentlichte 1939 ein Weißbuch, in dem den Arabern versprochen wurde, daß Palästina ein arabischer Staat mit einer jüdischen Minderheit (30%) werde. Die Einwanderung der Israeliten sollte ebenso reduziert werden wie die Hoheitsgebiete, die ihnen als Eigentümer zur Verfügung gestellt worden waren.

Ben Gurion war ebenfalls Mitbegründer der *Mapai (Miflegeth Poale Erez Jisrael)*, der Israelischen Arbeiterpartei.

Als der Zweite Weltkrieg ausbrach, war die *Alija Bet*[81], das heißt der illegale Einwanderungsplan, bereits ins Rollen gebracht. In derselben Zeit wurde Ben Gurion durch die Hilfe Moshe Shertoks eine jüdische Brigade zuerkannt, und obwohl er wiederholt versuchte, Verhandlungen mit den Arabern zu führen, widmete er sich ab 1947 der Vereinigung aller Streitkräfte, die im Untergrund kämpften.

Nach dem Ende des Ersten Weltkriegs gründeten die Alliierten, die 1919 in Paris zusammengekommen waren, den Völkerbund. Dabei handelte es sich um eine weltweite Organisation, die festlegte, daß die deutschen wie auch die türkischen Gebiete von Großbritannien verwaltet werden sollten. Dieser Auftrag lief bis 1948, als Großbritannien, unfähig, den Konflikt zwischen Arabern und Juden zu lösen, auf das Mandat verzichtete und seine Truppen zurückzog.

Zu Beginn des Jahres 1947 forderte Großbritannien von

[illegible]

Am 14. Mai 1948 wurde der Staat Israel ins Leben gerufen. Ben Gurion, der das Amt des Ministerpräsidenten der provisorischen Regierung innehatte, verlas die Unabhängigkeitserklärung im Museum von Tel Aviv.

»Wir bieten allen unseren Nachbarstaaten und ihren Völkern die Hand zum Frieden und guter Nachbarschaft ... Im Lande Israel entstand das jüdische Volk. Hier prägte sich sein geistiges, religiöses und politisches Wesen. Hier lebte es frei und unabhängig. Hier schuf es eine nationale und universelle Kultur und schenkte der Welt das Ewige Buch der Bücher.« Der Text enthält die Hoffnung auf die Konsolidierung der gemeinschaftlichen Bindung zwischen dem jüdischen Staat, dem noch zu schaffenden palästinensisch-arabischen Staat und Jordanien. Israel war kaum sechs Stunden alt, als es von Ägypten, Jordanien, Syrien und dem Libanon angegriffen wurde. Ben Gurion wußte, wie entscheidend die folgenden Wochen für das Überleben der soeben entstandenen Nation sein würden.

Der Sicherheitsrat der Vereinten Nationen ordnete mehrfach an, die Feindseligkeiten einzustellen, und Ben Gurion nutzte die eingeräumten Zeiten der Waffenruhe dazu, die Haganah neu zu organisieren, um den folgenden Kämpfen begegnen zu können.

Anfang 1949 verloren die Araber die Hoffnung, Israel vernichten zu können, und verlangten, daß über einen möglichen Waffenstillstand verhandelt werde, was wenige Wochen später an einem neutralem Ort, in Rhodos, geschah. Im Mai desselben Jahres wurde Israel die Unabhängigkeit zuerkannt, und der neue Staat wurde aufgefordert, den Vereinten Nationen beizutreten.

Ben Gurion war nicht nur ein großer Staatsmann, sondern auch ein begeisterter Liebhaber der klassischen Literatur, der die Ansicht vertrat, daß man die Bücher in der

zurückgezogen hatte, nahm er als Parteiführer noch aktiv am politischen Leben teil.

In seinem Buch *The New Middle East* erinnert Shimon Peres an die territoriale Teilung, die 1947 von den Vereinten Nationen vorgeschlagen worden war, und er behauptet: »Ben Gurion erkannte damals in aller Deutlichkeit, daß die politische Unabhängigkeit seines Volkes unausweichlich mit einer Teilung zwischen Juden und Arabern, auf der Basis eines unvermeidlichen realistischen Kompromisses, verbunden war. Und er folgerte daraus, daß keine der beiden Parteien die Möglichkeit hätte, alle ihre nationalen Bestrebungen zu verwirklichen, und einige Zielsetzungen geopfert werden mußten, um andere zu erreichen.«[82]

Im Jahre 1953 trat Ben Gurion, verbittert über die ständigen Auseinandersetzungen innerhalb der Regierung, von den Ämtern des Regierungschefs und Verteidigungsministers zurück. Zwei Jahre später kehrte er als Verteidigungsminister in die Regierung zurück und übernahm von neuem das Amt des Ministerpräsidenten. Beim Tode Ben Zwis am 23. April 1963 gab er dann endgültig seine Regierungsämter auf.

Im Kibbuz von Sdeh Boker entwarf er das Projekt der RAFI (Liste für eine israelische Arbeiterpartei), was ihm jedoch den Ausschluß aus der *Mapai* einbrachte. Aus seiner Zurückgezogenheit sandte Ben Gurion eine Botschaft an die Regierenden seines Volkes, an die arabischen Staaten und schließlich die ganze Welt: »Israels Regierung muß die Gebiete zurückgeben, die während des Fünftagekriegs besetzt wurden, sofern die arabischen Staaten das Recht der Juden anerkennen, frei und unabhängig auf dem Territorium ihrer Väter zu leben. Nach so vielen Jahrhunderten des Kampfes und der Entbehrungen, der Verfolgungen und Blutbäder hat das jüdische Volk das Recht auf eine Heimat.«

Dokument ein Gemeingut darstellte. Die einzige Ausnahme innerhalb dieser strengen Objektivität, die er bei der Skizzierung von Ereignissen und Persönlichkeiten befolgte, bildeten die Anmerkungen über seinen Lieblingsdichter, Ch. N. Bialik: »Bialik war der größte jüdische Dichter nach den Propheten und den Psalmisten … er war ein spiritueller Führer seines Volkes und die Person, die den entscheidenden Impuls für die Wiedergeburt Israels gab.« In den folgenden, hier wiedergegebenen Versen ruft Bialik den »Ewig wandernden Stern« an, ihm die Straße seines Nomadendaseins zu erleuchten, so daß es ihm niemals an der Hoffnung fehle, der einzigen Stütze auf dem langen Weg, den er noch gehen muß:

Ein umherirrender Stern flammte aus dem Dunkel.
Erhelle mir, o Stern, die Tränen des Weges!
Ich fürchte nicht den Sheol,
sondern das Leben. Es ermüdet mich das einsame Leben.
Ich habe mich ans Joch gewöhnt und an die Bürde,
arm bin ich, der Älteste der Nomaden.
Exil heißt mein Vater, und Elend meine Mutter,
darum fürchte ich nicht Wanderstab noch Sack.
Denn sicher ist es grausamer und sicher abscheulicher
ohne Hoffnung und ohne Licht in den Augen zu leben …

So erhelle, o vagabundierender Stern, mein Herz,
das betrübt ist vom Leben in der Fremde und vom Exil:
Laß dein Licht leuchten, führe mich in der Finsternis!
Ich bin bereit fortzugehen und bereit zu hoffen.
Wer weiß, wie lang die Nacht noch dauert,
und wieviel des Weges ich noch beschreiten muß! …

Anläßlich seines hundertsten Geburtstags erinnerte die *Jerusalem Post* an Ben Gurion »als einen nationalen Führer,

Einunddreißig Jahre später wiederholte er noch einmal, wofür er im Lauf seines ganzen Lebens eingetreten war: »Ein schlechter Friede ist besser als ein guter Krieg.«

Bei seinem Tod im Dezember 1973 strömte eine riesige Menschenmenge aus allen Ländern nach Jerusalem, um Ben Gurion, dem Gründer des Staates Israel, die letzte Ehre zu erweisen. Nicht offizielle Reden, sondern die andächtige Stille von Tausenden von Menschen war die Huldigung, die er sich auch selbst gewünscht hätte.

Die Verse des spanischen Dichters Antonio Machado scheinen die Hoffnung zusammenzufassen, die der alte Staatsmann gern verwirklicht gesehen hätte:

... Purpurner Spiegel war der Ruhm des Sonnen-
untergangs,
er war ein Glas aus Flammen, das der alten
Unendlichkeit den schweren Traum auf die Ebene
schleuderte ...
Und ich hörte den tönenden Sporn meines Schrittes
fern im blutroten Sonnenuntergang widerhallen,
und noch weiter entfernt den heiteren Gesang der reinen
Morgenröte.[84]

Leider wurde dieser Traum in den späteren Jahren nicht verwirklicht. Die jungen Menschen, die 1998 das historische Ereignis des fünfzigjährigen Bestehens des Staates Israel begangen haben, sollten immer die Hoffnung beherzigen, die Ben Gurion während seines ganzen Lebens vertreten hatte: Frieden um jeden Preis.

[illegible] Nacht,
[illegible] mmerung lauert …

Dylan Thomas[85]

[illegible] graphie über den
[illegible] der Schriftsteller
[illegible] Thomas das unge-
[illegible] us, mit dem der
[illegible] hnet wurde, das
[illegible] ngetreten hat.
[illegible] benjährig, unter
[illegible] enige Jahre spä-
[illegible] erkannte, selbst
[illegible] anten Abschluß
[illegible] sten Ölgemälde:
[illegible] m den Prado in
[illegible] stert die Werke
[illegible] Zurbarán und
[illegible] Schönen Künste
[illegible] t, hat die Mög-
[illegible] lassen, obwohl
[illegible] mepr ungen,
[illegible] Antike, Natur,
[illegible] setzt Pablo die
[illegible] die Studenten
[illegible] nerhalb eines

[illegible] ngen ab die es
[illegible] Künste gibt.
[illegible] Picassos, be-

schreibt die Angehörigen der väterlichen Linie des Picassoschen Stammbaums: »Opferbereitschaft, Zähigkeit, Mut, Empfänglichkeit für die Kunst und Aufrichtigkeit bei religiösen Fragen kommen bei seinen Ahnen immer wieder zum Vorschein.«

Der Stil des Schülers Ruiz Picasso – so hatte er seine ersten Bilder signiert – wird immer ungezwungener und freier. In den letzten Jahren des 19. Jahrhunderts begann er, seine Werke nur noch mit dem Namen Picasso zu signieren. Seinen Freunden erklärt er, daß dieser Name klangvoller sei und daher seinem künstlerischen Werk besser entspräche. Im Jahr 1900 unternimmt er die ersten Reisen nach Paris, und dort wird er von den von Toulouse-Lautrec und Renoir gemalten Genrebildern und Portraits ebenso beeinflußt wie von der Malerei El Grecos. Die Sensibilität des Heranwachsenden macht ihn besonders empfänglich für die Welt der Vereinsamten, der Säufer und Prostituierten, also für all jene Menschen, die am Rand der Gesellschaft leben. In dieser Zeit fand er in Max Jacob einen geistigen Gefährten.

Der noch nicht zwanzigjährige Picasso besucht regelmäßig das Kabarett »Els Quatre Gats« in Barcelona, einen Treffpunkt der modernistischen Bewegung, wo auch die Intellektuellen zusammenkamen. Am 1. Februar 1900 findet im Aufführungssaal des Kabaretts seine erste Ausstellung statt, und sie hat Erfolg: Er verkaufte viele seiner Werke, die er auf Zeichenpapier gemalt hatte.

Im Jahr 1901 begibt er sich zusammen mit seinen Freunden Casagemas und Pallarés nach Paris und kehrt anschließend, gestärkt von der Pariser Erfahrung, nach Spanien zurück, wo er mit einer neuen Zeitschrift, *Arte Joven*, zusammenarbeitet. In dieser Zeit wird er von einem dramatischen Ereignis getroffen, das sein Leben und seine Kunst beeinflussen soll.

Sein damaliger Seelenzustand markierte den Beginn der

me… unr… nach dem
ch … bes… das Leben
Pi… zu… n Meister-
n … räb… s Freundes
n d… as… ten. Als die
ris … ha… te das aus-
Sta… eid… fe Wirkung
es … h … uchen, die
de… var…
Na… M… d des Him-
alt… di… nem dama-
be… mt… n Gemälde
Al… rre… (1903), stellt
Bli… dar, … na, das ihn
es… es … r Idee, daß
… i… Vis… ht, die der

zt … Ba… s Ende des
de… eali… vielen Wer-
erf… Ele… ncholie und
erz… ng … ruck bringt
kr… nd… r; Frau mit
Da… d… n, Der Ver-
ch… na, … r die Blaue
nds… ird… legorischen
n] … ellt… den nackten
cke… des… n ihren letz-
be… gur… er mit dem
fa… ton… s. Die mehr
n F… che… aufdrängen
e … t d… kundzutun.
au… chr… nem Artikel
ale… t is… . Sollte man
di… rei… t?«

Cesare Brandi beschreibt die Veränderung, die den Übergang von einer Periode zur anderen bezeichnet: »Das hellere Blau wird zunehmend dünner und erlaubt so das Eindringen anderer heller, unvermischter Farben, milchige Formen in Gouachetechnik, die weder durch strukturelle Effekte noch durch Lichtkontraste voneinander getrennt sind. Es sind die Farben der Flicken des Harlekins und so aufgenommen, als wären sie ein eigenes Objekt ... Sie sind der Umgebung leicht entfremdet wie ein kolorierter Druck und auf vorzügliche Weise dosiert ...«[86]

Die Rosa Periode kennzeichnet für Picasso ein neues künstlerisches Stadium. Er verliebt sich in die junge Fernande Olivier, verzichtet immer mehr auf die Farbe Blau und malt eine beträchtliche Anzahl von Bildern, bei denen er die Farben Rosa und Rot einführt.

Gertrude Stein erinnert sich daran, wie gern Picasso zusammen mit den Freunden Jacob, Apollinaire und Salmon die Zirkusartisten aufsuchte, und kommentiert diese Zeit so: »Wenn ich sage, daß die Rosa Periode leicht und glücklich war, so ist das relativ: Die glücklichen Sujets waren immer auch ein wenig melancholisch ... dennoch war es aus Picassos Sicht eine leichte, glückliche und fröhliche Zeit, eine Zeit, in der er sich damit zufrieden gab, die Dinge so zu sehen, wie jederman sie sah.«

Die Farbe Rosa wird immer intensiver und nimmt dabei den Ocker-Farbton an. Picasso kehrt für einen Ferienaufenthalt in Gósol nach Spanien zurück. Wieder in Paris, lernt er im Hause Stein Matisse kennen und entdeckt durch ihn die Schönheit afrikanischer Skulpturen.

Mit dem *Selbstbildnis mit Palette* setzt Picasso dieser Periode ein Ende. Auf einem zweiten *Selbstbildnis* trägt sein Gesicht einen rätselhaften Ausdruck, und die Züge erscheinen in äußerst markanten Linen, die mit breiten Pinselstrichen ausgeführt sind.

erste Gemälde aus dieser
kler das ambitionierteste
erlangt die Beherrschung
die Realität entwickelt sich
eutlicher Unbeständigkeit.
ünstlers offenbart sich in
ren Grundzug die Bewe-

es Werk 1905 bewundern,
ia Rilke, der in den Versen
Darstellung auf dem Bild

Fahrenden, diese ein wenig
t, ... kommen sie nieder
ewigen
diesem verlorenen

Rosa Periode entstehen, be-
Malerei: die Portraits von
rtrude Stein. Die Realitäts-
en schweren, kantigen und
löst, aus denen bereits die
bismus erkennbar sind. Für
neuen Abenteuers.
t sich durch die Begegnung
hm der Dichter Apollinaire
vollzieht sich ein Wandel,
e früheren Produktion: »Sie
eindruckt ihn eine Ausstel-
er im Louvre besucht. Man
casso das Portrait von Ger-
stem Anblick sie nach vielen

Sitzungen selbst ausrief: »Ist das mein Bild?« Aber dann fing sie sich sofort wieder: »Im Grunde ist wirklich alles vorhanden.«

Das Gemälde *Les Demoiselles d'Avignon* stellt die Isolation des Künstlers dar. Die weiblichen Körper erscheinen ebenso wie die Gesichter monströs und mißgestaltet. Es geht das Gerücht um, Picasso habe ein sehr sonderbares Bild gemalt. Doch trotz der Bestürzung und des drohenden Skandals will der Kunsthändler und Literaturkritiker Kahnweiler das Bild kaufen, aber Picasso gibt lediglich die Skizzen dazu her. Zur Erklärung seines Werkes sagt er: »... ich habe in ein Gesicht en face eine Nase im Profil gemalt. Ich habe sie schief darstellen müssen, um sie kenntlich zu machen und sie als ›Nase‹ bezeichnen zu können. Man hat deshalb von Negerkunst gesprochen. Haben Sie jemals eine einzige Negerplastik, nur eine einzige, mit einem Profil in einer Maske en face gesehen?« Sicher entdeckt er den Kubismus nicht mit diesem Werk allein, im Gegenteil, er hält die Malerei Cézannes für wertvoll, was er zuvor nicht tat. Doch nun will er aus allen alten Künsten Nutzen ziehen, ob es sich um das Mittelalter oder die außereuropäischen Künste handelt.

Die Landschaften und Stilleben, die Picasso 1908 malt, sind alle der Inspiration Cézannes zu verdanken. *Obstschale und Brot auf einem Tisch* stellt das signifikanteste Gemälde der kubistischen Periode dar. Die Gegenstände sind räumlich gut verteilt und mit sachkundig umschriebenen Kurven und Ecken dargestellt. Dann beschloß er, diese Methode auch auf die Darstellung menschlicher Figuren anzuwenden. Im Jahr 1910 malt er das Portrait von Wilhelm Uhde, einem deutschen Kritiker und Sammler, der zusammen mit Schtschukin und Gertrude Stein unter den ersten war, die Picassos Bilder erwarben.

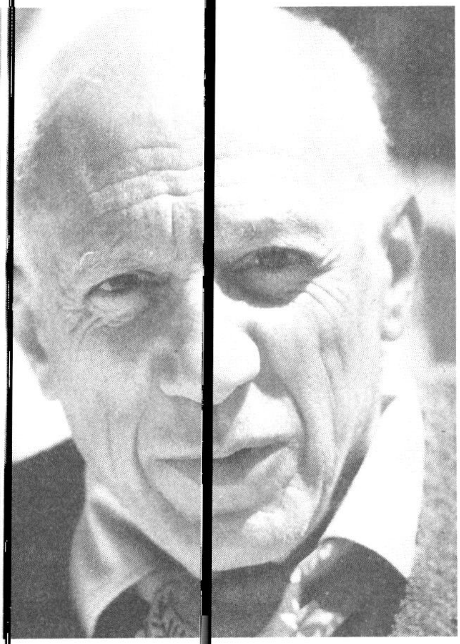

wird mit einer Zerlegung der Bildfläche
der ein ziemlich kompliziertes Spiel schar-
gen hervorgeht. Kahnweiler sagt: »... daß
ritt getan ist. Picasso hat die homogene
ren lassen.« Der Kubismus setzt sich immer
ch, und 1912 wird er sogar im Parlament
einer 1909 geschaffenen Plastik mit der
Kopf einer Frau wird die Facettierung der
Figur durch markante Unterteilungen noch

st beschreibt diese Periode, die eine Ent-
in seinem Werk kennzeichnet, das zwar
minder strenge Perioden unterteilt ist,
mer überaus reich und außerordentlich ist:
s ist weder der Samen noch der Keim einer
Er stellt eine Etappe in der Entwicklung der

ursprünglichen malerischen Formen dar. Diese erzielten Formen haben ein Recht auf ihre eigenständige Existenz ... Für mich existiert weder Vergangenheit noch Zukunft in der Kunst. Wenn ein Kunstwerk nicht immer in der Gegenwart lebt, ist es überhaupt nicht interessant. Die Kunst der Griechen, der Ägypter und der großen Maler, die in anderen Epochen lebten, ist keine Kunst der Vergangenheit, sondern ist vielleicht heute noch lebendiger denn je. Die Kunst hat sich nicht aus sich selbst heraus entwickelt, sondern es sind die Ideen der Menschen, die sich wandeln, und mit ihnen ihre Art und Weise sich auszudrücken.«

In einem Gemälde von 1914 kehrt er zu mehr lebhaften Farben und einer pointillistischen Technik zurück. Picasso malt es in der Zeit, als er sich in Eva (Marcelle Humbert) verliebt. Die Idee, in das Bild eine Partitur einzufügen, entspringt vielleicht dem Wunsch, seine Liebe in der Malerei zu besingen.

Nach Evas Tod wird seine künstlerische Produktion deutlich langsamer und tendiert zu einer mehr reflektiven Haltung, die in der folgenden neoklassischen Periode deutlich wird. Seinem kubistischen Werk widmet sich Picasso nun mit weniger Intensität, aber ihm bleibt die außergewöhnliche Leistungsfähigkeit erhalten, die sein Werk zum Endpunkt des Kubismus macht. Jedoch zeichnen sich die zahlreichen Portraits von Olga, die zwischen 1917 und 1923 gemalt sind, durch tiefgehende Unterschiede aus.

Im Jahr 1917 begibt sich Picasso nach Rom, wo er ganze Tage damit zubringt, die herrlichen Barockdenkmäler, die Kirchen und Skulpturen großer Künstler zu bewundern. Nach den Jahren der Trauer findet der Künstler in der Harmonie der antiken griechischen und römischen Statuen erneut die Freude wieder. Dann erhält er den Auftrag, die Bühnenbilder und die Kostüme für *Parade* zu schaffen, ein Ballett für die russische Truppe [»Ballets Russes«] von

ste im Europa der ersten
da Ballettkorps sich nach
Olg Koklowa kennen, die
nd as Portrait, das er in
de Nähe des Hafens von
k s dieser Zeit. Bei der
t O a bei Picasso, und das
Ja res nach Paris zurück,
n J hres heiratet. Picassos
in die mondäne Pariser
t, e seine alten Freunde
u em Gemälde *Badende*
fe halt in Italien zurück-
eb fte Farben verflechten
rk al aller Werke aus die-
b immter anatomischer
hw ren, massiven Figuren
u Die Brieflektüre). Viele
n s h auf den Aufenthalt in
ue , Laufende Frauen am
d z ar besonders deutlich,
Fr ko von Raffael und die
in ompei zurückgreift.
lis rung seiner Werke wird
d chaus den Anschein, als
se Das Jahr 1925 ist ent-
r egen der neuen Kompo-
ve Rot- und Blautöne sich
F men in mehrdimensio-
so ern auch wegen seiner
el sstellung mit Masson,
. F ist die erste surrealisti-
Kün tler teilnimmt.
Me lldrähten eine Skulptur,

die man zum Gedenken an den Dichter Apollinaire von ihm erbeten hatte. Doch der Entwurf wurde von dem Komitee als »zu radikal« verworfen, worauf Picasso erklärte: »Ich will ihm eine Statue errichten, die aus dem Nichts gemacht ist – ebenso wie Dichtung und Ruhm … ein Monument der Leere.« In den folgenden Jahren formte er weitere Skulpturen, die er selbst als »transparent« bezeichnete; diese Werke stellten eine bedeutsame Wendung in der Geschichte der Skulptur dar. Im Jahr 1930, als er das Schloß in Boisgeloup bei Paris kauft, beginnt er wieder, mit Ton und Gips zu modellieren.

Seine Hinwendung zum Surrealismus ist durch das Erscheinen von Figuren gekennzeichnet, deren irrwitzige Formen voller Geheimnis und Sinnlichkeit sind, als wären sie in zertrümmerten Räumen dargestellt, wie sie für den Kubismus typisch sind. De Micheli beschreibt Picassos Verhältnis zur Welt auf die folgende Weise: »Picasso sieht die Welt nicht als eine unbewegliche und unveränderliche Realität, sondern ganz im Gegenteil als etwas, das sich ständig in Bewegung und in Veränderung befindet. Ja, man ist versucht zu sagen, daß seine Weltsicht einer elementaren dialektischen Naturauffassung entspringt, in die sich andere, ursprüngliche Intuitionen mischen, die gelegentlich durchaus einen magischen Ton annehmen. Diese Art, die Realität zu begreifen, offenbart sich vor allem in den Skulpturen, besonders in denen, die in den letzten zwanzig Jahren geschaffen wurden. Gleichwohl hat sich Picasso nicht erst in diesen letzten zwanzig Jahren eine derartige Realitätsauffassung zu eigen gemacht. Diese entwickelte sich in ihm bereits sehr früh.«[87]

Die *Suite Vollard* ist ein Zyklus von siebenundzwanzig Stichen, an dem Picasso besonders intensiv gearbeitet hat und mit dem er beabsichtigte, die Geschichte des Minotaurus zu erzählen. In der Darstellung der sich überlappen-

Symbo … erv … d
… Künstle … s … er … .
… in der *M … ota* … hi
… d die C … da v … cl
… .
… s zur T … ur g … u
… r Maya … g … or … M
… *Interie … nit* …
… Marie-T … é … se
… Sabar … s … ac … n
… n ihn … e … eh … e
… r zu w … n. … s
… limms … eit s … n
… *mit Bu* … on … C
… ennen … e … e
… llen si … ein … n
…
… n Jahr … d … n … e … d
… r das … ate … *W … e*
… nd *Die … kl* … *e* … r-
… h mit … Dich … ei … er
… bartés … ch … r … ne
… n ist … jed … ch … ne
… eines … els … r … ne
… n Knie … r … s … n
… er alle … zi … o … ch
…
… er sic … r d … B … it
… Schrift … usa … le … er
… mus bl … das … f … e-
… Sabar … der … r … te
… nmen … n, … es … nt
… ch auf … ge … e … n-
… und g … ein … e … ait

von ihm wieder. Man würde darin jene besondere Unordnung erkennen, die auf eine ihm gemäße Weise geordnet und äußerst konsequent ist ... Es gäbe darin Buchstaben und Zahlen, die aneinander gereiht wären oder auch nicht, die Bündel von Parallelen bildeten und manchmal vollkommen horizontal wären, aber sich manchmal auch nach unten neigten oder nach oben sprängen wie die Schrift von jemandem, der sich von der Begeisterung oder der Ungeduld hinreißen ließ. Und es gäbe darin Korrekturen, Abschabungen und Flecken, menschliche Sätze und Umrisse von Gegenständen, die einmal vollkommen verständlich, dann wieder mehrdeutig wären; Einfachheit und Komplexität würden darin das gleiche faszinierende Spiel veranstalten, das in seinen Bildern, seinen Zeichnungen, seinem Haus und in ihm selbst zu erkennen ist; auf ein und derselben Seite oder auf verschiedenen Seiten würden alle Schritte einer Gravierung erscheinen ...«

Wenn man Picassos Gedichte liest, besteht kein Zweifel, daß sie von dem Künstler geschrieben sind, denn an all seinen Versen haben die Farben einen bestimmenden Anteil:

Almosen sammelnd in seinem goldenen Teller
für den Garten gekleidet
ist der Torero schon da
blutend zwischen den Falten der Kappe.

Bereits nach der ersten Lektüre seiner Schriften wird der Zusammenhang zwischen seinem poetischen und seinem bildnerischen Werk ersichtlich. Picassos Kreativität tritt uns aus jedem Vers und jeder Redewendung entgegen, mit denen er uns den Weg seiner intuitiven Assoziationen beschreiten und uns in die phantastische Vitalität, die seiner Kunst entströmt, eintauchen läßt.

sollte dadurch eine Frau dargestellt werden, die im Krieg Schmerz erleidet. Im Gegensatz dazu steht das Bild der Marie-Thérèse, einer blonden Frau mit sehr viel helleren Farben, die aber ebenso zwischen Wänden eingesperrt ist.

Im Jahr 1937 gibt die republikanische Regierung von Spanien bei Picasso ein Werk in Auftrag, das sein Land bei der Internationalen Ausstellung für Kunst und Technik in Paris vertreten soll. Der Künstler stellt in diesem Gemälde von sieben Meter Länge in einer schwarzweißen Komposition die Zerstörung einer Stadt dar, die im Laufe des Bürgerkriegs zwischen Republikanern und Faschisten unter dem Franco-Regime erfolgt war. Auf diesem meisterhaften dramatischen Werk erscheinen die Ebenbilder des Pferdes, das bereits im *Stierkampf* dargestellt war, und außerdem zerstückelte, gepeinigte Menschen, die um Hilfe schreien.

Der Biochemiker Polany vergleicht in einem kürzlich erschienenen Artikel Picassos abstrakte Kunstwerke mit den Arbeiten der abstrakten Wissenschaft (Grundlagenwissenschaft), die am Anfang wegen ihrer scheinbaren Bedeutungslosigkeit oftmals mißachtet werden. Aber er stellt abschließend fest, daß sie Größe hätten, den Lauf der Geschichte »wie ein Meilenstein« bestimmten: »Zu unserem großen Glück hat uns Picasso verschiedene Skizzen, alle vom 1. Mai 1937 datiert, in einer ständigen Ausstellung in Madrid hinterlassen, auf denen er über sein wahrscheinlich kraftvollstes Gemälde ›nachsann‹ und die Elemente von Guernica ›zusammenwarf‹. Die symbolischen Elemente dieses Meisterwerks – verdunkelte Lichter, geschundene Tiere, zerstückelte Knaben, gebrochene Eltern – bewegen sich vor unseren Augen auf den vorbereitenden Skizzen, bis sie sich zu einer Komposition zusammenfügen, in der jedes einzelne Teil alle übrigen hält und trägt ... Das Gemälde ist abstrakt, da es sich in Symbolen

eichung [illegible] der gr[illegible]-
der gle[illegible] bekan[illegible]
ca ... die a[illegible]
verwendet[illegible]
it heraufz[illegible]
cht allein [illegible] Grau[illegible]
chönheit w[illegible]
aus einem[illegible]
. Er nutz[illegible]
auszuspre[illegible]
nur in de[illegible] aus,
ben und i[illegible] politis[illegible]
tritt er in [illegible]
mit großes [illegible]
die sich [illegible] Ate[illegible] in
tins zusa[illegible]
sche Parte[illegible]
Lebens [illegible]
stolz, das [illegible]
s eine Ku[illegible]
er Zerstre[illegible] der
Im Jahr [illegible] Franç[illegible]
Picasso zw[illegible] Claude [illegible]
e rührt vo[illegible]
as Plakat [illegible]
g geschaff[illegible]
gegnet P[illegible] Ehe[illegible]
Ramiè, da[illegible]
ete. Noch[illegible] nach [illegible]
dem meist[illegible]
ordentlich[illegible] vom [illegible]
ele Monat[illegible]
Die unters[illegible] Schaf[illegible]
ngesichts [illegible] unbe[illegible]

ten Technik beschreiben die beiden auf folgende Weise: »Viele Forscher untersuchten seit Jahrhunderten diese geheimnisvolle Kunst. Hätte man also nicht annehmen können, daß alles darüber gesagt war und alle kreativen Möglichkeiten bereits zutage getreten waren? Offen gestanden, erschien ihm die Vielfalt der althergebrachten Verfahrensweisen unzureichend: Der Maler, der zu der relativen Beschränktheit von Leinwand und Ölfarbe verdammt ist, fühlte sich angesichts des Raums und der sich ständig in Bewegung befindenden und daher unbegrenzten Palette plötzlich befreit.«

Nachdem er 1954 die Bekanntschaft von Jacqueline Roque gemacht hat, die er siebzehn Jahre später im Alter von neunzig Jahren heiraten sollte, beginnt er eine neue Serie von Gemälden zum Thema Algier. In der Gestaltung des Ambiente kommt immer wieder ein Fenster vor, dessen Bedeutung Picasso so erklärt: »Ich behandle die Malerei, wie ich die Gegenstände behandle, das heißt, ich male ein Fenster genau so, wie ich aus dem Fenster schaue. Wenn in einem Bild ein offenes Fenster fehl am Platz zu sein scheint, schließe ich es und ziehe die Gardine vor... In der Malerei wie im Leben sollte man ohne Schleichwege vorgehen. Natürlich gibt es in der Malerei Konventionen, und es ist wichtig, sie nicht aus den Augen zu verlieren ... aber man muß das wirkliche Leben berücksichtigen.«

Im Jahr 1962, im Alter von einundachtzig Jahren, ist er der berühmteste Maler der Welt. Picasso führt an die hundert Zeichnungen aus, und Anfang 1963 schließt er sich zwar der Konzeption des Klassizismus an, aber dennoch bleibt der »Picasso-Effekt« immer im Zentrum und bildet die Basis jedes seiner Werke. Er läßt sich von Velázquez' Werk *Las Meninas* inspirieren und ebenso von Manets *Frühstück im Freien*, aber dann verzichtet er auf seinen

Bild *Guernica* nicht dem Kunstmuseum von Madrid schenken wolle, für das extra ein ganzer Saal bereitgestellt werde. Picasso ließ ein Schriftstück von seinem Anwalt aufsetzen, in dem es hieß, daß nach seinem Ableben das Werk an Spanien übergehen sollte, aber nur unter bestimmten Bedingungen: wenn die republikanischen Freiheiten wiederhergestellt wären. Im Jahre 1971 wurde er neunzig Jahre alt. Zu diesem feierlichen Anlaß ehrte die Galerie des Louvre in Paris Picasso, indem sie acht seiner Bilder ausstellte und dafür die Bilder von anderen großen Künstlern abhängte. Picasso aber blieb zu Hause und malte, er nahm nicht an der Veranstaltung teil, bei der der Präsident der Republik und die höchsten politischen Vertreter anwesend waren. Er schickte als seine Vertretung seinen Sohn Paul.

In seiner Picasso-Biographie beschreibt Patrick O'Brian, der den Künstler seit zwanzig Jahren kannte, den Besuch, den er ihm im Herbst 1972 abstattete: »Frei wie der Wind und glücklich. Nur ein glücklicher Mensch konnte diese Bilder gemalt haben, doch kein Aufgebot von Worten, mit denen er seine Glücksgefühle versicherte, hätte nur halb so überzeugend sein können. Sicher, es gab auch Schatten – die Zeichnungen bewiesen das –, aber Picasso war nicht geschaffen für ungetrübtes Glück, jedenfalls berührten diese Schatten nicht sein Innerstes. So sehr diese Schatten ein gewöhnliches Individuum auch hätten belasten können, im Falle von Picasso waren sie im Gegenteil bedeutsam. Picasso war kein gewöhnlicher Mensch: Sein mehr als gewöhnliches Leiden und Aufbegehren wurde aufgewogen – ja, ich glaube, mehr als aufgewogen – von außerordentlichen Erfüllungen. Mag er außerhalb seines Ateliers nicht so gelebt haben, wie seine Freunde es ihm gewünscht hätten, so verbrachte er doch den größten Teil seiner wachen Stunden – sogar nach dem gewöhnlichen

[illegible]

[illegible]

So erklären Eigen und Winkler in dem Buch *Das Spiel* das Verhältnis zwischen Mensch und Natur, ein Phänomen, »das von Anbeginn den Lauf der Welt gelenkt hat«.

Erst in der Moderne haben Psychologie und Anthropologie den Nutzen des Spiels für den Menschen in seiner erzieherischen, biologischen und sozialen Funktion erkannt.

Wie Ariost in seinem Epos *Orlando Furioso* schrieb, kann man sowohl durch Glück wie auch durch den Geist siegreich sein, dennoch kann ein solcher Sieg, auf welchem Gebiet er auch errungen wird, als »kein löblich Ding« betrachtet werden.

»Durch Glück« wird ein Sieg dann errungen, wenn er – wie bei einem Pokerspiel oder bei weiteren sogenannten Glücksspielen – lediglich von dem zufälligen Ergebnis abhängt, das einem die zugeteilten Karten gewähren. Dagegen siegt man »durch Geist«, wenn der Sieg der Ausübung einer intellektuellen Tätigkeit zu verdanken ist – etwa einer mathematischen Berechnung oder dem Ergebnis einer ausgeklügelten Strategie.

Die Faszination eines Spiels »mit verdeckten Karten« entsteht allein aus der Kombination von Zufall und Regeln. Die Kartenverteilung am Anfang stellt einen grundlegenden Mechanismus dar, der das Element des Zufalls einführt, aber keine Voraussage über das Endresultat des Spiels trifft.

Die Unmöglichkeit der Voraussage kann beseitigt werden durch einen gewieften Plan, dessen sich der Falschspieler bedient, wobei er auf die langsame Wahrnehmung der Mitspieler baut. Der Falschspieler verfügt, ebenso wie der Zauberer, über eine außergewöhnliche Geschicklichkeit, wenn es um den Gebrauch der physiologischen Eigenschaften der sensorischen Sinne geht.

Wie alle Phänomene der organischen und anorganischen

[redacted]

mütterlichen Schoßes erlebt wurde. Glücklich die kleine Fliege, die seit dem Akt der Empfängnis in Kontakt mit dem Raum ist, der ihr vom Schicksal zugewiesen wurde, und die sich dadurch an keine andere Vergangenheit erinnern kann.

Ich stimme nicht mit Rilke überein, sondern ich bin der Ansicht, daß die Angst, jenes traurige Privileg von uns Menschen, nicht in dem vermuteten Heimweh nach dem Leben im Mutterschoß gründet, sondern eine enorm wichtige Rolle im Überleben der menschlichen Rasse spielte.

Vor ungefähr dreieinhalb Millionen Jahren setzte eine der Mutationen, die sich allerdings grundlegend von den Millionen anderen unterschied, die vor ihr aufgetreten waren, ein in der Geschichte der Welt unvergängliches Zeichen. Nachdem unsere fernen Vorfahren von den Ästen der Bäume im afrikanischen Dschungel herabgestiegen waren und sich in die Weite der Savanne gewagt hatten, in der sie Räubern jeder erdenklichen Art ausgeliefert waren, setzte der Überlebensinstinkt in ihnen einen Verteidigungsmechanismus in Gang, der darin bestand, vermuteten und wirklichen Gefahren aus dem Weg zu gehen und ihnen gleichzeitig zuvorzukommen.

Doch wurde dieser emotionale Zustand, der anfänglich für das Überleben des einzelnen wie auch der gesamten Rasse notwendig war, im Laufe der Jahrhunderte zunehmend schädlicher, denn er benachteiligte den Menschen dadurch, daß er ihn zum Opfer seiner existentiellen Ängste machte.

Mehr als von allen anderen möglichen Ängsten werden wir von der Angst vor dem Tod beherrscht, dem normalerweise die Lebensphase vorausgeht, die wir mit dem Begriff des Alters bezeichnen.

Die längere Lebensdauer des Menschen in jüngerer Zeit hat die Angst, sich mit den Beschwernissen des Alters,

Wem wird dieses Privileg gewährt?

Obwohl in der Vergangenheit theoretisch jedes Individuum der menschlichen Spezies im Besitz dieses Asses war, war doch nur eine sehr geringe Anzahl von Menschen in der Lage, daraus einen Nutzen zu ziehen.

Denn das Vorrecht, diese Trumpfkarte zu gebrauchen, war nur den privilegierten Schichten wie Adel, Klerus und Großbürgertum vorbehalten. Allerdings waren die Sprößlinge der Familien, die die Macht besaßen, oft gezwungen, Tätigkeiten nachzugehen, die ihren Bestrebungen nicht entsprachen, so daß die Folgen, die sie zu tragen hatten, ihren gesamten Lebensweg, besonders aber die Phase des Alters beeinträchtigten.

Über Tausende von Jahren hinweg konnten die Angehörigen des weiblichen Geschlechts von ihren naturgegebenen geistigen Fähigkeiten keinen Gebrauch machen, da die Männer mit der ihnen eigenen größeren Körperkraft und ihrer angeblichen geistigen Überlegenheit ihnen den Zugang zur Macht und zur Kultur verwehrten.

Allerdings wurde es nicht nur den Frauen, sondern auch fast allen Angehörigen der unteren sozialen Schichten – ob weiblich oder männlich – unmöglich gemacht, ihre intellektuellen Fähigkeiten zu gebrauchen. Von Kindheit an waren sie dazu gezwungen, einer aufreibenden körperlichen Tätigkeit nachzugehen, die sie daran hinderte, sich Aufgaben von mehr geistiger Natur zu widmen.

Heute, an der Schwelle zum dritten Jahrtausend, liegt dieses Privileg in Reichweite aller Gesellschaftsmitglieder der demokratischen, industriell und kulturell hochentwickelten Länder.

Doch wird die Anwendung dieser Trumpfkarte noch immer von äußeren wie von inneren Faktoren begrenzt. Die äußeren Ursachen sind überaus zahlreich: Neun Zehntel der Menschen leben in elenden Verhältnissen, die einer-

Lebenshälfte alle zehn Jahre ungefähr 5 Prozent der Neuronen im Bereich des Hippokampus absterben, und das entspricht insgesamt einem Verlust von 20 Prozent der Neuronen. Doch erfolgt die Abnahme nicht gleichmäßig; so wurde zum Beispiel in einigen Arealen des Hippokampus kein signifikanter Rückgang beobachtet. « Nach Aussage von D. J. Selkoe[94] erleidet das menschliche Gehirn im fortgeschrittenen Alter zwar den Verlust gewisser Neuronen und hat es gleichfalls mit biochemischen Veränderungen zu tun, doch bewirken diese bei vielen Menschen keinen nennenswerten Niedergang ihrer kognitiven und kreativen Fähigkeiten.

Wie bereits in dem Kapitel über die neuronale Plastizität beschrieben, sind die verbleibenden Zellen durchaus in der Lage, sowohl die Verästelungen der Dendriten zu vermehren als auch die zerebralen Schaltungen auf synaptischer Ebene zu steigern. Auch im hohen Alter bleibt beim Homo sapiens diese Eigenschaft des Gehirns in genau dem gleichen Umfang erhalten und unterscheidet sich in nichts von der, die er in den vorhergehenden Lebensphasen zur Verfügung hatte. Darauf bezieht sich auch der Mathematiker E. De Giorgi, wenn er von der Fähigkeit spricht, »... das Unendliche zu denken, obwohl man innerhalb der eigenen Grenzen die eigene Endlichkeit erkennt«.

Auf der Grundlage dieser Eigenschaft hat auch der Mensch, der am Ende seines Weges steht, die Möglichkeit, seine intellektuellen Fähigkeiten und das, was das Leben ihm bietet, in vollem Umfang zu genießen und sich damit einer Zukunft zu erfreuen, die ihm nicht gehört.

Das Alter unterscheidet sich vom Krieg in vielfacher Hinsicht. Es ist ein biologisches Ereignis, das bei allen Lebewesen in einem größeren oder geringeren Ausmaß stattfindet.

Auf der Grundlage meiner persönlichen Erfahrung widerspreche ich der Behauptung »wer das Alter preist, hat ihm noch nicht ins Gesicht gesehen«. Wie auf den vorangegangenen Seiten dargelegt, kann diese Lebensphase in positiver Weise gelebt werden, und zwar geschieht das in dem Augenblick, in dem unsere Sicht des Lebens eine größere Perspektive gewinnt und vorausschauender ist, als das in den Jahren der vollen Erwerbstätigkeit möglich war.

Im Fall der Verfasserin wird die Zeit, die sie durch die Einschränkung ihrer didaktischen Verpflichtungen und Forschungsarbeiten im Labor wiedergewonnen hat, nun dem gewidmet, was ihr Jugendtraum war – sich für soziale Probleme zu engagieren.

Diese optimistische Sicht des Alters ist weder durch besondere Verdienste noch durch überdurchschnittliche intellektuelle Fähigkeiten bedingt.

Die Behauptung, daß es möglich sei, auch im Greisenalter schöpferisch tätig zu sein, wird bestätigt durch die Zeugnisse von Leben und Werk der beschriebenen Persönlichkeiten, durch meine persönliche Erfahrung und das Wissen um die grandiosen kognitiven Fähigkeiten, die uns in neuer Form auch im weit fortgeschrittenen Alter erhalten bleiben.

Yeats beschäftigt sich mit der Bedeutung des Todesbewußtseins, in dem er das traurige Privileg der menschlichen Spezies sieht, und er beschreibt sie so:

Deutsch, Frankfurt/Main 1995, S. 147, Übertragung: Ew. Brahms.
17 G. M. Edelman, *Göttliche Luft, vernichtendes Feuer.* Wie der Geist im Gehirn entsteht – die revolutionäre Vision des Medizin-Nobelpreisträgers, München 1995, S. 39.
18 Cartesius (René Descartes), in *Opere*, hrsg. von Eugenio Garin, Bari 1967, Bde. I u. II.
19 A. R. Damasio, *L'errore di Cartesio*, Mailand 1995.
20 W. James, *Principles of Psychology*, New York 1890.
21 C. S. Sherrington, *The Integrative Action of the Nervous System*, London 1906.
22 S. W. Kuffler, *Neurons in the Retina: Organization, Inhibition and Excitation Problems*, Cold Spring Harbor Symp. Quant. Biol., 1952, 17, S. 281–292.
23 D. Hubel, T. Wiesel, *Brain Mechanisms of Vision*, Sci. Am., 1979, 241, 3, S. 150–162.
24 V. B. Mountcastle, *An Organizing Principle for Cerebral Function. The Unit Module and the Distributed System*, in: The Mindful Brain, MIT Press, Cambridge 1978, S. 7–50.
25 P. Broca, *Sur le siège de la faculté du langage articulé*, Bull. Soc. Anthropol., 1865, 6, S. 377–393.
26 P. D. Mc Lean, *The Limbic System (Visceral Brain) and Emotional Behavior*, Arch. Neurol. Psychiatry, 1955, 73, S. 130–134.
27 J. W. Papez, *A Proposed Mechanism of Emotion*, Arch. Neurol. Psychiatry, 1937, 95, S. 97–109.
28 E. R. Kandel, R. D. Hawkins, *Apprendimento e individualità: le basi biologiche*, Mailand 1992.
29 P. G. Montarolo, S. Schacher, *Apprendimento e memoria in vitro*, Mailand 1988, S. 242.
30 R. W. Sperry, *The Growth of Nerve Circuits*, Sci. Am., Nov. 1959, S. 68–75.
31 K. S. Lashley, *In Search of the Engramm*, Symp. Soc. Biol., 1950, 4, S. 454–482.
32 R. W. Sperry, *Problems Outstanding in the Evolution of Brain Function: James Arthur Lecture on the Evolution of the Human Brain*, The American Museum of Natural History, New York 1964.
33 R. W. Sperry, *A Modified Concept of Consciousness*, Physiol. Rev., 76, S. 532–536.

[illegible]

47 G. Vasari, *Le vite de' più eccellenti architetti, pittori et scultori italiani*, cit.
48 Michelangelo, *Sonette*, übersetzt, herausgegeben und mit Anmerkungen versehen von Gottlob Regis, München (o. J.)
49 I. Stone, *Lettere di Michelangelo Buonarrotti*, Mailand 1963.
50 G. C. Argan, B. Contardi, *Michelangelo architetto*, Mailand 1990, S. 359.
51 C. De Tolnay, *Momenti del marmo*, Michelangelo e il blocco, Rom 1969.
52 G. C. Argan, *Storia dell'arte italiana*, Florenz 1968, Bd. III.
53 J. Monod, *Zufall und Notwendigkeit*, München 1971.
54 E. Carli, *La mente, una prospettiva evoluzionistica. A colloquio con Gerald Edelman*, Mailand 1997, S. 8f., 343.
55 Der Antrieb wird heute als Kraft oder Bewegungsmenge bezeichnet, d. h. das Produkt der Masse mal Beschleunigung. Zu letzterer Definition war Galilei nie gelangt.
56 F. Bellone, Hrsg., *»Il Saggiatore« di Galileo Galilei*, Mailand 1989, S. 9.
57 A. Battistini, *Introduzione a Galilei*, Bari 1989, S. 189.
58 G. Toraldo di Francia, *In fin dei conti*, Rom 1997, S. 84.
59 T. S. Eliot, *Gesammelte Gedichte 1909–1962*, hrsg. v. Eva Hesse, Frankfurt/Main 1972, S. 39, Übertragung: Hans-Jürgen Heise
60 A. Wood, *Bertrand Russell. The Passionate Sceptic*, London 1957.
61 B. Russell, *The Principles of Mathematics*, Cambridge 1903, Repr. 1972.
62 B. Russell, *My Philosophical Development*, London 1959. Repr. 1975.
63 B. Russell, *Mysticism and Logic*, New York 1918, Repr. 1981.
64 A. J. Ayer, *Russell*, London 1974.
65 B. Russell (mit A. N. Whitehead), *Principia Mathematica*, 3 Bde., Cambridge 1910–1913 (with an introduction 1925–27). Repr. 1963.
66 B. Russell, *Portraits from Memory*, London 1956.
67 Empirismus: Von dem griechischen *empeiría* herstammender Begriff, der Erfahrung in bezug auf das Wissen und auf die wissenschaftliche Praxis bedeutet. Er wurde von Hegel als jene Denkhaltung definiert, die, anstelle das Wahre im

84 A. Machado, *Poesie scelte*, hrsg. v. Oreste Macrì, Mailand 19[illegible].

85 D. Thomas, *Windabgeworfenes Licht*, Gedichte Englisch / Deutsch, Frankfurt/Main 1995, S. 367, Übertragung: Curt Meyer-Clason.

86 C. Brandi, *Carmine o della Pittura*, Florenz 1947.

87 M. De Micheli, *Scritti di Picasso*, Mailand 1964, XIII.

88 J. C. Polany, *Scienza e arte: due metodi di interpretare il reale*, in: *Scienza e Società. Dieci Nobel per il Futuro*, Venedig 1995, S. 69–81.

89 P. 'Brian, *Pablo Picasso. Eine Biographie,* Hamburg 1979, S. 609 f. (a. d. Amerikanischen v. Christian Spiel).

90 L. Ariosto, *Orlando Furioso*, XV, Mailand 1987, ott. 1, S. 323.

91 M. Eigen, R. Winkler, *Das Spiel. Naturgesetze steuern den Zufall*, München 1975, unveränd. Taschenbuchausg., 4. Aufl. 1996, S. 14

92 Ebd., S. 18

93 C.-A. Sainte-Beuve, *Portraits littéraires.*

94 D. J. Selkoe, *L'invecchiamento cerebrale*, Mailand 1992.

95 B. Russell, *Principles of Social Reconstruction,* London 1916. Repr. 1971.

96 W. B. Yeats, *Werke I, Ausgewählte Gedichte,* Neuwied und Berlin 1970, S. 200, Übertragung: Gerschon Jarecki.

SERIE PIPER

Sybil Gräfin Schönfeldt

Die Jahre, die uns bleiben

Gedanken einer Alten über das Alter. 260 Seiten. SP 2833

Ist man alt, so wird einem klar, wie wenig man sich in seiner Jugend vorstellen konnte, was das Alter ist. Ein Ausgangspunkt ist ihre eigene Erfahrung mit dem Alter: Man wird dem Körper untertan, das Zeitgefühl ändert sich, die ersten Freunde sterben, man trauert über Unwiederbringliches, man ist glücklich über die Kinder und Enkel.
Ein zweiter Ausgangspunkt ist der Ärger darüber, wie die Jungen über die Alten reden, daß sie so tun, als könnten Alte mit ein bißchen Kosmetik, Gymnastik und Diät wie Junge funktionieren.
Über Politiker und Abzocker, die die Alten als Material für die eigene Karriere betrachten, und über die Werbung mit ihrem Kult um die jungen Alten.
Über ihre Erfahrung und den Ärger ist die Autorin auf viele passende Geschichten aus der Weltliteratur gestoßen, die sie hier zitiert und in die sie ihre Gedanken über das Alter anschließt.

Kinder brauchen Großmütter

191 Seiten. SP 2127

»Die Autorin spricht nicht von Idealgestalten, sondern von lieben, aufgeschlossenen Großmüttern, die manchmal sogar den Unsinn der Enkel mitmachen.«
Welt am Sonntag

Bei Großmutter ist es am schönsten

Ein Handbuch für Großeltern. Gemeinsam spielen, essen, lesen, basteln, malen, Feste feiern. Illustriert von Steffen Butz. 269 Seiten. SP 2517

Sybil Gräfin Schönfeldt macht mit diesem Buch ein besonders liebenswertes Angebot an die Großeltern von heute: Sie hat für all die vielen Großmütter und Großväter, die vergnügte Stunden mit ihren Enkeln haben wollen, all die alten, immer neuen, vertrauten Reime und Spiele zusammengetragen und gibt außerdem viele praktische Mal- und Basteltips, Rezepte fürs gemeinsame Kochen und Ideen zum Feste-Feiern.

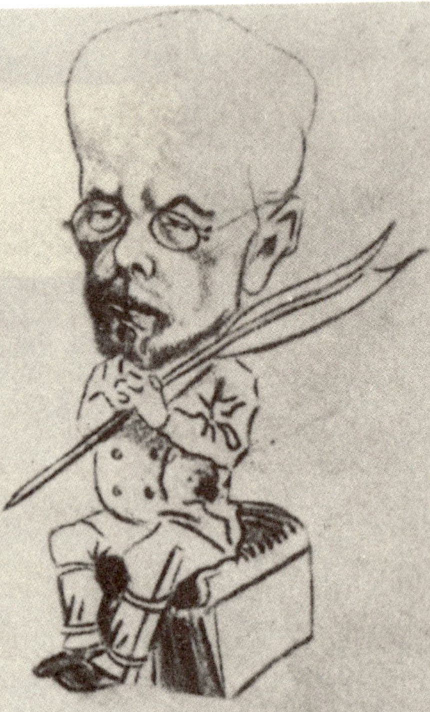

Портретъ автора

Diese Auswahl erschien 1983
unter dem Titel ›Denken mit Čechov‹
in der Reihe ›Kleine Evergreens‹
im Diogenes Verlag
Quellenhinweise in der ›Nachbemerkung‹
des Herausgebers
Bildnachweis am Schluß des Bandes
Umschlagfoto:
Anton Čechov in Jalta 1902

Veröffentlicht als Diogenes Taschenbuch, 1992
Alle Rechte vorbehalten
Copyright © 1983
Diogenes Verlag AG Zürich
www.diogenes.ch
30/02/8/2
ISBN 3 257 22437 0

Angst

»Das größte Wunder ist der Mensch selbst, und wir werden nie müde werden, ihn zu studieren ...« oder »Der Sinn des Lebens – das ist das Leben selbst ...« oder »Ich glaube an das Leben, an seine lichten Augenblicke, um derentwillen man nicht nur leben kann, sondern sogar leben muß, ich glaube an den Menschen, an die guten Seiten seiner Seele« usw. Ist das nicht etwa alles unehrlich, und bedeutet es auch nur irgendetwas? Das ist keine Anschauung, das sind saure Drops. Sie unterstreicht das »kann« und »muß«, weil sie Angst hat, von dem zu sprechen, was ist und worauf man gefaßt sein muß. Zuerst soll sie sagen, was ist, dann höre ich auch zu, was »man kann« und was »man muß«. Sie glaubt »an das Leben«, und das bedeutet, daß sie an nichts glaubt, wenn sie klug ist, oder aber sie glaubt einfach an den Gott der Bauern und bekreuzigt sich im Dunkeln, wenn sie ein altes Weib ist. 3. 12. 1892

Armut

Schreckliche Armut. Ausweglose Lage. Die Mutter Witwe, die Tochter ein junges Mädchen, sehr häßlich. Die Mutter faßt sich schließlich ein Herz und gibt der Tochter den Rat, auf die Straße zu gehen. Sie hatte das früher, ohne Wissen ihres Mannes, getan, um sich etwas für Schmuck zu verdienen; sie hat eine gewisse Erfahrung. Sie unterweist die Tochter. Die geht, geht bis zum Morgen auf und ab, aber kein Mann nimmt sie: zu häßlich. Von alledem hört der Bruder des Mädchens, ein kleiner Junge, der auf dem Bett liegt und so tut, als schliefe er. Dann, 20–30 Jahre später, als in Gesellschaft die Rede auf die Sattheit kommt, die hypnotisierende Kraft der Sattheit, erzählt er davon und gesteht, daß er später rein gar nichts für die Armen getan habe, obgleich er erschüttert gewesen sei von dem, was er damals gehört hatte.

Das Gespräch im Freundeskreis beginnt so:

– Herrschaften, wir waren alle einmal arm und haben uns empört, aber haben wir je etwas getan für die Armen? II/21,3

Bourgeoise Autoren

Es passiert einem manchmal: man geht an einem Bahnhofsbuffet III. Klasse vorbei, sieht einen kalten, vor langer Zeit gebratenen Fisch daliegen und denkt gleichgültig: wer braucht diesen unappetitlichen Fisch? Es steht jedoch außer Zweifel, dieser Fisch wird gebraucht und wird gegessen, und es gibt Menschen, die ihn schmackhaft finden werden. Dasselbe kann man von den Werken B.s sagen. Er ist ein bourgeoiser Schriftsteller, der für genau das Publikum schreibt, das III. Klasse reist. Für dieses Publikum sind Tolstoj und Turgenev zu luxuriös, zu aristokratisch, ein wenig fremd und unverdaulich. Ein Publikum, das mit Genuß Speck mit Meerrettich ißt und Artischocken und Spargel ablehnt. Sehen Sie es von diesem Gesichtspunkt, stellen Sie sich einen langweiligen Hof vor, intellektuelle Damen, die aussehen wie Köchinnen, den Geruch von Kerosinlampen, die Dürftigkeit der Interessen und Geschmäcker – und Sie werden B. und seine Leser verstehen. Er hat kein Kolorit; das kommt teilweise davon, daß das Leben, das er

Bourgeoise Leser

Sienkiewicz hat offenbar Tolstoj nicht gelesen, kennt Nietzsche nicht, über den Hypnotismus redet er wie ein Kleinbürger, aber dafür prangen bei ihm auf jeder Seite die Rubens, Borghese, Correggio, Botticelli – und das nur, um vor dem bourgeoisen Leser mit seiner Bildung einherzustolzieren und dem Materialismus eine lange Nase zu machen. Zweck des Romans: die Bourgeoisie in ihren goldenen Träumen einzulullen. Sei deiner Frau treu, bete mit ihr nach dem Gebetbuch, scharr Geld zusammen, liebe den Sport – und deine Sache ist gemacht, in dieser wie in jener Welt. Die Bourgeoisie hat die sogenannten »positiven« Typen und Romane mit glücklichem Ausgang sehr gern, denn die beruhigen sie in ihrem Glauben, daß man sowohl Kapital zusammenscharren als auch die Unschuld bewahren, ein Tier sein und gleichzeitig glücklich sein könne. 13.4.1895

[redacted]

Christen

Gott ist weise: er hat T. und S. ins Jenseits geholt und auf diese Weise miteinander versöhnt, was uns unversöhnbar erschien. Jetzt verfaulen sie beide, und sind sich beide gleichermaßen gleichgültig. Ich höre, wie man sich über den Tod von T. freut, und mir erscheint diese Freude als große Barbarei. Ich glaube nicht an die Zukunft jener Christen, die Gendarmen hassen und gleichzeitig einen fremden Tod begrüßen und im Tod den Engel des Erlösers sehen. Sie können sich nicht vorstellen, wie widerlich es ist, mitanzusehen, wenn Frauen sich über diesen Tod freuen. 4. 5. 1889

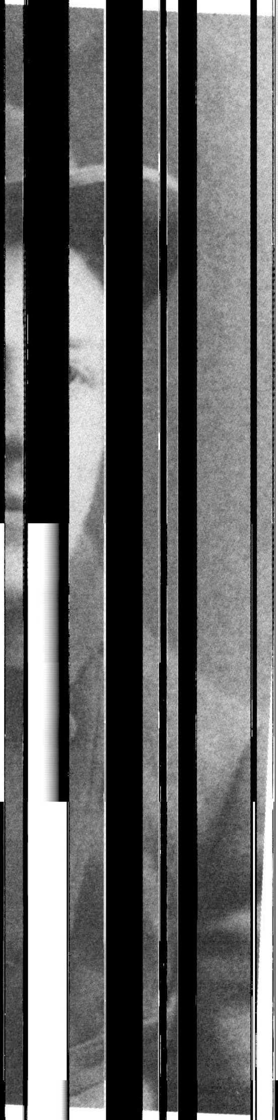

[illegible]ten und Trachten

Paul Bourget

[illegible] Bourgets neuem Roman gefällt [illegible] hätte ihn besser machen können. [illegible]hluß für einen klugen Roman, [illegible]leppe, die man Gaboriau abgeris- [illegible]cknadeln einem klugen Roman [illegible] Rechtspflege, »offizielle Unvor- [illegible]it« der Richter usw. – all das rührt [illegible]. Ein Sixte, der das »Vater unser« [illegible] Evgenij K. in Rührung versetzen, [illegible] Wenn man mutig von Anfang bis [illegible]eit sagen will, dann muß ein so [illegible]nschaftler wie Sixte, nachdem er [illegible] gelesen hat, aufspringen und wie [illegible]d sie bewegt sich doch!«

[illegible]

[illegible]ussischen Leser willkommen wie [illegible]n der Dürre, und das ist verständ- [illegible]eht in dem Roman Helden und [illegible]klüger sind als er, und ein Leben, [illegible]sein eigenes; die russischen Belletristen sind dümmer als der Leser, ihre Helden sind blaß und unbedeutend, das von ihnen abgehandelte Leben ist dürftig und uninteressant. Der russische Schriftsteller lebt in einem Abflußrohr, ernährt sich von Kellerasseln, liebt schamlose Weiber und Waschfrauen, er kennt weder die Geschichte noch Geographie noch Naturwissenschaften noch die Religion seines Heimatlandes, kennt weder Administration noch Strafprozeßordnung ... mit einem Wort, er hat von nichts auch nur den blassesten Schimmer. Im Vergleich zu Bourget ist er ein Schlitzohr und nichts weiter. Es ist verständlich, warum Bourget gefallen muß, aber daraus folgt nicht, daß Sixte recht hätte, wenn er das »Vater unser« liest, oder daß er in diesem Moment glaubwürdig wäre. 15.5.1889

Dostoevskij

Ich habe mir in Ihrer Buchhandlung den Dostoevskij gekauft und lese ihn jetzt. Das ist gut, aber schon ziemlich lang und unbescheiden. Sehr prätentiös. 5.3.1889 [illegible] staune. Ich staune über mich [illegible] Gončarov bis heute für einen [illegible] Schriftsteller gehalten. Sein »Oblo- [illegible] unbedeutende Sache. Ilja Iljič, [illegible] ist jedenfalls nicht so groß, als [illegible] seinetwegen ein ganzes Buch zu [illegible] unser Faulpelz, wie es viele [illegible] von Natur, durchschnittlich, [illegible] Typus der Gesellschaft zu [illegible] viel der Ehre. Ich frage mich: [illegible] kein Faulpelz wäre, was wäre er [illegible] Worte: nichts. Und wenn das so [illegible] weiterschlafen. Die übrigen [illegible] riechen nach Lejkin, sind [illegible] und zur Hälfte erfunden. [illegible] sie die Epoche, noch ver- [illegible] Neues. Štolc flößt mir kein [illegible] Autor sagt, er sei ein feiner [illegible] aber nicht. Er ist eine [illegible] die viel von sich hält und mit [illegible] ist. Er ist zur Hälfte erfunden [illegible] affektiert. Olga ist erfunden [illegible] herbeigezogen. Und das [illegible] ganzen Roman – Kälte, Kälte,

Kälte ... Ich streiche Gončarov von der Liste meiner Halbgötter.

Wie unmittelbar, wie stark ist dafür

Gogol

was ist er für ein Künstler! Allein seine »Kalesche« ist zweihunderttausend Rubel wert. Das ist einfach begeisternd und nichts weiter. Er ist der größte russische Schriftsteller. Mai 1889

Gorkij

»Foma Gordeev« ist monoton geschrieben wie eine Dissertation. Alle handelnden Personen sprechen gleich; auch ihre Art zu denken ist gleich. Alle sprechen nicht einfach, sondern absichtsvoll; alle haben einen Hintergedanken; sie sprechen nicht zu Ende, als wüßten sie etwas; tatsächlich wissen sie nichts, es ist einfach ihre *façon de parler* – zu sprechen und nicht zu Ende zu sprechen.

Stellen gibt es wunderbare im »Foma«. Gorkij wird einmal ein großer Schriftsteller, wenn er nicht müde wird, nicht gleichgültig und nicht faul. 29.2.1900

[illegible] u[illegible] t[illegible]in[illegible]en
Me[illegible]i[illegible]nd
er [illegible]na[illegible]st[illegible]so
kön[illegible]m[illegible]ein[illegible]und
r b[illegible]e[illegible]k[illegible]nz[illegible]e-
we[illegible]z[illegible]oder
m[illegible]ei[illegible]ä[illegible]chen
ige[illegible]w[illegible]er[illegible]und
88[illegible]

vo[illegible]gen
rxi[illegible]9

sis[illegible]M[illegible]s-

Nekrasov

Ich liebe Nekrasov sehr, verehre ihn, schätze ihn hoch, und wenn ich von Fehlern sprechen soll, so verzeihe ich keinem russischen Dichter Fehler so gern wie ihm. Ob er noch lange leben wird, wage ich nicht zu entscheiden, denke aber, er wird, für uns wird es reichen; in jedem Falle, davon, daß er sich schon überlebt habe oder veraltet sei, kann gar keine Rede sein. 27.12.1902

Nietzsche

Einem Philosophen wie Nietzsche würde ich gern einmal irgendwo im Zugabteil oder auf dem Dampfer begegnen und eine ganze Nacht mit ihm reden. Seine Philosophie halte ich übrigens für kurzlebig. Sie ist weniger überzeugend als bravourös. 25.2.1895

Ostrovskij

Wozu hat man Ostrovskijs »Gewitter« dem Gespött der Franzosen preisgegeben? Wer ist auf diese Idee

[redacted]

Sienkiewicz

Ich bewältige gerade die »Familie Polaniecki« von Sienkiewicz. Das ist ein polnischer Osterquarkkuchen mit Safran. Wenn man Paul Bourget und Potapenko zusammentut, ein wenig Warschauer Eau de Cologne darübersprengt und durch zwei teilt, erhält man Sienkiewicz. Die »Polaniecki« sind zweifelsohne von Bourgets »Cosmopolis« beeinflußt, von Rom und der Heirat (Sienkiewicz hat vor kurzem geheiratet); da gibt es Katakomben, einen alten kauzigen Professor, der dem Idealismus nachweint, da gibt es den Heiligen Leo XIII. mit einem Gesicht nicht von dieser Welt, und den Rat, zum Gebetbuch zurückzukehren, da gibt es die Verleumdung eines Dekadenten, der an Morphinismus stirbt, nachdem er gebeichtet und die Kommunion empfangen, d.h. seine Verirrungen im Namen der Kirche bereut hat. Familienglück und Betrachtungen über die Liebe in rauhen Mengen, und die Frau des Helden ist ihrem Manne dermaßen treu und begreift »mit dem Herzen« Gott und das Leben so fein, daß einem am Ende widerlich süß wird und peinlich wie nach einem nassen Kuß. 13.4.1895

schlagen, war schrecklich. Ich liebte kluge Menschen, Nervosität, Höflichkeit, Scharfsinn, daß dagegen Leute an ihren Hühneraugen herumpulten und ihre Fußlappen einen atembenehmenden Geruch verbreiteten, war mir ebenso gleichgültig, wie wenn junge Fräuleins morgens mit Lockenwicklern im Haar herumlaufen. Aber die Tolstojsche Philosophie hat mich stark berührt, hat mich 6–7 Jahre lang beherrscht, und beeindruckt haben mich nicht die Grundthesen, die mir früher schon bekannt waren, sondern Tolstojs Art sich auszudrücken, seine Bedachtsamkeit und, wahrscheinlich, eine besondere Art von Hypnose. Jetzt dagegen protestiert etwas in mir; Überlegung und Gerechtigkeitssinn sagen mir, daß in Elektrizität und Dampfkraft mehr Menschenliebe liegt als in Keuschheit und Ablehnung des Fleischgenusses. Der Krieg ist ein Übel, Gerichtsverhandlungen sind ein Übel, aber daraus folgt nicht, daß ich in Bastschuhen gehen und neben dem Knecht und seiner Frau auf dem Ofen schlafen müßte usw. usw.

Aber darum geht es ja nicht, nicht um das »für und wider«, sondern darum, daß es so oder anders sein mag, nur daß Tolstoj für mich bereits dahin ist, er ist nicht mehr in meinem Herzen,

ähnlich sind (Lizas Mutter, Elenas Mutter), und der Mutter Lavreckijs, der ehemaligen Leibeigenen, und auch den einfachen Weibern, sind alle Frauen und Mädchen Turgenevs unerträglich in ihrer Affektiertheit und, verzeihen Sie, Verlogenheit. Liza, Elena – das sind keine russischen Mädchen, sondern irgendwelche Pythien, die viel orakeln, überquellen vor Prätentionen, die ihnen nicht zustehen. Irina im »Rauch«, die Odincova in »Väter und Söhne«, überhaupt die Salonlöwinnen, die feurigen, appetitlichen, unersättlichen, etwas Suchenden – sie sind alle Quatsch. Wenn man an Tolstojs Anna Karenina denkt, so fahren alle die Turgenevschen Fräuleins mit ihren verführerischen Schultern zur Hölle. 24.2.1893

Zola

Heute bin ich traurig. Zola ist gestorben. Das kam so unerwartet und irgendwie ungelegen. Als Schriftsteller habe ich ihn wenig gemocht, aber dafür als Menschen in den letzten Jahren, als die Affäre Dreyfus Wellen schlug, habe ich ihn hoch geschätzt. 18.9.1902

[illegible]hten

[illegible] gibt es [illegible]n Ruf [illegible]nd
[illegible] Vom [illegible]edizinis[illegible]en
[illegible]e Überf[illegible]e im h[illegible]h-
[illegible]: wenn [illegible]gen irg[illegible]d-
[illegible] verschri[illegible]en wer[illegible]en,
[illegible]zeichen [illegible]für, da[illegible]die
[illegible] die [illegible]edizin [illegible]m
[illegible] kein *ei[illegible]iges* wi[illegible]li-
[illegible]8[illegible]

Ehe

Wir sind doch beide sehr ordentliche Ehegatten, wenn wir einander nicht stören und jeder seiner Arbeit nachgehen kann. 18.3.1903

Ehegatten leben seit 18 Jahren zusammen im Streit. Schließlich gesteht er ihr einen Seitensprung, den er nie begangen hat, und beide trennen sich zu seiner großen Freude und zum großen Ärger der ganzen Stadt. 1/125, 10

Mit der eigenen Frau nach Paris zu fahren, ist dasselbe, wie mit dem eigenen Samovar nach Tula zu fahren. 1/80, 1

Ein[illegible]ngen

[illegible]ie. [illegible] nicht kommen soll- [illegible] ich [illegible] in der Zeitung eine [illegible]che [illegible]lche Schande, daß Sie [illegible] ausw[illegible] Als Gründe für Ihr [illegible] kön[illegible]ten: a) Dysenterie, b) [illegible]plötz[illegible]ankrott, d) Volksauf- [illegible]eltu[illegible] und f) die Ankunft [illegible] P[illegible] Babkino. Andere [illegible] ich [illegible] Hören Sie?

[illegible]werde[illegible]s ausdenken müssen [illegible]nicht [illegible]n! Ich werde Sie mit [illegible]ser [illegible]n und Ihnen mit [illegible]n ein[illegible]indfleisch aus dem [illegible]

[illegible]29. 3[illegible]

[illegible]darüb[illegible] die Gäste endlich [illegible]rau d[illegible]s: Bleiben Sie doch [illegible]

[illegible]/76, [illegible]

Einsamkeit

Man sollte die Nervosität nicht unterstreichen, damit nicht die neuropathologische Natur das Übergewicht bekommt und dasjenige verdeckt, das wichtiger ist, nämlich die Einsamkeit, die nur von hochentwickelten, dabei (in höchster Bedeutung) gesunden Menschen empfunden wird. Spielen Sie einen einsamen Menschen, und zeigen Sie die Nervosität nur insoweit, als sie im Text selbst vorgegeben ist. Behandeln Sie diese Nervosität nicht als eine private Erscheinung; denken Sie daran, daß gegenwärtig beinahe jeder kultivierte Mensch, selbst der gesündeste, nirgends eine solche Gereiztheit erlebt wie zu Hause, in seiner eigenen Familie, denn die Disharmonie zwischen Vergangenheit und Gegenwart spürt man vor allem in der Familie. Es ist eine chronische Gereiztheit, ohne Pathos, ohne krampfhafte Ausbrüche, dieselbe Gereiztheit, die von Gästen gar nicht bemerkt wird und die in ihrer ganzen Schwere vor allem auf den Allernächsten lastet – der Mutter, der Frau – sozusagen eine familiäre, intime Gereiztheit. Hal-

r [illegible] ih[illegible] [illegible]zeigen. S[illegible]e sie
Z[illegible] ü[illegible] [illegible]ben [illegible]i[illegible] nicht,
i[illegible] [illegible]ne[illegible] [illegible] e[illegible] e[illegible] n[illegible]reiz-
O[illegible]be[illegible] [illegible]99)

Erziehung

Ich habe als Kind eine religiöse Bildung erhalten und eine ebensolche Erziehung – mit Kirchengesang, Apostelgeschichte und Psalmen in der Kirche, mit regelmäßigem Besuch der Morgenmesse, mit der Pflicht, am Altar zu helfen und die Glocke zu läuten. Und? Wenn ich jetzt an meine Kindheit zurückdenke, dann erscheint sie mir ziemlich finster; eine Religion habe ich heute nicht. Wissen Sie, wenn ich manchmal mit meinen beiden Brüdern mitten in der Kirche das Trio »Er richte sich auf« oder »Stimme des Erzengels« sang, dann sahen uns alle voller Rührung an und haben meine Eltern beneidet, wir dagegen haben uns gefühlt wie kleine Katorgasträflinge. 9.3.1892

»Kaut, wie es sich gehört«, – sagte der Vater. Und sie kauten gut, gingen täglich zwei Stunden spazieren, wuschen sich kalt, und wurden trotzdem unglückliche, unbegabte Menschen. I/III,4

E[illegible]ges L[illegible]ben

[illegible] ein[illegible] ich[illegible] ei[illegible]er Chemiker hat das [illegible]nst[illegible]lichkeit [illegible]unden – 15 Tropfen [illegible] ma[illegible]ebt ewig. Aber der Chemiker [illegible] Fi[illegible] dem [illegible]xier, aus Angst, daß [illegible] e[illegible]der seine [illegible]u ewig leben könn-[illegible]

Finanzen

Wenn man von Bargeld lebt, kennt man die Ufer des Meeres, das man tagein tagaus zu befahren hat; Kredit führt einen in dieser Beziehung in die Wüste, deren Ende nicht abzusehen ist. 18.8.1893

Fortschritt

Unter dem Banner der Wissenschaften, der Kunst und des unterdrückten Freiheitsdenkens werden bei uns in Rußland solche Kröten und Krokodile herrschen, wie sie nicht einmal Spanien während der Inquisition gekannt hat. Sie werden sehen! Beschränktheit, große Prätentionen, übermäßige Eitelkeit und absolute Absenz von literarischem und sozialem Gewissen werden das Ihre tun. Alle diese G. & Co. werden eine solche Schwüle verbreiten, daß jeder frische Mensch sich vor der Literatur ekeln wird wie weiß der Teufel wovor und jeder Scharlatan und Wolf im Schafspelz lügen, heucheln und »ehrenhaft« sterben wird, wo immer er will ... 27.8.1888

Fragen stellen

In Gesprächen mit Leuten von der schreibenden Zunft bestehe ich immer darauf, daß es nicht Sache des Künstlers sei, allzu spezielle Fragen zu behandeln. Es ist schlimm, wenn ein Künstler etwas aufgreift, wovon er nichts versteht. Für spezielle Fragen haben wir Spezialisten; ihre Sache ist es, zu urteilen über die Gemeinschaft, über das Schicksal des Kapitals, über die Schädlichkeit der Trunksucht, über Stiefel, über Frauenkrankheiten ... Der Künstler soll nur darüber urteilen, wovon er etwas versteht; sein Gesichtskreis ist ebenso beschränkt wie der eines jeden anderen Spezialisten auch, – das wiederhole ich, und darauf werde ich immer bestehen. Daß es in seiner Sphäre keine Fragen gäbe, sondern unentwegt immer nur Antworten, kann nur jemand sagen, der nie geschrieben und nie mit Bildern zu tun gehabt hat. Der Künstler beobachtet, wählt aus, errät, gruppiert – schon allein diese Handlungen setzen von Anfang an eine Frage voraus; wenn man sich nicht von Anfang an eine Frage gestellt hat, so gibt es nichts, was man

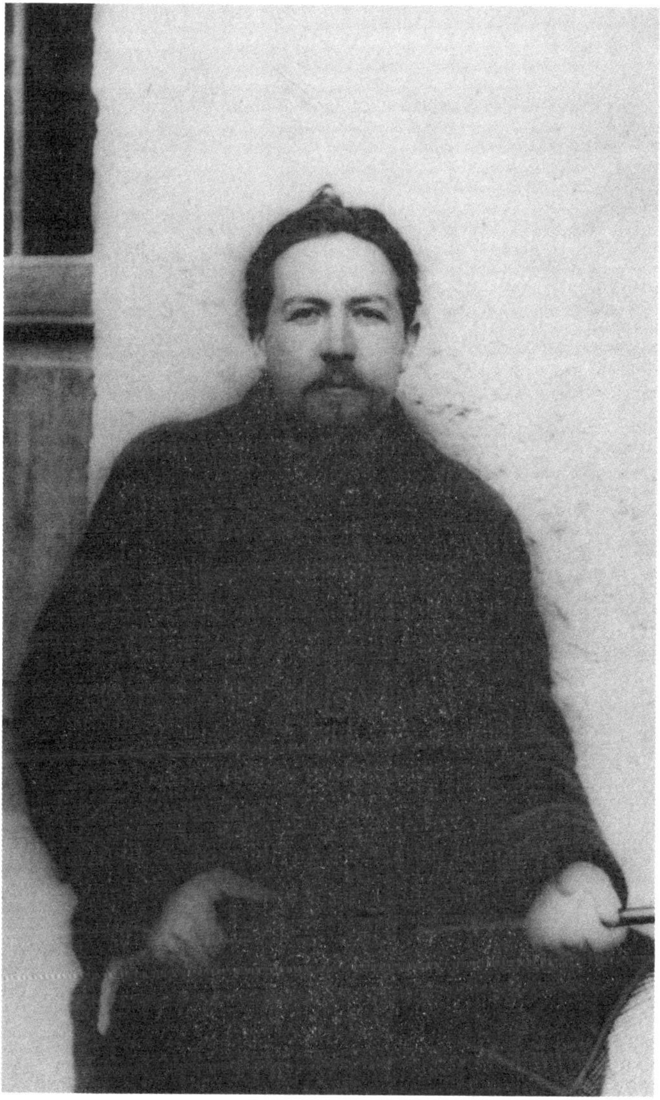

erraten, nichts, was man auswählen könnte. Um kurz zu sein, will ich mit der Psychiatrie enden: wenn man im Schaffen des Künstlers Fragen und Absichten leugnet, so wäre die Folgerung, daß der Künstler absichtslos schaffe, ohne Vorsatz, im Affekt; wenn sich darum irgendein Autor vor mir brüsten würde, er habe eine Novelle ohne zuvor durchdachte Absicht, nur aus der Inspiration geschrieben, so würde ich ihn einen Verrückten nennen.

Wenn Sie vom Künstler ein bewußtes Verhältnis zu seiner Arbeit verlangen, so haben Sie recht, aber Sie verwechseln zwei Begriffe: die *Lösung der Frage* und *die richtige Stellung der Frage*. Nur zum zweiten ist der Künstler verpflichtet. In »Anna Karenina« und im »Onegin« wird keine einzige Frage gelöst, aber beide befriedigen Sie vollkommen, nur weil in ihnen alle Fragen richtig gestellt sind. Das Gericht ist verpflichtet, die Fragen richtig zu stellen, lösen sollen sie die Geschworenen, jeder nach seinem Geschmack. 27. 10. 1888

Freiheit

Merkwürdig, welche Angst die Menschen vor der Freiheit haben. 11.3.1889

Geist

Ein dummer und mittelmäßiger Mensch kann kein guter Gynäkologe sein. Geist, und sei es der eines Seminaristen, strahlt heller als eine Glatze. Sie dagegen haben die Glatze bemerkt, und den Geist über Bord geworfen. Weiter haben Sie bemerkt, daß ein dicker Mensch – brr! – irgendwelches Fett ausscheidet, aber vollkommen übersehen, daß er Professor ist, d. h. daß er einige Jahre nachgedacht und etwas getan hat, das ihn über Millionen von Menschen hinausgehoben hat, über alle Veročkas und Griechinnen von Taganrog, über alle möglichen Diners und Weine. Noah hatte drei Söhne: Sem, Ham und Japhet, glaube ich. Ham bemerkte nur, daß sein Vater ein Trinker war, und übersah dabei völlig, daß Noah genial war, daß er die Arche gebaut und die Welt gerettet hatte. Schreibende sollten Ham nicht nacheifern. 16. 9. 1891

Geld

Der künftige Schwiegervater des Barons, Stahl von Holstein, ist langweilig. Er ist ein Sarg, und Särge sind um so langweiliger, je reicher sie ausgestattet sind. Das ist der tausend und einste Beweis dafür, daß Geld nicht glücklich macht, – eine banale Wahrheit, aber trotzdem eine Wahrheit.

4.6.1892

Geschichten ...

Ein Mensch im Futteral, in Galoschen, den Schirm in einer Hülle, die Uhr in einem Futteral, das Messer in einer Hülle. Als er im Sarg lag, schien er zu lächeln: er hatte sein Ideal gefunden. I/86, 2

Briefwechsel. Ein junger Mann träumt davon, sich der Literatur zu widmen, schreibt darüber ständig seinem Vater, quittiert schließlich den Dienst, fährt nach Petersburg und widmet sich der Literatur – er wird Zensor. I/74, 4

Ein Mord. Eine Leiche in der Schlucht. Der Untersuchungsrichter jung, unerfahren. Kleinstadt. Sucht lange nach dem Mörder und kann ihn nicht finden. Der Nachbar, Ladenbesitzer, kommt und sagt: »Gib mir tausend Rubel, ich finde den Mörder; ich habe viele Bekannte.« Hat die Tausend bekommen: ich bin der Mörder ... Und lacht. Der Untersuchungsrichter kann nicht beweisen, daß er der Mörder ist, und reicht seinen Abschied ein.
II/14, 2

Wenn du doch einmal etwas Komisches erzählen würdest, seit 20 Jahren leben wir zusammen – und reden dauernd über ernste Dinge; ich hasse diese ernsten Dinge. 1/140, 15

Ich würde darstellen, wie der Kopf ihres Mannes, der dauernd vom Tode spricht, allmählich, besonders nachts, immer mehr Ähnlichkeit bekommt mit einem nackten Schädel und wie es damit endet, daß sie, während sie einmal neben ihm liegt, die kalte Berührung eines Skeletts verspürt und darüber den Verstand verliert; ihr Wahnsinn äußert sich in dem Glauben, kein Kind, sondern ein kleines Skelett zur Welt zu bringen, und daß ihr Mann nach Schwefel röche. 19. 2. 1895

N. N. V. ist nicht in der Lage, einem anderen recht zu geben: »Ja, diese Zimmerdecke ist weiß, zugegeben, aber die weiße Farbe besteht, soweit bekannt, aus den sieben Farben des Spektrums, und es ist sehr wohl möglich, daß hier eine dieser Farben dunkler oder heller ist, als nötig wäre, damit Weiß entsteht; ich würde erst überlegen, bevor ich sagte, sie wäre weiß.« 1/139, 14

Die Pflegetochter der Gräfin N. ist Haushälterin geworden, sie ist sehr schüchtern und kann nur »j-jawohl« und »n-nein« sagen, ihr zittern ständig die Hände. Eines Tages hielt der Zemstvovorsitzende, ein Witwer, um sie an, sie heiratete ihn; dasselbe »j-jawohl« und »n-nein«, sie hatte vor ihrem Mann große Angst und liebte ihn nicht; eines Tages hustete er laut, sie erschrak und starb. I/140, 11

N. liebt seit langem Z., die X. geheiratet hat; 1–2 Jahre nach der Hochzeit kommt Z. zu N. gelaufen, weint, will sich aussprechen; N. erwartet nach alledem Klagen über ihren Mann; aber wie sich herausstellt, ist Z. gekommen, um sich über ihre Liebe zu K. auszusprechen. I/132, 7

N., Wirklicher Staatsrat i. R., lebt auf dem Lande, er ist 66 Jahre alt. Ist gebildet, liberal, liest, disputiert gern. Von Gästen hört er, der neue Untersuchungsrichter Z. trage am einen Fuß einen Pantoffel, am anderen einen Stiefel und habe ein illegitimes Verhältnis mit irgendeiner Person. N. denkt dauernd an Z., spricht dauernd von ihm, wie er mit einem Pantoffel herumlaufe und mit einer fremden Frau lebe; er spricht dauernd davon, geht schließlich sogar zu seiner Frau, um mit ihr zu schlafen (er schläft schon seit 8 Jahren nicht mehr mit ihr), regt sich auf und spricht dauernd von Z. Schließlich trifft ihn der Schlag, er ist einseitig gelähmt – von all der Aufregung. Der Arzt. Gespräch mit ihm über Z. Der Arzt sagt, er kenne Z., Z. trage mittlerweile zwei Stiefel (sein Bein ist wieder gesund) und habe seine Dame geheiratet.

1/138,9

Eine Dame von 35 Jahren, Spießerin mittleren Zuschnitts. Und als er sie verführt hatte und schon in seinen Armen hielt, dachte sie daran, wieviel er ihr im Monat geben würde und wie teuer derzeit das Rindfleisch sei. 1/82,4

N. erfährt, daß seine Frau ihn betrogen hat. Ist empört, gekränkt, zögert jedoch, schweigt. Schweigt, und es endet damit, daß er sich von dem Liebhaber Geld leiht und sich weiterhin für einen ehrbaren Menschen hält. 1/126,2

Die Lehrerin N. hört, als sie abends nach Hause geht, von einer Bekannten, X. habe sich in sie verliebt, wolle ihr einen Antrag machen. N. ist häßlich, hat nie zuvor ans Heiraten gedacht, kommt zitternd vor Angst nach Hause, kann nicht schlafen, weint, gegen Morgen verliebt sie sich in X.; und mittags erfährt sie, daß es nur eine Vermutung war, daß X. nicht sie heiraten werde, sondern Y. 1/121, 1

Ein Theaterdirektor und Regisseur liest, im Bett liegend, ein neues Stück. Hat 3–4 Seiten gelesen und warf es voller Ärger zu Boden, löschte die Kerze, deckte sich zu; eine Weile später, nach einigem Überlegen, griff er wieder zu dem Stück, begann zu lesen, und wütend über das unbegabte lange Werk warf er es wieder zu Boden, löschte die Kerze. Eine Weile später begab er sich erneut an das Stück usw.

Dann inszenierte er es, es fiel durch. 1/117, 1

Z. geht zum Arzt, der horcht ihn ab, findet einen Herzfehler. Z. ändert augenblicklich seine Lebensweise, nimmt Strophantin, spricht nur noch über seine Krankheit – und die ganze Stadt weiß, daß er einen Herzfehler hat; die Ärzte, die er dauernd aufsucht, stellen bei ihm einen Herzfehler fest. Er heiratet nicht, beteiligt sich nicht an Liebhaberaufführungen, trinkt nicht, geht langsam, fast ohne zu atmen. 11 Jahre später fährt er nach Moskau, sucht einen Professor auf. Der stellt ein vollkommen gesundes Herz fest. Z. ist froh, aber zum normalen Leben zurückkehren kann er nicht mehr, denn er ist gewöhnt, mit den Hühnern schlafen zu gehen und langsam zu gehen, nicht mehr von seiner Krankheit sprechen zu können ist ihm langweilig. Er hat nur noch einen Haß auf die Ärzte und nichts weiter. 1/93, 1

Das Dienstmädchen wirft, beim Bettenmachen, die Pantoffeln jedesmal unters Bett bis hinten an die Wand. Der Hausherr, sehr dick, fährt schließlich aus der Haut und will das Mädchen davonjagen. Wie sich herausstellt, hatte der Arzt ihr aufgetragen, die Pantoffeln so weit wie möglich dorthin zu werfen, um den Dicken zu kurieren.
1/91, 3

Rezensent N. lebt mit der Schauspielerin X. Benefizvorstellung. Das Stück erbärmlich, das Spiel unbegabt, aber N. muß loben. Er schreibt kurz: »Stück und Benefiziantin hatten großen Erfolg. Einzelheiten morgen.« Hat die letzten beiden Worte geschrieben und atmet erleichtert auf. Am folgenden Tag kommt er zu X., die öffnet die Tür, läßt sich küssen und umarmen und sagt dann mit giftiger Miene: »Einzelheiten morgen.« 1/93, 3

Liebe? Verliebt? Nie, ich bin Kollegienassessor. I/134, 14

Forstbeamter mit Schulterstücken, der noch nie einen Wald gesehen hatte. III/74, 2

Ein junger Mann hatte eine Million Mark beisammen, legte sich darauf und erschoß sich. I/86, 3

Glauben

Ich möchte Ihnen viel, viel schreiben, aber ich halte mich besser zurück, um so mehr, als Briefe heutzutage vor allem von Leuten gelesen werden, an die sie nicht adressiert sind. Ich will nur sagen, daß an den Fragen, die Sie interessieren, wichtig nicht die vergessenen Worte, nicht der Idealismus sind, sondern das Bewußtsein der eigenen Reinheit, d. h. die absolute Freiheit Ihres Herzens von allen vergessenen und nichtvergessenen Worten, Idealismen und allen sonstigen unverständlichen Worten. Man muß an Gott glauben, und wenn man den Glauben nicht hat, dann soll man an seine Stelle keinen Sensationsrummel setzen, sondern suchen, suchen, einsam suchen, allein mit sich und seinem Gewissen ... 17. 12. 1901

Groß und klein

S. schreibt eine Tragödie aus dem Leben des Sokrates. Diese halsstarrigen Bauern greifen immer nach dem Großen, weil sie das Kleine nicht fertigbringen, und haben unheimliche Prätentionen, weil sie keinen literarischen Geschmack besitzen. Über Sokrates ist leichter zu schreiben als über ein Adelsfräulein oder eine Köchin. Davon ausgehend halte ich das Schreiben von Einaktern nicht für Leichtsinn. Und Sie ja auch nicht, obwohl Sie den Anschein erwecken, als sei das alles Leichtsinn und Lappalie. Wenn ein Vaudeville eine Lappalie ist, dann ist es eine fünfaktige Tragödie von B. auch. 2.1.1894

Heiraten

Ich will nicht heiraten, und ich wüßte auch nicht, wen. Ach, zum Kuckuck mit ihnen. Es wäre mir langweilig, mich mit einer Ehefrau herumzuplagen. Aber mich wieder einmal zu verlieben würde nichts schaden. Es ist langweilig ohne eine starke Liebe. 18. 10. 1892

Nach wie vor verfolgt mich das Ohrensausen, und nach wie vor schenkt mir nie jemand Kopfkissen oder Berlocken oder Krawatten. Wahrscheinlich bin ich auch nur deshalb noch nicht verheiratet, weil Ehefrauen die Angewohnheit haben, ihren Männern Pantoffeln zu schenken. Aber ich habe nichts gegen das Heiraten, und sei es eine pockennarbige Witwe. Es wird langsam langweilig.
25. 2. 1895

Bitte sehr, ich werde heiraten, wenn Sie das wollen. Aber meine Bedingungen: es muß alles so bleiben, wie es vorher war, das heißt, sie muß in Moskau wohnen, und ich auf dem Lande, und ich werde zu ihr fahren. Das Glück, das Tag für Tag andauert, vom Morgen bis zum Morgen – ich ertrage es nicht. Wenn man mir jeden Tag ein und dasselbe sagt, im immer gleichen Ton, werde ich rasend. Das werde ich zum Beispiel in Gesellschaft von S., denn er hat viel Ähnlichkeit mit einer Frau (einer »klugen und teilnahmsvollen«), und in seiner Gegenwart kommt mir immer der Gedanke, meine Frau könnte Ähnlichkeit haben mit ihm. Ich verspreche, ein hervorragender Ehemann zu sein, aber geben Sie mir eine Frau, die, wie der Mond, nicht jeden Tag an meinem Himmel erscheint: aber besser schreiben werde ich davon, daß ich heirate, nicht. 23.3.1895

Ich sollte baden und heiraten. Ich habe Angst vor einer Ehefrau und dem Familienleben, die mich einengen und in meiner Vorstellung nicht zusammenpassen mit meiner Unordentlichkeit, aber es wäre trotzdem besser, als weiter auf dem Meer des Lebens dahinzuschaukeln und sich im lecken Kahn der Ungebundenheit dem Sturm auszusetzen. Und ich mag es auch nicht mehr, Geliebte zu haben, und werde ihnen gegenüber allmählich impotent. 10.11.1895

Heiraten ist nur interessant, wenn man es aus Liebe tut; ein Mädchen nur deshalb zu heiraten, weil es sympathisch ist, wäre dasselbe, wie wenn man sich auf dem Markt eine überflüssige Sache kauft, nur weil sie schön ist. Die wichtigste Schraube im Familienleben ist – die Liebe, die sexuelle Neigung, die Einheit des Fleisches, alles andere ist unzuverlässig und langweilig, so klug wir uns das auch immer ausrechnen mögen. Es geht also nicht um ein sympathisches Mädchen, sondern um ein geliebtes; es hängt, wie du siehst, nur an einer Kleinigkeit. 26. 10. 1898

Wenn Sie die Einsamkeit fürchten, heiraten Sie nicht! I/121, 8

Hungersnot und Moral

Gegenwärtig von Faulheit, Trunksucht usw. zu sprechen ist ebenso merkwürdig, wie einem Menschen Vernunft beibringen zu wollen, der sich gerade übergibt oder Typhus hat. Sattheit enthält, wie jede andere Kraft, immer auch ein bestimmtes Maß an Frechheit, und dies äußert sich vor allem darin, daß der Satte dem Hungrigen Lehren erteilt. Wenn einem bei einem ernsten Leiden schon Trost widerwärtig erscheint, wie muß dann erst Moral wirken, wie dumm, wie kränkend muß diese Moral erscheinen. Nach Meinung der Satten ist jeder, der 15 Rubel im Rückstand ist, schon ein Leichtfuß, der auch nicht trinken darf, dabei sollte man mal zusammenrechnen, was für Rückstände die Staaten, die Premierminister haben, was für Schulden all die Adelsmarschälle und Bischöfe haben, alle zusammengenommen. Was für Schulden die Garde hat! Das wissen nur die Schneider.

19. 10. 1891

Intellektuelle

Die träge, apathische, faul vor sich hin philosophierende, kalte Intelligenz, die nicht einmal fähig ist, ein anständiges Muster für Banknoten zu entwerfen, die unpatriotisch, deprimiert und farblos ist, die von einem Glas betrunken wird und Fünfzigkopeken-Bordelle besucht, die herumnörgelt und gern *alles* ablehnt, was ein träges Hirn leichter ablehnen als bestätigen kann; die nicht heiratet und es ablehnt, Kinder aufzuziehen usw. Träges Herz, träge Muskeln, Mangel an Bewegung, Unbeständigkeit des Denkens – und all das nur, weil das Leben keinen Sinn habe, Frauen Leukorrhöe haben und das Geld etwas Böses sei. Wo Degeneration und Apathie herrschen, da herrschen auch sexuelle Perversion, Unzucht, Abtreibungen, frühes Altern, nörglerische Jugend, da herrschen Niedergang der Kunst, Gleichgültigkeit gegenüber der Wissenschaft; da herrscht *Ungerechtigkeit* in jeder Form. Eine Gesellschaft, die nicht an Gott glaubt, aber Angst hat vor bösen Vorzeichen und dem Teufel, die *alle* Ärzte ablehnt und die gleichzeitig Trauer um B. heuchelt und sich kniefällig verneigt vor Z., darf nicht einmal im Traum daran denken zu sagen, sie wisse, was Gerechtigkeit sei. 27. 12. 1889

Intelligenz und Herrschaft

Verlasset euch nicht auf Fürsten, sie sind Menschen ... Und ich erinnere an einen weiteren Ausdruck, der die Menschensöhne betrifft: Söhne des Zeitalters. Nicht der Gouverneur, sondern die gesamte Intelligenz ist schuld, die gesamte, mein Herr. Solange es noch Studenten und Kursschülerinnen sind, ist es ein ehrliches, gutes Volk, ist es unsere Hoffnung, ist es die Zukunft Rußlands, aber es reicht, daß die Studenten und Kursschülerinnen selbständig ihren Weg gehen, erwachsen werden, und unsere Hoffnung und Rußlands Zukunft verwandelt sich in Rauch, und im Filter zurück bleiben Ärzte, Sommerhausbesitzer, hungernde Beamte, stehlende Ingenieure. Erinnern Sie sich, Katkov, Pobedonoscev, Vyšnegradskij – das sind Zöglinge der Universitäten, sind unsere Professoren, durchaus keine Bourbonen, sondern Professoren, Leuchten der Wissenschaft ... Ich glaube nicht an unsere Intelligenz, die heuchlerisch, verlogen, hysterisch, ungebildet und faul ist, ich glaube nicht an sie, selbst wenn sie leidet und sich beklagt,

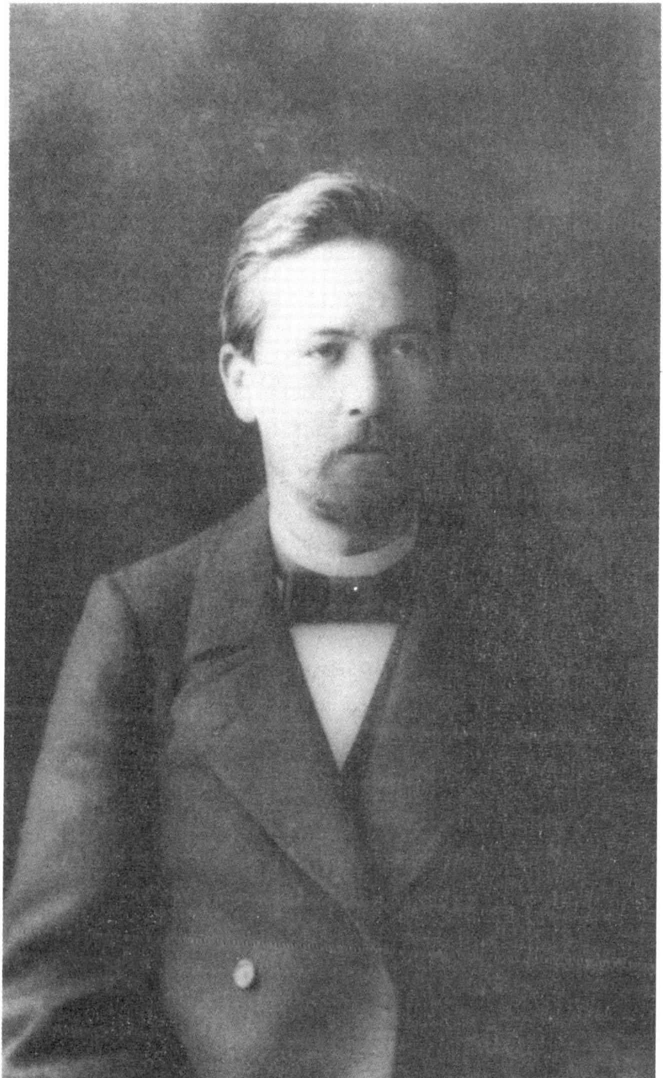

denn ihre Unterdrücker kommen aus ihren eigenen Reihen. Ich glaube an den einzelnen Menschen, ich sehe die Rettung in Einzelpersönlichkeiten, die hier und da über ganz Rußland verstreut sind – gleichgültig, ob Intellektuelle oder Bauern, – in ihnen liegt die Kraft, auch wenn ihrer nur wenige sind.

Der Prophet gilt nichts in seinem Vaterlande; und die Einzelpersönlichkeiten, von denen ich spreche, spielen in der Gesellschaft eine fast unbemerkte Rolle, sie dominieren nicht, aber ihre Arbeit ist sichtbar; wie dem auch sei, die Wissenschaft macht immer größere Fortschritte, das gesellschaftliche Selbstbewußtsein wächst, moralische Fragen gewinnen zunehmend beunruhigenden Charakter usw. usf. – und all das geschieht ohne Zutun der Staatsanwälte, Ingenieure, Gouverneure, ohne Zutun der Intelligenz en masse und trotz allem. 22. 2. 1899

Keuschheit

Der keusche Murin ist farblos, und auch der Leser wird ihm nicht glauben, denn er hat ja noch nichts erlebt und hat keinerlei Vorstellung von der Sünde, also auch nicht vom Leiden. Es ist leicht für jemanden, von Keuschheit zu reden, der noch nie mit einer Frau geschlafen hat! Ein Quartalssäufer, der über den Segen der Nüchternheit spricht, verdient mehr Vertrauen als ein anständiger junger Mann, der sein Leben lang nichts anderes getrunken hat als Milch und Limonade. Die Moralisten, die alles nur aus der Theorie kennen, reizen mich und mein sündiges Wesen dermaßen, daß ich, wenn ich Ihre Novelle schriebe, Murin sich unbedingt an einem Stubenmädchen vergehen lassen würde. 6. 7. 1892

Kinder

Kinder sind heilig und rein. Selbst bei Räubern und Krokodilen besitzen sie den Rang von Engeln. Wir selbst können in jede beliebige Grube kriechen, aber sie müssen wir mit einer Atmosphäre umgeben, die ihrem Rang gebührt. Man darf in ihrer Gegenwart nicht ungestraft unzüchtige Reden führen, die Dienstboten beleidigen oder voll Bosheit zu Natalja Aleksandrovna sagen: »Scher dich fort zu allen Teufeln! Ich halte dich nicht zurück!« Man darf sie nicht zum Spielzeug seiner Laune machen: sie mal zärtlich abküssen, mal vor Wut mit Füßen treten. Besser gar nicht lieben, als mit der Liebe eines Despoten lieben. Der Haß ist bei weitem ehrlicher als die Liebe Nasereddins, der seine heißgeliebten Perser mal zu Satrapen befördert, mal auf Pfähle spießt. 2. 1. 1889

Kinderliteratur

Die sogenannte Kinderliteratur mag ich nicht und erkenne ich nicht an. Kindern soll man das geben, was sich auch für Erwachsene eignet. Andersen, die Fregatte Pallas, Gogol werden von Kindern gern gelesen, wie auch von Erwachsenen. Man sollte nicht für Kinder schreiben, sondern es fertigbringen, auszuwählen aus dem, was bereits für die Erwachsenen geschrieben ist, d.h. aus echten künstlerischen Werken; es fertigbringen, die Arznei auszuwählen und zu dosieren – das ist zweckmäßiger und direkter, als sich für einen Patienten irgendeine besondere Arznei auszudenken, nur weil er ein Kind ist. 21.1.1900

Kleinbürger

Das Verdienst Gorkijs besteht ja nicht darin, daß er gefällt, sondern darin, daß er als erster in Rußland und überhaupt auf der Welt mit Verachtung und Ekel vom Kleinbürgertum gesprochen hat, und das genau zu dem Zeitpunkt, in dem die Gesellschaft vorbereitet war für diesen Protest. Sowohl vom christlichen als auch vom ökonomischen, von jedem beliebigen Standpunkt aus ist das Kleinbürgertum ein großes Übel, es hat, wie ein Wehr in einem Fluß, immer nur dem Stillstand gedient, und da kommen auf einmal die Bosjaki, sie sind zwar nicht gerade elegant, sie sind zwar betrunken, aber dennoch sind sie ein zuverlässiges Mittel, zumindest haben sie sich als solches erwiesen, und das Wehr hat, wenn es auch nicht gebrochen ist, so doch ein mächtiges und gefährliches Leck bekommen. 26.2.1903

Kollegen

In jeder Gesellschaft, sei es eine Nationalität, Sekte, ein Stand oder einfach ein Kreis von Menschen, die durch den gemeinsamen Beruf verbunden sind, besteht unbedingt eine Ethik der Beziehungen, die, unter anderem, verbietet, daß man sich über seine Kollegen in Gegenwart Fremder schlecht äußert, es sei denn, man habe dafür einen hinreichend schwerwiegenden Anlaß wie Kriminalität oder lasterhaftes Betragen – einen Anlaß, den die Praxis ergibt. M. hat sich ohne hinreichenden Anlaß über seine Kollegen pauschal in Gegenwart von Fremden schlecht geäußert, und das bedeutet vom Gesichtspunkt jener Ethik – er hat »unkollegial gehandelt«. Bei sich zu Hause, d.h. in einer Zeitschrift oder einer literarischen Gesellschaft, kann jeder schimpfen und sich in die Brust werfen, solange er will, aber auf der Straße sollte er über der Straße stehen und sich nicht beklagen bei den Fräuleins, Polizisten, Studenten, Kaufleuten und allen übrigen Personen, die die Straße bevölkern.

17. 12. 1892

Krankheit und Gesellschaft

In den Städtischen Krankenhäusern in Moskau werden in der Hauptsache arme Leute behandelt, die, entlassen, erneut krankwerden und zugrundegehen, weil sie keine Kleider haben, die so wenig Löcher hätten, als daß man damit in Kälte und Nässe leben könnte. Die durch Krankheit geschwächten und aus den Krankenhäusern entlassenen Kinder gehen aus demselben Grunde drauf. Darum: dringend notwendig sind Wohltätigkeitseinrichtungen bei den Krankenhäusern – Gesellschaften, Kinderkrippen usw. usf.

Wohltätigkeitsgesellschaften gibt es, aber sie hängen am seidenen Faden, weil jede sich nur von Almosen ernährt, die man bei 2–3 Personen zusammenbettelt; solange diese Personen am Leben sind, ist es auch die Gesellschaft. Sterben sie oder werden auf einmal launisch, ist es mit der Gesellschaft zu Ende. Darum: dringend notwendig ist es, daß die verehrten Moskauer die Existenz dieser Gesellschaften sicherstellen durch beständige und obligatorische Anteilnahme aller und jedes Einzelnen. Ein reicher Moskauer gibt Hunderte und Tausende dafür aus, um möglichst viele seiner geringeren Brüder zu Prostituierten, Sklaven, Syphilitikern und Alkoholikern zu machen – soll er wenigstens ein paar Kopeken hergeben für die Heilung und Linderung der zeitweilig unerträglichen Leiden dieser von ihm ausgeplünderten und demoralisierten Brüder. 23. 1. 1897

Krankheit

Um Fragen zu lösen wie Degeneration, Psychosen usw., muß man deren wissenschaftliche Seite kennen. Die Bedeutung der Krankheit (nennen wir sie diskreterweise mit dem lateinischen Buchstaben S) wird von Ihnen überschätzt. Erstens ist S heilbar, zweitens stellen Ärzte, wenn sie bei einem Patienten irgendeine schwere Erkrankung feststellen, zum Beispiel Rückenmarksdarre (tabes) oder Leberzirrhose, und diese Erkrankung von S herrührt, eine verhältnismäßig günstige Prognose, weil S heilbar ist. An der Degeneration, der allgemeinen Nervosität, Schwächlichkeit usw. ist nicht allein S schuld, sondern die Gesamtheit vieler Faktoren: Vodka, Tabak, die Gefräßigkeit der intellektuellen Klasse, die abscheuliche Bildung, der Mangel an physischer Arbeit, die Bedingungen des Stadtlebens usw. usw. Und außer S existieren noch andere, nicht weniger ernste Krankheiten. Zum Beispiel die Tuberkulose. Außerdem bin ich der Meinung, es sei nicht Sache des Künstlers, die Menschen dafür zu geißeln, daß sie krank sind. Bin ich etwa daran schuld, daß ich Migräne habe? Ist Sidor etwa daran schuld, daß er S hat und für diese Krankheit mehr disponiert ist als Taras? Ist Akulka etwa daran schuld, daß ihre Knochen an Tuberkulose leiden? Niemand ist daran schuld, und selbst wenn es Schuldige gäbe, so ginge das die Sanitätspolizei an, nicht die Künstler.

Die Ärzte in Ihrer Erzählung verhalten sich ganz miserabel. Sie lassen sie die ärztliche Schweigepflicht vergessen; nicht genug damit, sie schicken einen Schwerkranken, einen Paralytiker, in die Stadt! Wird es nicht schon im Tarantas auf dem Weg in die Stadt zu Tode gerüttelt, das unglückliche Opfer der geheimnisvollen S? Und die Damen in Ihrer Erzählung verhalten sich zu der S wie zu einem Schreckgespenst. Das ist überflüssig. S ist kein Laster, kein Produkt des bösen Willens, sondern eine Krankheit, und auch die S-Kranken bedürfen der warmen, herzlichen Pflege. Es ist nicht schön, wenn die Ehefrau vor ihrem kranken Mann davonläuft, unter Berufung darauf, daß die Krankheit ansteckend sei oder unmoralisch. Übrigens, sie kann sich der S gegenüber verhalten, wie sie will, aber der Autor muß human sein bis in die Fingerspitzen. 28.2.1895

Kritik

Wenn die Kritik, auf deren Autorität Sie sich berufen, das weiß, was wir beide nicht wissen, warum schweigt sie dann bis heute, weshalb entdeckt sie uns dann nicht die Wahrheit und die unabänderlichen Gesetze? Wenn sie sie wüßte, glauben Sie mir, dann hätte sie uns längst den rechten Weg gewiesen, dann säße F. nicht im Irrenhaus, G. wäre noch am Leben, B. litte nicht an Depressionen, und wir würden uns nicht so stumpfsinnig langweilen, wie wir es jetzt tun, und Sie würde es nicht zum Theater und mich nicht nach Sachalin ziehen. Die Kritik aber schweigt beharrlich oder spult müßiges, erbärmliches Geschwätz ab. Wenn sie Ihnen einflußreich erscheint, dann nur, weil sie dumm ist, unbescheiden, dreist und schreierisch, weil sie das hohle Faß ist, das man hört, ob man will oder nicht. 17. 3. 1890

Man sagt, die Kritik habe bei uns nichts zu tun, alle modernen Werke seien bedeutungslos und schlecht. Das ist eine beschränkte Perspektive. Das

Leben läßt sich nicht nur an den Pluspunkten, sondern auch an den Minuspunkten studieren. Allein die Überzeugung, daß die achtziger Jahre keinen einzigen Schriftsteller hervorgebracht hätten, kann Material für fünf Bände liefern.

23.12.1888

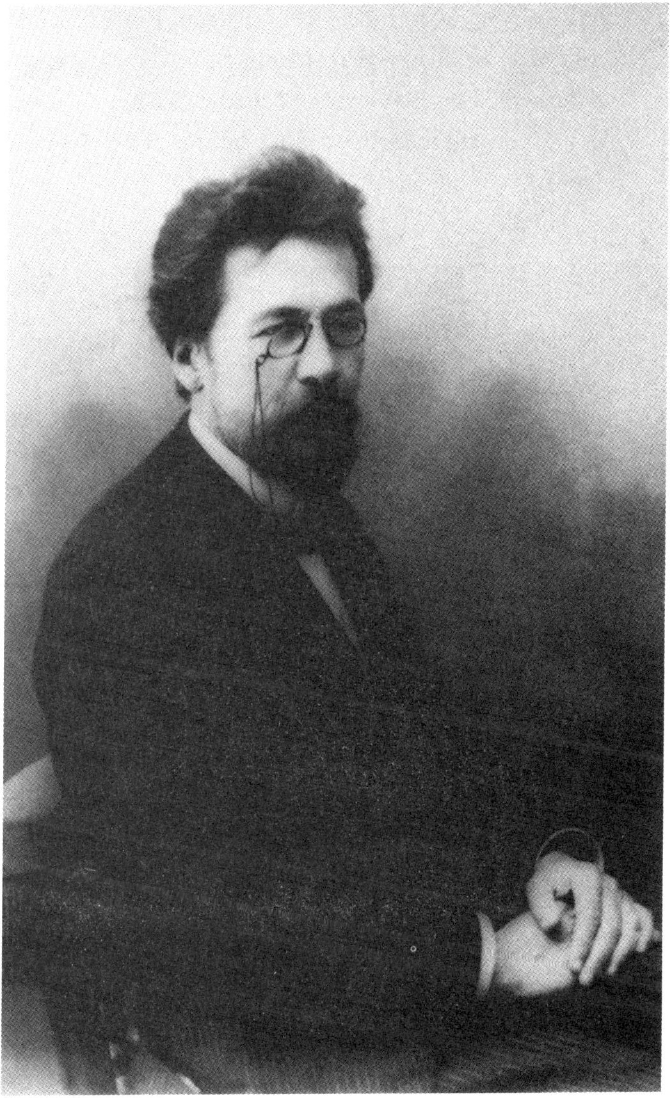

Kultur

In meiner Scheune ist es kalt. Ich wünschte mir jetzt Teppiche, einen Kamin, Bronzestatuen und gelehrte Gespräche. O weh, aus mir wird nie ein Tolstojaner! An den Frauen liebe ich vor allem die Schönheit, und an der Menschheitsgeschichte – die Kultur, die sich äußert in Teppichen, gefederten Equipagen und Schärfe des Denkens. Ach, wäre ich doch bald ein kleines altes Männchen mit einem großen Schreibtisch! 30. 8. 1891

Anmerkungen zu Kunst und Literatur

Arme vielgeprüfte Kunst! 1/96, 1

G. ist der Meinung, Klugheit könne das Talent in den Hintergrund drängen. Byron war klug wie hundert Teufel, und sein Talent blieb heil und unversehrt. Wenn man mir erzählt, X. habe Unsinn geredet, weil seine Klugheit sein Talent in den Hintergrund gedrängt habe, dann sage ich darauf: X. hat weder Klugheit noch Talent. 25.11.1892

Ein hübsches Kind weint häßlich, so erkennt man manchmal hinter schlechten Gedichten den guten Autor und Menschen. 1/131, 5

Sein Leben lang schrieb er über Kapitalismus, über Millionen, aber Geld hatte er nie. 1/132, 7

Eine 40jährige, unbegabte Schauspielerin, häßlich, aß zu Mittag ein Rebhuhn, und mir tat das Rebhuhn leid, ich dachte, dieses Rebhuhn hatte zu Lebzeiten mehr Talent und Geist als diese Schauspielerin. 1/120, 8

Sie sind Schauspielerin, und das ist dasselbe wie ein guter Seemann: auf welchem Dampfer er auch fahren mag, auf einem staatlichen oder privaten, er bleibt überall – unter allen Umständen – ein guter Seemann. 27.1.1903

Bedingungen des Kunstwerks: 1) Abwesenheit langgezogener Wortergüsse politisch-sozial-ökonomischen Charakters; 2) absolute Objektivität; 3) Wahrhaftigkeit in der Beschreibung der handelnden Personen und Gegenstände; 4) äußerste Kürze; 5) Kühnheit und Originalität; meide das Klischee; 6) Herzlichkeit. 10.5.1886

Wenn sich jemand in eine Sache hineindrängt, die ihm fremd ist, zum Beispiel in die Kunst, so wird er unweigerlich Beamter. Wie viele Beamte im Umkreis von Wissenschaft, Theater und Malerei! Wem das Leben fremd ist, wer dazu unfähig ist, dem bleibt nichts anderes, als Beamter zu werden. 1/70,2

Nebenbei bemerkt, Volkstheater, Volksliteratur – das ist alles dummes Zeug, das sind nur Karamelbonbons für das Volk. Man muß nicht Gogol zum Volk herabbringen, sondern das Volk zu Gogol emporheben. 2.11.1903

Lieber von Dummköpfen umgebracht als von ihnen gelobt werden. 1/120,15

Wenn der Böse in der Hl. Schrift der Vater der Lüge genannt wird, so ist unser Herr Redaktör zumindest ihr Onkel. 3.2.1886

»Die untergehende Sonne, die sich in den Wellen des dunkelnden Meeres badete, verströmte purpurnes Gold« usw. »Die Schwalben, die über die Oberfläche dahinflogen, zwitscherten fröhlich« – solche Gemeinplätze muß man bleibenlassen. 10.5.1886

Im Verlagsgeschäft erkenne ich keinerlei Konstitution an; an der Spitze einer Zeitschrift muß eine Person stehen, ein Herr im Haus, mit einem fest umrissenen Willen. 26.2.1903

Ohne Leidenschaft arbeiten, für leidenschaftslose Leser, wissen, daß von deinem Schreiben weder dein noch das Leben deiner sechs Kinder besser wird, – da wird man eben schlaff und welk. 26.4.1892

Von den Mängeln eines Talents zu sprechen ist dasselbe, wie von den Mängeln eines großen Baumes zu sprechen, der im Garten wächst; da geht es doch nicht in erster Linie um den Baum an sich, sondern um den Geschmack derer, die den Baum betrachten. 3.12.1898

Ich habe mit dem Theater so wenig, so wenig Glück, daß, wenn ich eine Schauspielerin heiraten würde, wir sicherlich einen Orang-Utang bekommen würden oder ein Stachelschwein.
26.12.1898

Am besten meidet man die Beschreibung des Seelenzustandes der Helden; man muß sich bemühen, daß er aus den Handlungen der Helden verständlich wird. 10.5.1896

Meinung des Professors: nicht Shakespeare ist die Hauptsache, sondern die Anmerkungen dazu.
1/80,7

In seinen Aufzeichnungen nennt N. seine Mutter eine außergewöhnlich kluge und gute Frau. Ich habe seine Mutter gekannt: dick, dumm, überheblich ... 1/126,11

Fliegen reinigen die Luft, Theaterstücke die Sitten. 11.4.1889

Ja, der Eiffelturm ist sehr, sehr hoch ... 21.4.1891

Man kann kein Gewehr auf die Bühne stellen, wenn niemand die Absicht hat, einen Schuß daraus abzugeben. 1.11.1889

Sie arbeiten nicht an Ihrem Satz; er muß gemacht werden – darin besteht die Kunst. 3.11.1897

In der Literatur ist es still, alles Geistige ist langweilig und wird auf alte Weise wiedergekäut. Dafür gibt es in der Eremitage sehr guten körnigen Kaviar, und nicht übel ist es auch im Aquarium bei Omon. 6.7.1898

Nichts ist leichter, als eine unsympathische Zemstvoverwaltung darzustellen, der Leser liebt das, aber das ist der unangenehmste, unbegabteste Leser. 3.1.1899

Werden Sie entweder ein Ostrovskij, oder lassen Sie die Finger vom Theater. 18.2.1889

Gänsefüßchen benützen zweierlei Arten von Schriftstellern: die ängstlichen und die ohne Talent. Erstere erschrecken vor der eigenen Courage und Originalität, die zweiten, die irgendein Wort in Gänsefüßchen setzen, wollen damit sagen: sieh mal, Leser, was für ein originelles, kühnes und neues Wort ich gefunden habe! 20. 10. 1888

Kürze ist die Schwester des Talents. 11. 4. 1889

Freidenkerei ist notwendig, aber nur der ist ein Freidenker, der keine Angst davor hat, Dummheiten zu schreiben. 11. 4. 1889

Leider habe ich viele Bekannte. Ich bin selten allein. Ich muß mir allen möglichen klugen Quatsch anhören und lange Antworten geben. Die Studenten kommen und bringen mir ihre gewichtigen Manuskripte. Ich habe die Gedichte satt. Alles prätentiös, klug, edelmütig und unbegabt. 18. 7. 1889

»Talent und Frische wiegen alles auf.« Talent und Frische können vieles verderben – das stimmt eher. 7. 1. 1889

Dem Terminus »Tendenz« liegt eben jenes Unvermögen der Menschen zugrunde, sich über die Einzelheiten zu erheben. 18. 10. 1888

Lieber etwas nicht zuende sagen als es verschmieren. 30. 12. 1888

Der Künstler soll nicht Richter seiner Personen und ihrer Gespräche sein, sondern nur ein leidenschaftsloser Zeuge. 30. 5. 1888

Es schadet nichts, manchmal die Wahrheit zu sagen. 10./12. 10. 1887

Über die Kunst zu sagen, sie sei altersschwach geworden, in eine Sackgasse geraten, sei nicht, was sie sein sollte usw. usf., das ist dasselbe, wie wenn man sagen wollte, der Wunsch zu essen und zu trinken sei veraltet, habe sich überlebt und sei nicht das, was not tue. Natürlich ist der Hunger eine alte Geschichte, natürlich sind wir mit dem Wunsch zu essen in eine Sackgasse geraten, aber essen müssen wir trotzdem, und wir werden weiter essen, gleichgültig, welche Philosophen und bösen Greise uns aufs Glatteis zu führen versuchen.
4. 1. 1898

Künstlerisch

Das Wort »künstlerisch« fürchte ich wie die Kaufmannsfrau das Schreckgespenst. Wenn man mit mir über das Künstlerische und Antikünstlerische spricht, über das, was der Bühne entspreche und was nicht, über Tendenz, Realismus usw., dann werde ich verlegen, sage unschlüssig ja und antworte mit banalen Halbwahrheiten, die keinen Kupfergroschen wert sind. Ich teile alle Werke in zwei Sorten ein: solche, die mir gefallen, und solche, die mir nicht gefallen. Ein anderes Kriterium habe ich nicht, und wenn Sie mich fragen, warum mir Shakespeare gefällt und Zlatovratskij nicht, so wüßte ich keine Antwort. Vielleicht werde ich mir mit der Zeit, wenn ich klüger werde, Kriterien aneignen, einstweilen aber ermüden mich nur alle Gespräche über das »Künstlerische« und kommen mir vor wie die Fortsetzung all jener scholastischen Streitgespräche, mit denen sich die Menschen im Mittelalter ermüdet haben. 22.3.1890

Das Leben

Sätze

Oh, wenn das Leben so wäre, daß alles jünger und schöner wird! NB 24,28

Wenn mein Starrsinn dumm ist, so erlauben Sie mir, dumm zu sein – das schadet ja niemandem. 8.2.1889

Wenn du wenig Zeit haben willst, dann tue nichts. I/114,6

Das Schlimme ist, daß wir die einfachsten Fragen mit Tricks zu lösen versuchen, darum machen wir sie auch so ungewöhnlich kompliziert. Man muß nach einfachen Lösungen suchen. NB 23,2

Wegen einer Frau sollte man sich natürlich nicht erschießen; man muß nicht, aber man kann. Die Liebe ist kein Scherz. Wenn man sich ihretwegen erschießt, so heißt das, man nimmt sie ernst, und das ist wichtig. 21.10.1889

Du fragst: was ist das Leben? Das ist, als wollte man fragen: was ist eine Mohrrübe? Eine Mohrrübe ist eine Mohrrübe, mehr ist darüber nicht zu sagen.
Chronik, 20.4.1904

Was einmal geschrieben ist, ist mit keiner Axt mehr auszuroden, es ist und bleibt geschrieben.
17.8.1902

Bei den Insekten wird aus der Raupe ein Schmetterling, bei den Menschen ist es umgekehrt: aus dem Schmetterling eine Raupe. I/118,9

Die Kellerschaben verlassen das Haus: das Haus brennt. I/122,7

»Der Deutsche hat den Affen erfunden« – ihn zu erfinden ist bei weitem interessanter als der Affe selbst. I/114,8

Eine Kleinigkeit, einverstanden, aber an solchen Kleinigkeiten geht die Welt zugrunde.
17.10.1889

Es gibt keinen größeren Genuß auf Erden als den Schlaf, wenn man schlafen will. 20.5.1890

Auf dieser Welt halte ich zwei Beschäftigungen für besonders nutzlos: Laubsägearbeiten und die Photographie. 6.2.1893

Der Teufel hat gesehen, wie ich mich in meinen Briefen verbreite! Wie eine Frau, die ihrem Mann von ihren Einkäufen berichtet: Krieg, Knöpfe, Zwirn, wieder Knöpfe ... 28.4.1885

Lebe dein Leben und Amen. Februar 1883

Ich habe Angst vor ihm, er ist ein Leichenwagen auf zwei Beinen. 24.8.1898

Das ist die gemeinste Faulheit: die des Denkens. 22.3.1885

Mit Liebe setzt du niemand in Erstaunen, denn Liebe ohne gute Taten ist tot. Februar 1883

Frau N., die mit ihrem Körper Handel treibt, sagt zu jedem: ich liebe dich, denn du bist nicht so wie die anderen. I/116,11

Es gibt den Montag nicht, der seinen Platz nicht dem Dienstag abträte. NB 23,4

Ich wünschte mir, ich könnte im Jenseits von diesem Leben denken: es waren schöne Visionen. 1/138, 10

Wie unerträglich sind manchmal Menschen, die glücklich sind, denen alles gelingt. 1/128, 18

Lasterhaftigkeit – das ist der Sack, mit dem der Mensch geboren wird. 1/81, 10

Gestiegen ist nicht die Zahl der Nervenkrankheiten und Nervenkranken, sondern die Zahl der Ärzte, die imstande sind, diese Krankheiten zu beobachten. 1/73, 6

Im unversöhnlichen Protest liegt das ganze Salz des Lebens, Freund. Jeder hat das Recht zu leben, mit wem er will und wie er will – das ist das Recht des erwachsenen Menschen. Februar 1883

Man sollte ein Bad in Schwefelsäure nehmen, sich die Haut abziehen und sich ein neues Fell wachsen lassen. 16.6.1892

Fang an zu philosophieren, und dir wird schwindlig. 27.3.1894

Arme Leute um etwas zu bitten ist leichter als Reiche. 1/85,1

Die Hunde hingen nicht an den Herren, die sie fütterten und streichelten, sondern an der Köchin, einem fremden Weib, das sie schlug. 1/118,10

Wenn wir Kinder bekommen, rechtfertigen wir alle unsere Schwächen wie: Neigung zu Kompromissen, zur Spießigkeit – so: »es ist wegen der Kinder.« 1/119,5

Die Menge meint, alles zu wissen und alles zu begreifen; und je dümmer sie ist, desto weiter erscheint ihr ihr Horizont. 30.5.1888

Eine untreue Ehefrau ist wie ein großes kaltes Kotelett, das man ungern anfaßt, weil es schon ein anderer in der Hand gehabt hat. 1/105,2

Ach, wenn man dem Arbeitswillen Bildung verleihen könnte, und der Bildung Arbeitswillen! 1/108,3

Tote kennen keine Scham, aber sie stinken fürchterlich. 1/89,4

Der Kluge lernt, der Dummkopf erteilt gern Belehrungen (Sprichwort). 1/125,4

Anständigen im wahren Sinne begegnet man nur unter Menschen, die feste Überzeugungen haben, konservative oder liberale; die sogenannten Gemäßigten neigen zu sehr zu Belohnungen, Beihilfen, Kreuzen, Gehaltszulagen. 1/88,2

Liebe, Freundschaft, Achtung können nicht so verbinden wie der gemeinsame Haß auf etwas. 1/81,4

Wenn du politisch zuverlässig bist, so reicht das, um ein in allem angesehener Bürger zu sein; dasselbe gilt auch für die Liberalen: es reicht, unzuverlässig zu sein, und schon wird alles andere kaum mehr wahrgenommen. 1/128,6

Argwohn, das ist Egoismus von 84 Karat.
17.3.1890

Zum Teufel mit der aristokratischen Gesinnung, wenn sie verlogen ist. 4.2.1889

Wenn sich heutzutage ein anständiger, tätiger Mensch kritisch verhält gegenüber sich und seiner

Arbeit, so bekommt er zu hören: Jammerlappen, Nichtstuer, Langweiler; wenn jedoch ein müßiger Spitzbube ruft, man müsse etwas tun, müsse arbeiten, so bekommt er Applaus. 1/138,2

Wer mit Güte nichts erreicht, erreicht auch nichts mit Strenge. 1/87,8

Die Blattlaus frißt Pflanzen, der Rost Metalle und die Lüge die Seele. 1/65,6

Gott, laß mich nicht urteilen oder reden über Dinge, die ich nicht kenne und nicht verstehe. 1/117,6

Hunderte von Verst öder, eintöniger, verbrannter Steppe können einen nicht so anöden wie ein einziger Mensch. 1/65,5

Die Universität entwickelt alle Fähigkeiten, unter anderem auch – die Dummheit. 1/102,7

Liebe

Was für ein Quatsch: ist sexuelle Potenz etwa ein Zeichen für wahres Leben, Gesundheit? ... Alle großen Denker waren mit 40 Jahren schon impotent, und Wilde halten sich noch mit 90 Jahren Frauen. Die Leibeigenenbesitzer haben ihre Zeugungskraft bewahrt und die Agaskas und Gruskas bis zu dem Augenblick befruchtet, wo sie im hohen Alter der Schlag traf. Ich predige nicht Moral, und wahrscheinlich wird auch mein Alter nicht frei von Versuchen sein, »meinen Bogen zu spannen«, wie Apuleius im »Goldenen Esel« sagt. Menschlich gesehen ist es nicht übel, daß Pascal mit einem jungen Mädchen geschlafen hat – das ist seine Privatangelegenheit; übel ist aber, daß Zola Clotilde dafür lobt, mit Pascal geschlafen zu haben, und übel ist, daß er diese Perversion Liebe nennt. 11.11.1893

Lüge

Wie wir heutzutage staunen über die Grausamkeiten, denen die christlichen Märtyrer ausgesetzt waren, so wird man mit der Zeit staunen über die Lüge, mit der heute das Übel bekämpft wird, während man heuchlerisch eben diesem Übel dient; zum Beispiel redet man von der Freiheit, während man sich im großen Maßstab stützt auf die Dienste von Sklaven. NB 21,22

Ein junger Philologe, soeben mit dem Studium fertig, kommt nach Hause in seine Vaterstadt. Man wählt ihn zum Kirchenältesten. Er glaubt nicht an Gott, besucht aber regelmäßig die Gottesdienste, bekreuzigt sich vor Kirchen und Kapellen, weil er meint, das müsse sein für das Volk, darin liege die Rettung Rußlands. Man wählt ihn zum Vorsitzenden der Zemstvoverwaltung, zum ehrenamtl. Friedensrichter, Orden kamen, eine Reihe von Medaillen – und ohne es zu merken, war er 45 Jahre alt, und er ertappte sich bei dem Gedanken, daß er sich die ganze Zeit verstellt, den Dummkopf abgegeben hatte, aber sein Leben zu ändern war es bereits zu spät. Einmal im Traum plötzlich wie ein Schuß: »Was tun Sie da?« – und er sprang auf in Schweiß gebadet. 1/89, 1

Materialismus

Die materialistische Richtung ist keine Schule und keine Richtung im engen Zeitungssinne; sie ist nichts Zufälliges, Vorübergehendes; sie ist notwendig und unausweichlich und steht nicht in der Macht des Menschen. Alles, was auf Erden lebt, ist notwendigerweise materialistisch. An Tieren, an Wilden, an den Moskauer Kaufleuten ist alles Höhere, Nichttierische bedingt durch den unbewußten Instinkt, alles andere an ihnen ist materialistisch und steht selbstverständlich nicht in ihrem Willen. Wesen höherer Ordnung, denkende Menschen sind ebenfalls notwendigerweise Materialisten. Sie suchen die Wahrheit in der Materie, denn anderswo suchen können sie gar nicht, weil sie nichts anderes sehen, hören und wahrnehmen als die Materie. Notwendigerweise können sie die Wahrheit nur dort suchen, wo ihre Mikroskope, Sonden und Messer anwendbar sind... Dem Menschen die materialistische Richtung zu verbieten ist gleichbedeutend mit dem Verbot, die Wahrheit zu suchen. Außerhalb der Materie gibt es weder Erfahrung noch Wissen, gibt es also auch keine Wahrheit.

Von der Schädlichkeit und Gefährlichkeit der mater. Richtung zu sprechen, oder sie gar zu bekämpfen, ist zumindest verfrüht. Wir haben nicht genügend Indizien für die Aufstellung einer Anklageschrift. Theorien und Hypothesen gibt es viele, aber keine Fakten, und unsere ganze Antipathie ist nicht viel mehr als ein phantastisches Schreckgespenst. Dieses Gespenst ist der Kaufmannsfrau zuwider, aber warum? man weiß es nicht. Die Popen berufen sich auf Unglauben, Sittenverderbnis usw. Unglauben gibt es keinen. An irgendetwas glaubt jeder, sogar jener S. Was die Sittenverderbnis betrifft, so gelten als die raffiniertesten Sittenverderber, Hurenböcke und Trunkenbolde nicht die S. und Mendeleevs, sondern die Dichter, Äbte und Personen, die regelmäßig die Kirche besuchen. 7. 5. 1889

Misthaufen

Ich weiß nicht, wer recht hat: Homer, Shakespeare, Lope de Vega, überhaupt die Alten, die sich nicht scheuten, im »Misthaufen« zu wühlen, dabei aber in moralischer Beziehung viel fester waren als wir, oder die modernen Schriftsteller, die auf dem Papier pedantisch genau sind, aber kalt-zynisch im Herzen und im Leben. Ich weiß nicht, wer den schlechten Geschmack hat: die Griechen, die sich nicht schämten, die Liebe so zu besingen, wie sie in Wirklichkeit ist, in der schönen Natur, oder die Leser von Gaboriau, Marlitt und Pierre Bobo? Wie die Fragen des »Widerstehe nicht dem Übel«, der Freiheit des Willens usw. kann auch diese Frage erst in der Zukunft gelöst werden. Wir können sie nur erwähnen, sie zu lösen würde die Grenzen unserer Kompetenz übersteigen. Der Verweis auf Tolstoj und Turgenev, die den »Misthaufen« gemieden haben, klärt diese Frage nicht weiter. Daß beide Ekel empfanden, beweist gar nichts; vor ihnen hat es doch eine Generation von Schriftstellern gegeben, für die zum Schmutz nicht nur die

»Lumpen beiderlei Geschlechts« zählten, sondern sogar die Beschreibung von Bauern und Beamten unter dem Titularrat.

Und auch eine ganze Periode, sie mag noch so blühend gewesen sein, gibt uns nicht das Recht, Schlüsse zu ziehen zugunsten der einen oder anderen Richtung. Der Verweis auf den moralisch verderblichen Einfluß der genannten Richtung löst die Frage ebensowenig. Alles auf dieser Welt ist relativ, ist Annäherungswert. Es gibt Menschen, die bereits durch Kinderliteratur verdorben werden können, die mit besonderem Vergnügen in den Psalmen und den Sprüchen Salomos die pikanten Stellen lesen, und es gibt solche, die, je näher sie den Schmutz des Lebens kennenlernen, nur um so reiner werden. Publizisten, Juristen und Ärzte, die in alle Geheimnisse der menschlichen Sünde eingeweiht sind, gelten nicht als unmoralische Leute! realistische Schriftsteller führen meist ein moralischeres Leben als Archimandriten.

14.1.1887

Müßiggang

Sie schreiben – mein Ideal sei die Faulheit. Nein, es ist nicht Faulheit. Ich verachte die Faulheit, so wie ich Schwäche und Trägheit der seelischen Regungen verachte. Ich habe nicht von Faulheit gesprochen, sondern von Müßiggang, und habe dabei gesagt, daß Müßiggang kein Ideal sei, sondern nur eine der unabdingbaren Voraussetzungen für persönliches Glück. 7.4.1897

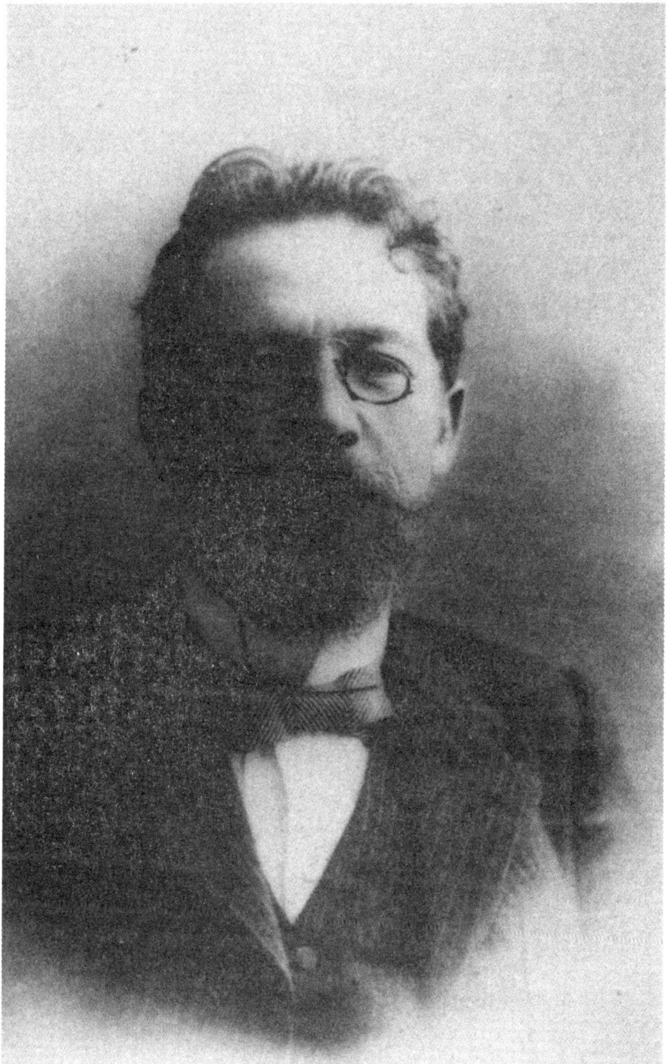

Nächstenliebe

Wenn Jesus Christus radikaler gewesen und gesagt hätte: »Liebe deine Feinde wie dich selbst«, dann hätte er nicht gesagt, was er sagen wollte. Der Nächste ist ein allgemeiner Begriff, der Feind dagegen eine Einzelheit. Das Schlimme ist nicht, daß wir unsere Feinde hassen, von denen wir nur ganz wenige haben, sondern daß wir unsere Nächsten nicht genügend lieben, von denen wir so viele haben wie Sand am Meer. »Liebe deine Feinde wie dich selbst«, hätte Christus vielleicht gesagt, wenn er eine Frau gewesen wäre. Frauen neigen dazu, aus dem Allgemeinen die hervorstechende, ins Auge fallende Einzelheit herauszugreifen. Christus aber, der über seinen Feinden stand, sie nicht wahrnahm, eine männliche, ausgeglichene und weitherzig denkende Natur, hat dem Unterschied kaum Bedeutung beigemessen, der zwischen den Einzelheiten des Begriffes »Nächster« besteht. 18. 10. 1888

Natur

Die Natur ist ein sehr gutes Beruhigungsmittel. Sie stimmt friedlich, d.h. sie macht den Menschen gleichgültig. Und man muß auf dieser Welt unbedingt gleichgültig sein. Nur die Gleichgültigen sind imstande, die Dinge klar zu sehen, gerecht zu sein und zu arbeiten – das bezieht sich natürlich nur auf die klugen und anständigen Menschen; Egoisten und Hohlköpfe sind ohnehin schon gleichgültig. 4.5.1889

Nervosität

»Unser nervöses Jahrhundert« erkenne ich nicht an, denn die Menschheit war zu allen Zeiten nervös. Wer die Nervosität fürchtet, der soll sich in einen Stör verwandeln oder in einen Stint; wenn der Stör eine Dummheit oder Gemeinheit begeht, dann nur die eine: er beißt an, und dann in die Fischpastete mit ihm. 28.2.1895

Objektivität

Sie beschimpfen mich wegen meiner Objektivität, die Sie Gleichgültigkeit gegenüber Gut und Böse nennen, Fehlen von Idealen und Ideen usw. Sie wollen, daß ich, wenn ich Pferdediebe darstelle, sage: Pferdediebstahl ist etwas Böses. Aber das ist doch sowieso längst bekannt, auch ohne mich. Über sie zu Gericht sitzen sollen die Geschworenen, meine Sache ist, zu zeigen, was für Leute das sind. Ich schreibe: Sie haben es mit Pferdedieben zu tun, und dabei müssen Sie wissen, daß das keine Bettler sind, sondern Menschen, die satt zu essen haben, daß diese Menschen einen Kult daraus machen und daß Pferdediebstahl kein einfacher Diebstahl ist, sondern eine Leidenschaft. Natürlich wäre es angenehm, die Kunst mit der Predigt zu verbinden, aber mir persönlich fällt dies überaus schwer und ist es aus Gründen der Technik beinahe unmöglich. 1.4.1890

Patriotismus

»Und wissen Sie, unsere russischen Makkaroni sind besser als die italienischen! Ich werde es Ihnen beweisen! Einmal in Nizza hat man mir Stör vorgesetzt – ich hätte beinahe angefangen zu weinen!« Und dieser Patriot hat nie bemerkt, daß er Patriot nur in Essensdingen war. I/137,4

Pessimismus, Gott usw.

Ich glaube nicht, daß Schriftsteller solche Fragen wie Pessimismus, Gott usw. klären sollten. Sache des Schriftstellers ist es darzustellen, wer, wie und unter welchen Umständen über Gott oder den Pessimismus gesprochen oder gedacht hat. Der Künstler soll nicht Richter seiner Personen und ihrer Gespräche sein, sondern nur ein leidenschaftsloser Zeuge. Ich hörte ein ungeordnetes, nichts klärendes Gespräch über den Pessimismus und muß dieses Gespräch in der Gestalt wiedergeben, wie ich es gehört habe, beurteilen werden es die Geschworenen, d. h. die Leser. Meine Sache ist nur, Talent zu haben, d. h. die Fähigkeit zu besitzen, die wichtigen Äußerungen von den unwichtigen zu unterscheiden. Figuren zu beleuchten und ihre Sprache zu sprechen. L. wirft mir vor, daß ich eine Erzählung mit dem Satz beende: »Ja, man begreift nichts auf dieser Welt!« Seiner Meinung nach *muß* der Künstler und Psychologe begreifen, dazu sei er Psychologe. Ich bin nicht seiner Meinung. Die Schreibenden, besonders die Künstler, müssen sich allmählich eingestehen, daß man auf dieser Welt nichts begreifen kann, so wie sich das einst Sokrates und Voltaire eingestanden haben. Die Menge meint, alles zu wissen und alles zu begreifen; und je dümmer sie ist, desto weiter erscheint ihr ihr Horizont. Wenn sich aber der Künstler, dem die Menge glaubt, dazu entschließt, zu erklären, daß er nichts von dem begreift, was er sieht, so stellt das bereits ein großes Wissen dar und einen großen Schritt vorwärts. 30. 5. 1888

Philosophie der Großen dieser Welt

Alle großen Weisen sind despotisch wie Generale, und unhöflich und unsensibel wie Generale, weil sie davon überzeugt sind, straffrei auszugehen. Diogenes hat anderen in den Bart gespuckt, weil er wußte, daß man ihm dafür nichts tun würde; Tolstoj beschimpft die Ärzte als Schufte und flegelt herum in großen Fragen, weil er genauso ein Diogenes ist, den man nicht aufs Revier schleppen und in den Zeitungen nicht beschimpfen kann. Also zum Teufel mit der Philosophie der Großen dieser Welt. Die ganze Philosophie, mit all ihren idiotischen Nachworten und Briefen an Gouverneursgattinnen, ist nicht eine Stute aus dem »Leinwandmesser« wert. 8.9.1891

Und die Politik?

Vor allem ist Zola aufrichtig, d. h. er gründet sein Urteil nur auf dem, was er sieht, und nicht, wie die anderen, auf Gespenstern. Auch aufrichtige Menschen können irren, das steht außer Zweifel, aber solche Irrtümer richten weniger Übel an als vorausberechnete Unaufrichtigkeit, Vorurteile oder politisches Kalkül. Mag Dreyfus schuldig sein, – und Zola hat trotzdem recht, denn Sache der Schriftsteller ist es nicht, Schuldige anzuklagen und zu verfolgen, sondern für sie einzutreten, selbst dann, wenn sie bereits verurteilt sind und ihre Strafe verbüßen. Man wird sagen: und die Politik? die Interessen des Staates? Aber große Schriftsteller und Künstler sollen sich mit der Politik nur insoweit befassen, als es nötig ist, sich ihrer zu erwehren. Ankläger, Staatsanwälte und Gendarmen gibt es ohnehin schon viele, und in jedem Fall steht ihnen die Rolle des Paulus besser als die des Saulus. 6. 2. 1898

Publikum

An der miserablen Qualität unserer Theater ist nicht das Publikum schuld. Das Publikum ist immer und überall das gleiche: es ist klug und dumm, herzlich und erbarmungslos – je nach Laune. Es ist immer eine Herde gewesen, die gute Hirten und Hunde brauchte, und es ist immer dorthin gelaufen, wohin die Hirten und Hunde es geführt haben. Sie sind empört darüber, daß es über platte Witze lacht und bei klingenden Phrasen applaudiert; aber es ist doch dasselbe Publikum, dasselbe dumme Publikum, das bei »Othello« volles Haus macht und das in der Oper »Evgenij Onegin« weint, wenn Tatjana ihren Brief schreibt. Das Publikum, so dumm es immer sein mag, ist noch allemal klüger, aufrichtiger und gutmütiger als K., die Schauspieler und die Dramatiker, nur halten K. und die Schauspieler sich für klüger. Ein wechselseitiges Mißverständnis. 7. 11. 1888

Regierungen

Stell dir vor, die Universitätskanzlei habe irrtümlich einen Studenten relegiert anstelle eines anderen, du beginnst zu protestieren, und man schreit dich an: »Sie beleidigen die Wissenschaft!«, obwohl Univ.-Kanzlei und Wissenschaft nur das eine gemeinsam haben, daß die Beamten wie die Professoren dunkelblaue Fräcke tragen; du schwörst, versicherst, stellst bloß, man schreit dich an: »Beweise!« – »Bittesehr«, sagst du, »gehn wir in die Kanzlei und sehen in den Büchern nach.« – »Unmöglich!! Das ist geheime Sache der Kanzlei!« Da mach was. Die Psychologie der französischen Regierung ist klar. Wie eine anständige Frau, die ihren Mann einmal betrogen hat, danach eine Reihe grober Fehler begeht und Opfer einer frechen Erpressung wird und sich schließlich umbringt – alles nur, um ihren ersten Fehler zu vertuschen, – so geht auch die französische Regierung jetzt vor, mit zusammengekniffenen Augen, nach rechts und links prügelnd, nur um den Fehler nicht eingestehen zu müssen. Chronik 22. 2. 1898

Relativ

Alles auf dieser Welt ist relativ, ist Annäherungswert. Es gibt Menschen, die bereits durch Kinderliteratur verdorben werden, die mit besonderem Vergnügen in den Psalmen und den Sprüchen Salomos die pikanten Stellen lesen, und es gibt solche, die, je näher sie den Schmutz des Lebens kennenlernen, nur um so reiner werden. Publizisten, Juristen und Ärzte, die in alle Geheimnisse der menschlichen Sünde eingeweiht sind, gelten nicht als unmoralische Leute; realistische Schriftsteller führen meistens ein moralischeres Leben als Archimandriten. Und schließlich und endlich kann keine Literatur in puncto Zynismus das wirkliche Leben übertrumpfen; mit einem Glas macht man den nicht betrunken, der bereits ein ganzes Faß ausgetrunken hat. 14. 1. 1887

Religion

Über Rußland will ich nichts sagen, aber die Intellektuellen spielen einstweilen nur mit der Religion, und das vor allem, weil sie nichts Besseres zu tun wissen. Über den gebildeten Teil unserer Gesellschaft kann man sagen, daß er sich von der Religion entfernt hat und sich immer weiter und weiter von ihr entfernt, gleichgültig, was da gesagt werden mag und was für philosophisch-religiöse Gesellschaften sich da auch bilden mögen. Ob dies gut oder schlecht sei, wage ich nicht zu beurteilen, ich will nur sagen, daß die religiöse Bewegung, von der Sie schreiben, etwas für sich ist, wie die gesamte moderne Kultur etwas für sich ist, und daß man die zweite unmöglich in eine ursächliche Abhängigkeit von der ersten bringen kann. Die heutige Kultur ist der Anfang einer Arbeit im Namen einer großen Zukunft, einer Arbeit, die vielleicht noch Zehntausende von Jahren andauern wird, damit die Menschheit, und sei es erst in ferner Zukunft, die Wahrheit des wahren Gottes erkennt, d. h. nicht nur vermutet, sie nicht bei Dostoevskij sucht, sondern klar erkennt, so wie sie erkannt hat, daß zwei mal zwei vier ist. Die heutige Kultur – ist der Anfang von Arbeit, die religiöse Bewegung dagegen, von der wir gesprochen haben, ist ein Überbleibsel, ist fast schon das Ende dessen, was sich überlebt hat oder im Begriffe ist sich zu überleben. 30. 12. 1902

Wie sollte ich mit M. unter einem Dache zusammenleben, der einen festen Glauben hat, einen lehrhaften Glauben, während ich meinen Glauben längst verloren habe und nur mit Erstaunen auf jeden gläubigen Intellektuellen sehen kann?
12. 7. 1903

Seele und Körper

Vielleicht ist es schlecht, daß Herr S., der, wie es den Anschein haben könnte, seine Nase in ein fremdes Gebiet steckt, die Frechheit besitzt, das Innere des Menschen, ausgehend von der Zellenlehre, zu studieren? Aber ist es denn seine Schuld, daß psychische Erscheinungen den physischen so verblüffend ähnlich sind, daß man nicht zu entscheiden vermag, wo die einen beginnen und wo die anderen aufhören? Ich glaube, wenn man eine Leiche seziert, wird sich auch dem eingefleischtesten Spiritualisten *notwendigerweise* die Frage stellen: wo ist hier die Seele? Und wenn man weiß, wie groß die Ähnlichkeit zwischen körperlichen und seelischen Krankheiten ist, und weiß, daß die einen wie die anderen mit ein und denselben Medikamenten behandelt werden, dann vergeht einem unwillkürlich die Lust, die Seele vom Körper zu trennen. 7.5.1889

Solidarität

Wird Ihnen nicht allen schwül von solchen Worten wie Solidarität, Einheit der jungen Schriftsteller, Gemeinsamkeit der Interessen usw.? Solidarität und ähnliche Dinge verstehe ich an der Börse, in der Politik, in religiösen Angelegenheiten (Sekte) usw., aber Solidarität der jungen Schriftsteller ist unmöglich und auch nicht nötig ... Das Gleiche denken und fühlen können wir nicht, unsere Ziele sind verschieden, oder es gibt sie gar nicht, wir kennen einander zu wenig oder kennen uns gar nicht, es gibt also nichts, dem man auf Dauer irgendeine Solidarität aufkleben könnte ... Und braucht man sie? Nein ... Um seinem Kollegen zu helfen, seine Person und seine Arbeit zu achten, um keine Gerüchte und Haß über ihn zu verbreiten, um ihn nicht anzulügen und vor ihm zu heucheln, – dazu muß man weniger ein junger Schriftsteller sein als erst einmal ein Mensch ... Sind wir normale Menschen, verhalten wir uns *zu allen* gleich, dann braucht man keine künstlich geschraubte Solidarität. 3.5.1888

Sprache und Kultur

Sie schreiben, wie die Sprache, so sei auch das kulturelle Niveau eines Volkes. Das klingt, als wollten Sie sagen, je reicher die Sprache, desto höher die Kultur. Meiner Meinung nach ist es aber umgekehrt: je höher die Kultur, desto reicher die Sprache. Die Zahl der Wörter und Wortverbindungen befindet sich in direkter Abhängigkeit von der Summe der Wahrnehmungen und Vorstellungen: ohne diese letzteren kann es weder Begriffe noch Definitionen geben, folglich auch keine Anstöße zur Bereicherung der Sprache.

12. 10. 1892

Sprechen – worüber?

Wenn die Menschen schweigen, so bedeutet dies, daß sie einander nichts zu sagen haben oder daß sie sich genieren. Worüber sollen wir sprechen? Wir haben keine Politik, wir haben kein gesellschaftliches Leben, weder in Zirkeln noch auf der Straße, unser städtisches Leben ist armselig, eintönig, schleppend, uninteressant – darüber zu sprechen ist genauso langweilig, wie mit L. Briefe zu wechseln. Du wirst sagen, wir seien Literaten, und schon dies mache unser Leben reich. Ja? Wir stecken bis über die Ohren in unserem Beruf, er hat uns unwillkürlich von der Außenwelt isoliert – und im Endergebnis haben wir wenig freie Zeit, wenig Geld, wenig Bücher, wir lesen wenig und ungern, hören wenig, reisen selten ... Über die Literatur sprechen? Aber wir haben doch schon über sie gesprochen ... Jedes Jahr ein und dasselbe, und alles, was wir im allgemeinen über die Literatur sagen, läßt sich darauf reduzieren, wer besser und wer schlechter geschrieben hat; Gespräche über allgemeinere, weitergreifende Themen kommen nie zustande, weil rund um dich herum Tundra und Eskimos sind, da verflüchtigen sich die allgemeinen Gedanken als auf die Gegenwart nicht anwendbar und entschlüpfen einem ebenso schnell wie Gedanken an die ewige Seligkeit. Über das Privatleben sprechen? Ja, das kann manchmal interessant sein, und wir würden wohl auch darüber sprechen, aber da genieren wir uns auch schon, wir sind verschlossen, unaufrichtig, der Selbsterhaltungstrieb hält uns zurück, und wir haben Angst. Wir haben Angst, uns könnte irgendein unkultivierter Eskimo zuhören, der uns nicht mag und den wir auch nicht mögen; ich persönlich habe Angst, mein Freund S., dessen Verstand dir gefällt, könnte in sämtlichen Zugabteilen und Häusern laut, mit erhobenem Zeigefinger die Frage ventilieren, warum ich mit N lebe, während Z mich doch liebt. Ich habe Angst vor unserer Moral, Angst vor unseren Damen ... Kurz, gib an unserem Schweigen, an der Unernsthaftigkeit und Langweiligkeit unserer Unterhaltungen nicht dir, nicht mir die Schuld, sondern, wie die Kritik sagt, der »Epoche«, dem Klima, dem Raum, wem du willst, und überlaß die Umstände ihrem eigenen schicksalhaften, unerbittlichen Fluß, in der Hoffnung auf eine bessere Zukunft. 26.11.1896

Staat und Recht

Der Staat hat Ihnen verboten zu schreiben, er verbietet, die Wahrheit zu sagen, das ist Willkür, und Sie sprechen angesichts dieser Willkür leichten Herzens von den Rechten und Prärogativen des Staates – und das fügt sich irgendwie im Bewußtsein nicht zusammen. Sie sprechen von den Rechten des Staates, Sie stehen aber nicht auf dem Standpunkt des Rechts. Recht und Gerechtigkeit sind für den Staat dasselbe wie für jede andere juristische Person. Wenn mir der Staat unrechtmäßig ein Stück Land wegnimmt, so verklage ich ihn vor Gericht, und dieses Gericht stellt mein Recht wieder her; muß es nicht dasselbe sein, wenn der Staat mich mit der Nagajka schlägt, darf ich im Falle von Gewaltanwendung seitens des Staates nicht auf Rechtsverletzung klagen? Der Staatsbegriff muß auf bestimmten Rechtsverhältnissen beruhen, andernfalls ist er ein Schreckgespenst, ist er leerer Schall, der einem Angstphantasien verursacht. 4.3.1899

Strafvollzug

Sachalin nicht brauchen und uninteressant finden kann nur eine Gesellschaft, die Menschen nicht zu Tausenden dorthin verbannt und nicht Millionen dafür ausgibt. Nach Australien in der Vergangenheit und Cayenne ist Sachalin der *einzige* Ort, wo man Kolonisation durch Verbrecher studieren kann; ganz Europa interessiert sich dafür, und wir brauchen das nicht? Vor nicht mehr als 25–30 Jahren haben unsere russischen Landsleute bei der Erforschung Sachalins unerhörte Heldentaten vollbracht, um derentwillen man einen Menschen vergöttern kann, und wir brauchen das nicht, wir wissen nicht, was das für Menschen sind, wir sitzen nur in unseren vier Wänden und beklagen, daß Gott den Menschen unvollkommen erschaffen hat. Sachalin, das ist ein Ort der unerträglichsten Leiden, deren ein freier und unfreier Mensch überhaupt fähig ist. Die mit Sachalin zu tun und dort gearbeitet haben, haben schrecklich verantwortungsvolle Aufgaben gelöst und lösen sie noch jetzt. Ich bedaure, daß ich nicht sentimental bin, sonst würde ich sagen, daß man nach Orten wie Sachalin wallfahren müßte wie die Türken nach Mekka und daß besonders die Seeleute und Gefängnisaufseher auf Sachalin schauen müßten wie das Militär auf Sevastopol. Aus den Büchern, die ich gelesen habe und lese, geht hervor, daß wir in den Gefängnissen *Millionen* von Menschen haben verfaulen lassen, umsonst verfaulen, ziellos, barbarisch; wir haben die Menschen in Ketten Zehntausende von Verst durch die Kälte getrieben, sie mit Syphilis infiziert, demoralisiert, Verbrecher vermehrt und alles auf die rotnasigen Gefängnisaufseher abgewälzt. Heute weiß das gesamte gebildete Europa, daß nicht die Aufseher schuld sind, sondern wir alle, aber uns geht das nichts an, für uns ist das nicht von Interesse. Die gepriesenen sechziger Jahre haben für die Kranken und die Häftlinge *nichts* getan und damit das wichtigste Gebot der christlichen Zivilisation verletzt. In unserer Zeit wird für die Kranken einiges getan, für die Häftlinge dagegen nichts; der Strafvollzug interessiert unsere Juristen überhaupt nicht. 9.3.1890

Subjektivität

Du hast eine Erzählung, in der sich die jungen Ehegatten während des ganzen Essens küssen, jammern, Blödsinn reden ... Kein einziges vernünftiges Wort, sondern dauernd *Gutmütigkeit!* Du hast nicht für den Leser geschrieben ... Du hast geschrieben, weil *dir* dieses Geschwätz angenehm ist. Beschreib das Essen: wie haben sie gegessen, was haben sie gegessen, wie war die Köchin, beschreib, wie abgeschmackt dein Held ist, wie zufrieden mit seinem trägen Glück, wie abgeschmackt deine Heldin, wie lächerlich in ihrer Liebe zu diesem satten, vollgefressenen Ganter mit seiner Serviette um den Hals ... Jeder findet es angenehm, satte, zufriedene Menschen zu sehen – das stimmt, aber um sie zu beschreiben, reicht es nicht, daß *sie* reden und sich wer weiß wie oft küssen ... Februar 1883

Sündenböcke

Wenn in uns irgend etwas nicht in Ordnung ist, so suchen wir die Ursachen dafür außerhalb unserer selbst und finden sie schnell: »dahinter steckt der Franzose, dahinter die Juden, dahinter Wilhelm« ... Das Kapital, Pech und Schwefel, die Freimaurer, das Syndikat, die Jesuiten – das sind Gespenster, aber wie sehr sie unsere Unruhe doch besänftigen! Sie sind natürlich ein schlechtes Symptom. Wenn die Franzosen erst einmal angefangen haben, über die Juden, über das Syndikat zu reden, so bedeutet das, sie spüren, daß etwas nicht in Ordnung ist, daß sich ein Wurm eingenistet hat, daß sie dieser Gespenster bedürfen, um ihr aufgewühltes Gewissen zu beruhigen. 6.2.1898

Talent

Um für das Theater ein gutes Stück zu schreiben, muß man besonderes Talent besitzen (man kann ein sehr guter Belletrist sein und gleichzeitig Stücke schreiben wie ein Schuster); ein schlechtes Stück schreiben und sich dann bemühen, ein gutes daraus zu machen, sich auf alle möglichen Kunststückchen einlassen, durchstreichen, hinzuschreiben, Monologe einfügen, Tote zum Leben auferwecken, Lebenden das Grab schaufeln – dazu braucht man bei weitem größeres Talent. Das ist genauso schwer, wie ein Paar alte Soldatenhosen zu kaufen und sich, koste es, was es wolle, zu bemühen, daraus einen Frack zu machen. Daraus wird kein tragisches Lachen, sondern Pferdegewieher.

15.1.1889

Tausend Telephone

Auf einen Klugen kommen tausend Dumme, auf ein kluges Wort kommen 1000 dumme, und dieses Tausend erstickt alles, darum geht es so zäh voran mit den Städten und Dörfern. Die Mehrzahl, die Masse wird immer dumm bleiben, wird immer alles ersticken; der Kluge soll die Hoffnung aufgeben, sie zu erziehen und zu sich emporzuheben; er soll Eisenbahnen bauen, Telegraphen, Telephone – so wird er siegen und das Leben voranbringen.

1/88, 1

Töchter

Die Töchter Tolstojs sind sehr sympathisch. Sie vergöttern ihren Vater und glauben fanatisch an ihn. Und das bedeutet, daß Tolstoj tatsächlich eine große moralische Kraft ist, denn wenn er unaufrichtig wäre und nicht frei von Makeln, so wären ihm gegenüber als erste seine Töchter skeptisch, denn Töchter sind wie die Spatzen: die füttert man nur einmal mit Spreu … Eine Frau und Geliebte kann man betrügen, sooft man will, in den Augen einer liebenden Frau erscheint noch ein Esel als Philosoph, aber Töchter sind etwas anderes.

26. 10. 1895

Tod

Der Feind, der den Körper tötet, schleicht sich gewöhnlich unbemerkt heran, maskiert, und wenn Sie zum Beispiel Schwindsucht haben und meinen, das sei nicht Schwindsucht, sondern irgendeine Lappalie. Haben Sie auch vor Krebs keine Angst, weil er einem wie eine Lappalie vorkommt. Schrecklich ist demnach das, wovor Sie keine Angst haben; das, was Ihnen Besorgnis einflößt, ist nicht zum Angsthaben. Mir scheint, ich schreibe unklar. Die alles heilende Natur, die uns tötet, betrügt uns gleichzeitig kunstvoll wie eine Amme das Kind, wenn sie es aus dem Salon holt und ins Bett bringt. Ich weiß, daß ich an einer Krankheit sterben werde, vor der ich keine Angst habe. Daraus folgt: wenn ich Angst habe, werde ich also nicht sterben. Übrigens, Quatsch. Es fährt jemand zur Station. Bleiben Sie gesund!!

24.8.1893

Umgangston

Ich habe einen physischen Ekel gegen Beschimpfungen, gegen wen es sich auch richten mag; ich sage – physisch, weil ich nach der Lektüre von P., Z., B. und den anderen Richtern der Menschheit immer einen Geschmack von Rost im Munde habe und mir der Tag verdorben ist. Es tut mir einfach weh. St. hat Z. eine Wanze genannt; aber wozu, wozu hat Z. A. beschimpft? Das ist doch keine Kritik, keine Weltanschauung, sondern Haß, tierische, unersättliche Bosheit. Weshalb nimmt S. Schimpfwörter in den Mund? Weshalb dieser Ton, als ginge es hier nicht um Maler und Schriftsteller, sondern um Arrestanten? Ich kann und kann es nicht. 24.2.1893

Unreines

Daß die Welt wimmelt von »Lumpen beiderlei Geschlechts«, ist wahr. Die menschliche Natur ist unvollkommen, und darum wäre es merkwürdig, würde man auf der Erde einzig und allein Gerechte sehen. Jedoch zu meinen, Pflicht der Literatur sei es, aus dem Haufen Lumpen die »Perle« herauszufischen, bedeutet, die Literatur selbst zu negieren. Künstlerische Literatur wird deshalb künstlerisch genannt, weil sie das Leben so zeichnet, wie es in Wirklichkeit ist. Ihre Funktion auf solch eine Spezialität wie die Gewinnung von »Perlen« zu reduzieren, ist für sie ebenso tödlich, wie wenn Sie Levitan einen Baum zeichnen ließen mit der Auflage, die schmutzige Rinde und die gelbgewordenen Blätter wegzulassen. Einverstanden, eine »Perle« ist eine schöne Sache, aber ein Schriftsteller ist doch kein Konditor, kein Kosmetiker, kein Alleinunterhalter; er ist ein Mensch mit Pflichten, gebunden vertraglich durch sein Pflichtgefühl und sein Gewissen; wer A sagt, muß auch B sagen, und so schlecht ihm dabei auch werden mag, er ist verpflichtet, seinen Ekel davor niederzukämpfen, daß seine Vorstellung mit dem Schmutz des Lebens besudelt werden könnte ... Er ist dasselbe wie jeder einfache Korrespondent.

Was würden Sie sagen, wenn ein Korrespondent aus dem Gefühl des Ekels oder aus dem Wunsch, dem Leser ein Vergnügen zu bereiten, nur noch ehrliche Stadtoberhäupter, erhabene Adelsfräulein und tugendhafte Eisenbahner beschriebe? Für den Chemiker gibt es auf der Erde nichts Unreines. Der Schriftsteller muß genauso objektiv sein wie ein Chemiker; er muß sich frei machen von der Subjektivität seines Alltags und wissen, daß die Misthaufen in der Landschaft eine sehr beachtliche Rolle spielen und böse Leidenschaften dem Leben ebenso eigen sind wie gute.

14. 1. 1887

Unsicherheit

Wenn der Mensch etwas nicht versteht, empfindet er Unsicherheit; die Gründe für diese Unsicherheit sucht er nie bei sich selbst, wie es sich gehörte, sondern außerhalb, daher auch der Krieg gegen das, was er nicht versteht. 15.5.1889

Väter und Söhne

Nur die Jugend kann man gesund nennen, die sich mit den alten Zuständen nicht abfindet und die, auf dumme oder kluge Weise, dagegen ankämpft – so will es die Natur und darauf baut sich der Fortschritt, A. A. dagegen hat damit begonnen, daß er sich den alten Zuständen gefügt hat. Sie sind hundertmal liberaler als er, es sollte aber genau umgekehrt sein. Wenn er protestiert, dann faul und träge, er senkt schnell die Stimme, ist schnell einverstanden, und im ganzen ergibt sich der Eindruck, als sei er an Kampf nicht interessiert, d. h. er nimmt an einem Hahnenkampf teil als Zuschauer, der keinen Hahn hat. Man muß aber seinen Hahn haben, sonst ist das Leben uninteressant. Zu allem Übel ist er noch ein kluger Mensch, und große Klugheit ist bei geringem Interesse am Leben wie eine große Maschine, die nichts produziert, aber viel Brennstoff verbraucht und unwirtschaftlich arbeitet. 29. 3. 1890

Vorurteil

Ja, unsere jungen Damen und ihre politisierenden Herren Kavaliere sind reine Seelen, aber 9/10 ihrer seelischen Reinheit sind keine Eierschale wert. All ihre tatenlose Heiligkeit und Reinheit beruht auf nebulosen und naiven Antipathien und Sympathien für Personen und Etiketts, nicht für Tatsachen. Es ist leicht, rein zu sein, wenn man es fertigbringt, den Teufel zu hassen, den man nicht kennt, und Gott zu lieben, an dem zu zweifeln das Hirn nicht reicht. 11.9.1888

Vorwärts!

Wenn Sie Vorwärts! rufen, dann zeigen Sie unbedingt auch die Richtung an, nämlich vorwärts wohin. Sie werden zugeben, wenn man dieses Wort, ohne die Richtung anzuzeigen, gleichzeitig einem Mönch und einem Revolutionär zuriefe, so gingen beide völlig verschiedene Wege. NB 5

Wahrheit

Man sagt, am Ende triumphiere die Wahrheit, aber das ist nicht wahr. 1/116,1

Wir

Wissenschaft und Technik erleben jetzt eine große Zeit, für unsereinen dagegen ist diese Zeit brüchig, sauer, langweilig, wir selbst sind sauer und langweilig, wir können nur Guttaperchakinder zur Welt bringen, und das sieht einzig St. nicht, dem die Natur die seltene Fähigkeit verliehen hat, sogar von Spülwasser betrunken zu werden. Die Gründe liegen nicht in unserer Dummheit, nicht in unserer mangelnden Begabung und nicht in der Unverschämtheit, wie B. meint, sondern in einer Krankheit, die für einen Künstler schlimmer ist als Syphilis und Impotenz. Uns fehlt das »Etwas«, das ist wahr, und das bedeutet, daß, wenn Sie unserer Muse den Rocksaum hochheben, Sie dort nur eine flache Stelle sehen werden. 25.11.1892

Wir!

Wir! Wir beschreiben das Leben, so wie es ist, und weiter weder piep noch pup ... Weiter prügeln Sie uns nicht mal mit der Peitsche. Wir haben weder Nah- noch Fernziele, unser Herz ist wie leergefegt. Wir haben keine Politik, an eine Revolution glauben wir nicht, wir haben keinen Gott, haben keine Angst vor Gespenstern, ich persönlich habe nicht einmal Angst vor dem Tod oder dem Erblinden. Wer nichts will, auf nichts hofft und vor nichts Angst hat, der kann kein Künstler sein. Ob dies eine Krankheit ist oder nicht – es geht nicht um die Bezeichnung, sondern um das Eingeständnis unserer Lage, die schlimmer ist als die eines Gouverneurs. Ich weiß nicht, was in 10–20 Jahren mit uns sein wird, aber vorläufig wäre es übereilt, von uns irgendetwas Vernünftiges zu erwarten, unabhängig davon, ob wir Talent haben oder nicht. Wir schreiben automatisch, indem wir uns nur der lange eingefahrenen Ordnung unterwerfen, nach der die einen dienen, die anderen Handel treiben, wieder andere schreiben ... 25.11.1892

Wissenschaftlich denken

Wer die wissenschaftliche Methode beherrscht, der spürt im Herzen, daß ein Musikstück und ein Baum etwas Gemeinsames haben, daß das eine wie das andere nach gleichermaßen richtigen, einfachen Gesetzen geschaffen ist. Daher die Frage: was für Gesetze sind das? Daher die Versuchung, eine Physiologie des Schaffens zu schreiben (B.), und bei den Jüngeren und Zaghafteren, sich auf Wissenschaft und Naturgesetze zu berufen (M.). Eine Physiologie des Schaffens existiert wahrscheinlich in der Natur, aber Träumereien von ihr sollte man im Keim ersticken. Wenn die Kritiker sich auf wissenschaftliche Grundlage stellen, dann wird daraus nichts Gutes: sie verschwenden Dutzende von Jahren, schreiben viel Ballast, verwirren die Frage nur noch mehr – und nichts weiter. Wissenschaftlich denken ist überall gut, das Schlimme ist nur, daß sich das wissenschaftliche Denken vom Schaffensprozeß schließlich nolens volens beschränken wird auf die Jagd nach »Zellen« oder »Zentren«, die die schöpferischen Fähigkeiten lenken, und dann wird irgendein stumpfsinniger Deutscher diese Zellen irgendwo im Schläfenlappen des Gehirns entdecken, ein anderer wird ihm widersprechen, ein dritter Deutscher ihm zustimmen, und ein Russe wird den Aufsatz über die Zellen überfliegen und dann ein Referat für den »Sev. vestnik« hinhauen, der »Vestnik Evropy« wird anfangen, dieses Referat zu zerpflücken, und drei Jahre lang wird in der russischen Luft der unsinnige Pesthauch stehen, der den Stumpfsinnigen Verdienst und Popularität einbringt, kluge Menschen aber nur verärgert.

Diejenigen, die es zur wissenschaftlichen Methode hinzieht, denen Gott das seltene Talent verliehen hat, wissenschaftlich zu denken, haben meiner Meinung nach nur den einen Ausweg – die Philosophie des Schaffens. Man kann die besten Werke, die die Künstler aller Zeiten geschaffen haben, auf einen Haufen versammeln und, mit Hilfe der wissenschaftlichen Methode, das Gemeinsame herauszufinden versuchen, was sie einander vergleichbar macht und was ihren Wert bedingt. Dieses Gemeinsame wäre das Gesetz.

3.11.1888

Zensur

»Wäre ich Redakteur, ich hätte Ihnen dieses Feuilleton zu Ihrem eigenen Besten zurückgegeben.« Warum gehen Sie nicht weiter? Warum nehmen Sie nicht auch die Redakteure beim Schlafittchen, die solche Erzählungen drucken? Warum erteilen Sie nicht auch der Hauptverwaltung für Pressewesen einen strengen Verweis dafür, daß sie die unmoralischen Zeitungen nicht verbietet?

Kläglich wäre das Schicksal der Literatur (der großen und kleinen), wenn man sie der Willkür persönlicher Ansichten preisgäbe. Das zum ersten. Zweitens, es gibt die Polizei nicht, die sich in Sachen Literatur für kompetent hielte. Einverstanden, ohne Zügelung und Stock geht es nicht, weil auch in die Literatur Falschspieler eindringen, aber was auch immer Sie davon halten mögen, Sie werden für die Literatur keine bessere Polizei finden als die Kritik und das eigene Gewissen der Autoren. Man macht doch Erfindungen seit Erschaffung der Welt, aber etwas Besseres ist noch nicht erfunden worden ... 14. 1. 1887

Ziele

Schriftsteller, die wir ewig oder einfach gut nennen und die uns betrunken machen, haben ein gemeinsames und sehr wichtiges Merkmal: sie kommen von irgendwoher und rufen Sie dorthin, und Sie spüren es nicht mit dem Verstand, sondern mit Ihrem ganzen Wesen, daß sie ein bestimmtes Ziel haben, so wie der Schatten von Hamlets Vater, der nicht ohne Grund erschienen ist und die Geister beunruhigt. Die einen haben, je nach Kaliber, nahe Ziele – die Leibeigenschaft, die Befreiung der Heimat, die Politik, die Schönheit oder einfach den Vodka, wie Denis Davydov, die anderen haben Fernziele – Gott, das Leben nach dem Tode, das Glück der Menschheit usw. Die besten von ihnen sind Realisten und beschreiben das Leben so, wie es ist, weil aber jede Zeile wie von Saft durchtränkt ist von dem Bewußtsein des Ziels, spüren Sie außer dem Leben, wie es ist, auch noch dasjenige Leben, so wie es sein soll, und das fesselt Sie. 25.11.1892

Der lebensfrohe Brief der Frau S. ist einem Grab doch 1000mal ähnlicher als meiner. Ich schreibe, es gibt keine Ziele, und Sie verstehen, daß ich diese Ziele für unerläßlich halte und gern auf die Suche nach ihnen ginge, die S. dagegen schreibt, man solle den Menschen nicht mit allen möglichen Gütern locken, die er nie bekommen werde ... »Sei zufrieden mit dem, was du hast«, und ihrer Meinung nach besteht unser ganzes Übel darin, daß wir dauernd nach irgendwelchen höheren und entfernten Zielen suchen. Wenn das keine Weiberlogik ist, so ist es doch eine Philosophie der Verzweiflung. Wer ehrlich der Meinung ist, der Mensch brauche höhere und entfernte Ziele so wenig wie die Kuh und in diesen Zielen »liege unser ganzes Übel«, dem bleibt nichts anderes übrig, als zu essen, zu schlafen, zu trinken oder, wenn ihm das auf die Nerven fällt, Anlauf zu nehmen und mit der Stirn gegen die Ecke einer Truhe zu rennen. 3.12.1892

Zweck und Mittel

Wenn unsere Sozialisten die Cholera tatsächlich für ihre Zwecke ausbeuten, so kann ich sie nur verachten. Abscheuliche Mittel, für gute Zwecke eingesetzt, machen auch den Zweck abscheulich. Sollen sie herumreiten auf den Ärzten und Heilgehilfen, aber wozu das Volk belügen? Wozu ihm einreden, es habe in seiner Unwissenheit recht und seine Vorurteile seien die heilige Wahrheit? Als könnte eine schöne Zukunft diese Lüge sühnen! Wäre ich Politiker, ich würde mich nie entschließen, meine Gegenwart auf Kosten der Zukunft zu desavouieren, und wenn man mir für ein Zolotnik gemeiner Lüge einhundert Pud Seligkeit verspräche. 1.8.1892

Zwei Gesetze

Ich bin gesund und, tatsächlich, faul. Ich bin auf geniale Weise faul. Aber das ist gut. Ich habe bemerkt, je mehr ich schreibe, desto weniger Geld habe ich. Ich habe auch noch ein anderes Naturgesetz entdeckt: je lustiger mein Leben ist, desto düsterer werden meine Erzählungen. 26. 11. 1897

Zwei Hasen

Ich weiß nicht, warum ich nicht zwei Hasen nachjagen sollte – im buchstäblichen Sinn dieser Worte. Wer Treiber hat, kann jagen. Treiber habe ich, aller Wahrscheinlichkeit nach, keine (jetzt im übertragenen Sinne), aber ich habe ein besseres und zufriedeneres Gefühl, wenn ich mir vor Augen halte, daß ich zwei Berufe habe, nicht nur einen ... Die Medizin ist meine gesetzliche Ehefrau, die Literatur meine Geliebte. Wenn mir die eine auf die Nerven fällt, nächtige ich bei der andern. Das ist meinetwegen unanständig, aber dafür nicht langweilig. Und darum verlieren auch beide nicht durch meinen Treuebruch. Hätte ich nicht meine Medizin, so würde ich in meinen Mußestunden meine überflüssigen Gedanken wohl kaum der Literatur widmen. Ich habe keine Disziplin.

11.9.1888

Zynismus

Schließlich und endlich: keine Literatur kann in puncto Zynismus das wirkliche Leben übertreffen.

14.1.1887

Nachbemerkung

1902 hatte der russische Publizist O. G. Ėttinger aus Čechovs künstlerischen Werken eine Sammlung ›Gedanken und Ideen Anton Čechovs‹ zusammengestellt, der Verleger Adolf Marks schickte Čechov das Manuskript zur Beurteilung, Čechov reichte es am 23. 10. 1902 zurück als »absolut kindisch, unmöglich, ernst darüber zu sprechen.«

»Außerdem«, so Čechov weiter, »sind all diese ›Gedanken und Ideen‹ nicht die meinen, sondern die meiner Helden, und wenn irgendeine handelnde Person in einer Erzählung oder einem Stück von mir sagt, daß man töten und stehlen müsse, so heißt das noch lange nicht, daß Hr. Ėttinger das Recht besäße, mich für einen Propheten von Mord und Diebstahl auszugeben.«

Eingedenk dieser einfachen, und dennoch immer wieder notwendigen Klarstellung, versammelt dieser Band Aussprüche und Aphorismen, Entwürfe und Maximen vornehmlich aus dem epistolarischen Nachlaß, aus der Čechov-Chronik sowie aus Čechovs Notizbüchern.

Wo in diesen Aussprüchen Zeitgenossen Čechovs auftauchen, deren Namen dem deutschen Publikum nichts sagen, und die Argumentation dadurch keinen Schaden nimmt, werden diese Personen nur mit den Initialen zitiert; sie sind anhand der vorliegenden Ausgaben jederzeit mühelos zu identifizieren. Bei Briefzitaten begnügt sich die Quellenangabe mit dem jeweiligen Briefdatum, die Ortsangabe von Zitaten aus Čechovs Notizbüchern richtet sich nach der üblich gewordenen Abkürzung, die sich wie folgt erklärt: römische Zahl (Nummer des Notizbuchs), Schrägstrich, Seitenzahl (im Notizbuch), Komma, Nummer der jeweiligen Eintragung. Beispiel:

1/145,2 – Notizbuch 1, Seite 145, Eintragung Nr. 2.

Die Abkürzung NB steht für die losen Blätter mit einzelnen Notizen, veröffentlicht in dem Band *Tagebücher. Notizbücher*, Diogenes 1983.

P. U.

Bildnachweis

Frontispiz: Selbstkarikatur, Oktober 1886

Photos: Moskau 1882, Photographie v. N. Puškarev, Moskau (Seite 17)

Moskau 1890 (Seite 41)

Petersburg 9. 1. 1896, Photographie v. K. Šapiro, Petersburg (Seite 63)

Jalta 1899, Photographie F. Orlov, Jalta (Seite 77)

Moskau Mai 1901, Photographie v. F. Opitz (Seite 103)

Anton Čechov im Diogenes Verlag

»Er hat seine Erzählungen mit vollkommener Kunstfertigkeit gestaltet: *Die Bauern* zum Beispiel sind ebenso vollkommen wie Flauberts *Madame Bovary*. Er bemühte sich, einfach, klar und knapp zu schreiben. Seine drastischste Forderung war, daß der Schriftsteller Anfang und Ende seiner Erzählung weglassen sollte. Er selbst hat das getan, und zwar so rigoros, daß seine Freunde sagten, man solle ihm die Manuskripte wegschnappen, bevor er die Möglichkeit habe, sie zu verstümmeln: ›Sonst beschränken sich am Ende die Erzählungen darauf, daß sie jung waren, sich verliebten, heirateten und unglücklich wurden.‹ Als man das Čechov erzählte, sagte er: ›Aber so ist es doch tatsächlich.‹« *W. Somerset Maugham*

»Welche Schriftsteller mich als jungen Menschen beeinflußt haben? Čechov! Als Dramatiker? Čechov! Als Erzähler? Čechov!« *Tennessee Williams*

● **Das dramatische Werk**
Neu übersetzt, transkribiert und herausgegeben von Peter Urban. Jeder Band bringt den unzensurierten Text mit sämtlichen Varianten und Lesearten, Auszüge aus Čechovs Notizbüchern, Anmerkungen und einen editorischen Bericht

Der Kirschgarten
Komödie in vier Akten

Der Waldschrat
Komödie in vier Akten

Die Möwe
Komödie in vier Akten

Onkel Vanja
Szenen aus dem Landleben in vier Akten

Ivanov
Drama in vier Akten

Drei Schwestern
Drama in vier Akten

Die Vaterlosen
[Platonov]. Das ›Stück ohne Titel‹

Sämtliche Einakter

● **Das erzählende Werk**
Deutsch von Gerhard Dick, Wolf Düwel, Ada Knipper, Georg Schwarz, Hertha von Schulz und Michael Pfeiffer. Gesamtredaktion, Anmerkungen und Nachweise von Peter Urban

Ein unbedeutender Mensch
Erzählungen 1883–1885

Gespräch eines Betrunkenen mit einem nüchternen Teufel
Erzählungen 1886

Die Steppe
Erzählungen 1887–1888

Flattergeist
Erzählungen 1888–1892

Rothschilds Geige
Erzählungen 1893–1896

Die Dame mit dem Hündchen
Erzählungen 1897–1903

Eine langweilige Geschichte/ Das Duell
Kleine Romane I

Krankenzimmer Nr. 6/ Erzählung eines Unbekannten
Kleine Romane II

Drei Jahre/Mein Leben
Kleine Romane III

Die Insel Sachalin
Reisebericht

Ein unnötiger Sieg
Frühe Novellen und Kleine Romane. Deutsch von Beate Rausch und Peter Urban. Herausgegeben, mit Anmerkungen und einem Nachwort von Peter Urban

Das Drama auf der Jagd
Eine wahre Begebenheit. Neu übersetzt von Peter Urban

Die Dame mit dem Hündchen/Herzchen
Zwei Erzählungen

Meistererzählungen
Ausgewählt von Franz Sutter

● Gesammelte Humoresken und Satiren
in zwei Bänden. Übersetzt und herausgegeben von Peter Urban

Das Leben in Fragen und Ausrufen
Humoresken und Satiren 1880–1884

Aus den Erinnerungen eines Idealisten
Humoresken und Satiren 1885–1892

● Briefe
in 5 Bänden. Die größte nicht-russische Briefausgabe in der Neuübersetzung und -edition von Peter Urban. Jeder Band enthält Faksimiles, einen umfangreichen Anhang mit editorischem Bericht, Anmerkungen und einer Chronik; im letzten Band zusätzlich ein Personen- und Werkregister

● Tagebücher, Notizbücher
Herausgegeben und vollständig neu übersetzt von Peter Urban. Mit Vorwort, editorischem Bericht, ausführlichen Anmerkungen und Personenregister

● Čechov-Chronik
Leben und Werk von Anton Čechov
Herausgegeben von Peter Urban. Der Anhang bringt ein Nachwort, das Inhaltsverzeichnis der ersten russischen Gesamtausgabe und eine Bibliographie aller deutschen Übersetzungen

● Anton Čechov Sein Leben in Bildern
Herausgegeben von Peter Urban. Mit 739 Abbildungen, einem Anhang mit Daten zu Leben und Werk und einem Personenregister

● Freiheit von Gewalt und Lüge
Gedanken über Aufklärung, Fortschritt, Kunst, Liebe, Müßiggang und Politik. Zusammengestellt von Peter Urban. Mit fünf Porträts und einer Selbstkarikatur von Doktor Čechov

● Das Čechov Lesebuch
Herausgegeben, kommentiert und mit einem Vorwort von Peter Urban

● Über Čechov
Herausgegeben von Peter Urban

● Wie soll man leben?
Anton Čechov liest Marc Aurel
Herausgegeben, übersetzt und mit einem Vorwort von Peter Urban

Wie soll man leben?

Anton Čechov liest Marc Aurel

Herausgegeben, aus dem Russischen übersetzt
und mit einem Vorwort von Peter Urban

Die *Selbstbetrachtungen* Marc Aurels – des römischen Kaisers und Stoikers – gehören seit annähernd zwei Jahrtausenden zu den meistgelesenen Werken der Menschheit. Philosophen, Staatsmänner und Literaten aller Zeiten fanden durch die Lektüre dieser Maximen zu mehr Gelassenheit und Seelenfrieden.
Bis heute wurde kaum erkannt, von welcher Wichtigkeit Marc Aurels *Selbstbetrachtungen* für das Werk von Anton Čechov sind: Das Buch machte sämtliche Umzüge mit und mußte jederzeit zur Hand sein. Peter Urban, Herausgeber und Übersetzer, hat in Jalta Čechovs Handexemplar der *Selbstbetrachtungen* studiert, das zahlreiche Randbemerkungen und Anstreichungen enthält, und stieß dabei auf Stellen, die Čechov mehr oder weniger wörtlich in sein Werk – seine Erzählungen, Theaterstücke und Briefe – integriert hat. Dieser Band bringt den Teil der *Selbstbetrachtungen*, den Anton Čechov für sich als Künstler wie als Mensch für wichtig hielt, den er, wäre er Herausgeber einer Marc-Aurel-Edition gewesen, ausgewählt hätte.

»Čechov hat sich in einer Phase der Krise die *Selbstbetrachtungen* regelrecht erarbeitet und zu eigen gemacht. Als für ihn die Frage nach dem Sinn seiner Existenz immer bedrängender wurde, suchte er bei Marc Aurel Rat – und fand ihn.« *Peter Urban*

»Ich wünsche Dir reinen Himmel, heiteres Gemüt und empfehle als mein Stärkungsmittel den Marc Aurel. Man wird so ruhig dabei.«
Friedrich Nietzsche an seinen Freund Erwin Rohde

Nikolai Gogol im Diogenes Verlag

Die toten Seelen

Roman. Aus dem Russischen von
Philipp Löbenstein. Mit einem Nachwort
von Horst Bienek

Die Reise des Kollegienrats Tschitschikow führt durch die Provinz des zaristischen Rußland, wo er zu einem Spottpreis ›tote Seelen‹, d.h. verstorbene Leibeigene, einkauft, um diese später zum Marktwert zu verpfänden und so zu Reichtum zu gelangen. So ausgefallen wie dieses Vorhaben ist, so ungewöhnlich gestaltet sich auch Tschitschikows Reise von Gut zu Gut: Es entsteht eine grotesk-komische Sammlung geistig deformierter Grundbesitzer, der wahren ›toten Seelen‹. Ein zeitloses, irrwitziges Bild der ›condition humaine‹.

»Die schönste Galerie von Charakteren, die sich in der Weltliteratur überhaupt findet.« *Iso Camartin*

»Es gibt wenige Werke der Weltliteratur, die sich so amüsant und vergnüglich lesen lassen wie Gogols *Tote Seelen.*« *Horst Bienek*

»Er hat Menschen mit ›toten Seelen‹ dargestellt, und das ist eine unheimliche Wahrheit: solche Menschen gab es und gibt es noch immer; bei ihrer Schilderung war Gogol ›Realist‹.« *Maxim Gorki*

»Auf mich hat Gogol den stärksten Eindruck gemacht.« *Georges Simenon*

Meistererzählungen

Auswahl, Vorwort und Übertragung ins
Deutsche von Sigismund von Radecki

Gogol verfügte über eine blühende Phantasie und eine erstaunliche sprachliche Virtuosität. Seine Novellen gehören zu den bedeutendsten Werken dieser Gattung in der russischen Literatur. Sie spielen sowohl in der Provinz (*Altväterische Gutsbesitzer, Die Kalesche*) als auch im Großstadtmilieu von Petersburg (*Die Nase, Der Newski-Prospekt, Tagebuch eines Wahnsinnigen* und – Krönung seines novellistischen Schaffens – *Der Mantel*). Hier, wie auch in anderen Geschichten, beschäftigen Gogol die beunruhigenden Abgründe des menschlichen Alltags. Die Figur des kleinen Beamten, den Gogol im *Mantel* in die russische Literatur eingeführt hat, veranlaßte Dostojewskij zur Aussage:

»Wir sind allesamt aus Gogols Mantel hervorgeschlüpft.« *Fjodor Dostojewskij*

»Wie unmittelbar, wie stark ist Gogol! Das ist einfach begeisternd und nichts weiter. Er ist der größte russische Schriftsteller.« *Anton Čechov*

»Gogol war ein seltsames Geschöpf, aber das Genie ist immer seltsam.« *Vladimir Nabokov*

Leo Tolstoi im Diogenes Verlag

»Tolstoi steht stark und fest, er hat eine Riesenautorität, und solange er lebt, wird aller schlechter Geschmack in der Literatur, alle mögliche Trivialität, ob frech oder tränenselig, wird alle struppige, zornentbrannte Eitelkeit weit und tief im Schatten stehen.«
Anton Čechov

»Nie, nicht eine Sekunde hat Leo Tolstoi feige vor dem Tragischen des Daseins das Auge gesenkt oder geschlossen, dies wachsamste, wahrhaftigste und unbestechlichste Auge unserer neueren Kunst: nichts Großartigeres darum als dieser heroische Versuch, selbst dem Unbegreifbaren noch einen bildnerischen Sinn und dem Unabwendbaren seine Wahrheit zu geben.« *Stefan Zweig*

Anna Karenina
Roman. Aus dem Russischen
von Arthur Luther
Mit einem Nachwort von Egon Friedell

Auferstehung
Roman. Deutsch von Ilse Frapan
Mit einem Nachwort von Stefan Zweig

Meistererzählungen
Ausgewählt von Christian Strich
Deutsch von Arthur Luther, Erich Müller und August Scholz

Romain Rolland
Das Leben Tolstois
Aus dem Französischen von O. R. Sylvester